見逃し、誤りを防ぐ！
消化管癌
画像診断アトラス

編集／武藤 学（京都大学医学部消化器内科）

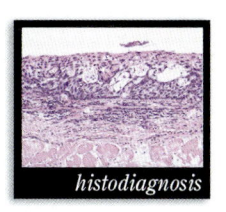

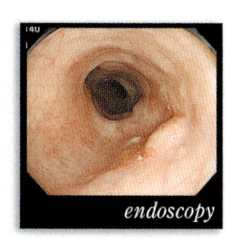

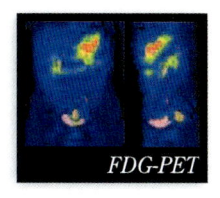

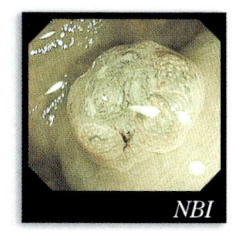

histodiagnosis

endoscopy

FDG-PET

NBI

羊土社
YODOSHA

謹告

　本書に記載されている診断法・治療法に関しては，発行時点における最新の情報に基づき，正確を期するよう，著者ならびに出版社はそれぞれ最善の努力を払っております．しかし，医学，医療の進歩により，記載された内容が正確かつ完全ではなくなる場合もございます．

　したがって，実際の診断法・治療法で，熟知していない，あるいは汎用されていない新薬をはじめとする医薬品の使用，検査の実施および判読にあたっては，まず医薬品添付文書や機器および試薬の説明書で確認され，また診療技術に関しては十分考慮されたうえで，常に細心の注意を払われるようお願いいたします．

　本書記載の診断法・治療法・医薬品・検査法・疾患への適応などが，その後の医学研究ならびに医療の進歩により本書発行後に変更された場合，その診断法・治療法・医薬品・検査法・疾患への適応などによる不測の事故に対して，著者ならびに出版社はその責を負いかねますのでご了承ください．

序

　我が国における死因の第一位は悪性腫瘍（＝がん）であり，2007年の統計では33万人以上の人ががんで亡くなっている．そのなかでも消化器がんは半数以上を占めるため，消化器科ががん診療において担う役割は非常に大きい．さらに消化器がんのなかでも，食道，胃，結腸・直腸といった消化管のがんの罹患数（2003年）は男性のがんの約40％，女性のがんの約30％であり，それぞれ14万5千人，8万人以上の人が新たに消化管のがんと診断されている．すなわち，我が国における日常のがん診療においては，消化器領域のがんを常に意識した診療を心がける必要があるともいえる．

　本書の目的は，日常臨床でがんを見逃さないための知識の整理にある．情報化社会の中で，国民の健康に対する意識も年々高まってきており，60歳以上の国民の2人に1人ががんに罹患する時代では，がんの予防，早期発見は誰もが望むものである．臨床の現場で，ひとたびがんを見逃してしまえば，次に発見されるときには，すでに根治性の低い病態になっている可能性は否定できない．このような状況のなか，われわれは，国民の期待に応えるべく，がんを見逃さない努力をしなければならないだろう．

　消化管領域では，最近の内視鏡技術の進歩はめざましく，画像強調内視鏡（Image-Enhanced Endoscopy：IEE）の登場によって，早期がんの発見が増えることが期待されている．また，小腸内視鏡，カプセル内視鏡の開発により，これまで診断ができなかった小腸領域の疾患も発見が増えている．さらにCTやMRIによる画像技術の進歩もめざましく，これまで診断できなかったものがより精細に診断できるようになってきた．このような背景の中，最先端の画像技術に頼るばかりではなく，消化管がんの病態を総合的に理解した上での適切な診断が必要であり，どう診断するか？といったアルゴリズムが，疾患の絞り込み，そして治療方針にとって重要になってくる．

　実臨床の現場では，どういう患者さんを診た場合に，消化管がんの存在を疑い，どんな検査をすればいいのか，初学者にとっては意外に難しい問題である．また，消化器科医を始め，内科医全般は，がんを専門に診療しているのではなく，一般外来の対象はいわゆる成人病や慢性疾患である．しかし，高齢化社会のなか，がんに潜在的に罹患している患者は意外に多いことが予測され，いかにそうした症例を効率よく抽出し早期発見するかが，実臨床では重要である．

　最近の書籍は，診断技術の進歩に伴い診断モダリティー別に「どう診断するか」と，より専門的なものになりつつある．しかし，消化管がんのリスクや病態が明らかになってきた現代では，様々な他の疾患を鑑別しながら，どうやってがんを見つけていくか，またはどうやってがんを見逃さないか，といった基本的なスタンスが

重要であることを再認識すべきであろう．こうした観点から，本書では各領域のトッププランナーの先生に，消化管がんの診断アルゴリズムに関して他の成書とは異なった切り口での解説をお願いさせていただいた．そのおかげで，消化管がんの拾い上げから精密検査まで広い内容でありながら，要点を突いた非常にわかりやすいものになっている．したがって，本書は，内科全般の先生方から，消化器科を専門にしている先生方にとっても，日々の診療に役立つものと期待している．

　最後に，大変お忙しいなか，快く執筆をお引き受けくださった諸先生方に厚く御礼申し上げるとともに，このような企画を組む機会を与えてくださった羊土社編集部の諸氏にこの場をかりて御礼申し上げます．

　2010年9月

　　　　　　　　　　　　　　　　　　　　　　　　　　　　　　武藤　学

見逃し、誤りを防ぐ！
消化管癌画像診断アトラス

序 .... 武藤　学　3

基本編　消化管癌の画像検査に必要な知識

1. 消化管癌を疑う場合の診断アルゴリズム
〜ガイドラインに沿った，受診・医療面接から画像検査までの流れ，画像検査の選択のしかた〜

- 1）咽頭癌 .... 武藤　学　12
- 2）食道癌 .... 武藤　学　16
- 3）胃癌 .... 池原久朝, 後藤田卓志　20
- 4）十二指腸癌 .... 郷田憲一, 田尻久雄　24
- 5）小腸癌 .... 西村直之, 砂田圭二郎, 山本博徳　28
- 6）大腸癌 .... 坂本　琢, 斎藤　豊, 中島　健　31

2. 消化管癌の画像検査法
〜画像検査の実際，画像検査の際の禁忌・リスク〜

- 1）X線検査
  - a. 腹部単純X線 .... 西野徳之　36
  - b. バリウム検査 .... 入口陽介　44

2）内視鏡検査
- a. 通常内視鏡検査
  - 上部消化管 ·· 上堂文也　53
  - 下部消化管 ··· 河俣浩之，坂本　琢，斎藤　豊　59
- b. Dye-based image enhanced endoscopy
  - 上部消化管 ·· 上堂文也　64
  - 下部消化管 ······································· 坂本　琢，斎藤　豊，松田尚久　73
- c. Equipment-based image enhanced endoscopy
  - 上部消化管 ·· 上堂文也　78
  - 下部消化管 ······································· 鈴木晴久，斎藤　豊，松田尚久　90
- d. 小腸内視鏡，カプセル内視鏡 ······ 新畑博英，砂田圭二郎，山本博徳　100

3）CT検査 ·· 白神伸之　107
4）MRI検査 ··· 磯田裕義　114
5）FDG-PET検査 ··· 村上康二　120

応用編　消化管癌の画像診断のポイント

1. 咽頭癌の画像所見と鑑別診断
～見逃し，誤りを防ぐ 咽頭癌の画像診断のポイント～

A 基本知識と典型例
咽頭癌の基本知識と典型例 ·· 武藤　学　126

B 画像診断のポイント
1）炎症との鑑別が必要な発赤調の扁平な咽頭表在癌
　　··· 森田周子，武藤　学　131
2）乳頭腫との区別が必要な咽頭表在癌 ····················· 森田周子，武藤　学　137

2. 食道癌の画像所見と鑑別診断
～見逃し，誤りを防ぐ 食道癌の画像診断のポイント～

A 基本知識と典型例
食道癌の基本知識と典型例 ·· 石原　立　141

B 画像診断のポイント

1）逆流性食道炎との鑑別が必要な食道表在癌	石原　立	149
2）びらんとの鑑別が必要なバレット上皮内の粘膜内癌	石原　立	154
3）乳癌のスキルス転移	石原　立	160
4）小細胞型内分泌細胞癌	石原　立	164
5）扁平上皮癌とバレット腺癌	西　隆之，幕内博康，小澤壯治	169
6）悪性黒色腫	島田英雄，幕内博康	172
7）粘膜下腫瘍上のⅡc食道癌	三梨桂子	175

3．胃癌の画像所見と鑑別診断
〜見逃し，誤りを防ぐ 胃癌の画像診断のポイント〜

A 基本知識と典型例

胃癌の基本知識と典型例	横井千寿，後藤田卓志	179

B 画像診断のポイント

1）胃型形質を有する早期胃癌	小田一郎，後藤田卓志	187
2）胃炎による限局性小陥凹との区別が必要な小胃癌	上堂文也	191
3）潰瘍瘢痕と鑑別が必要な胃癌	上堂文也	194
4）粘膜下腫瘍様の形態を示す胃癌	新美恵子，藤城光弘	198
5）診断が難しいスキルス胃癌	石原　立	202
6）アニサキス症との区別が必要なスキルス胃癌	石原　立	208
7）悪性リンパ腫	小田一郎，後藤田卓志	213
8）転移性胃癌	忌部　航，後藤田卓志	217
9）GIST	後藤　修，藤城光弘	221

4．十二指腸癌の画像所見と鑑別診断
〜見逃し，誤りを防ぐ 十二指腸癌の画像診断のポイント〜

A 基本知識と典型例

十二指腸癌の基本知識と典型例	吉村　昇，郷田憲一，田尻久雄	225

B 画像診断のポイント

1）腺腫との鑑別が必要な乳頭部癌	今津博雄，田尻久雄	229
2）膵臓癌の浸潤との鑑別が難しい十二指腸原発癌	今津博雄，田尻久雄	232
3）腺腫との鑑別が必要な濾胞性リンパ腫	郷田憲一，田尻久雄，池上雅博	235

5. 小腸癌の画像所見と鑑別診断
～見逃し，誤りを防ぐ 小腸癌の画像診断のポイント～

A 基本知識と典型例
小腸癌の基本知識と典型例 …………… 佐藤博之，砂田圭二郎，山本博徳　239

B 画像診断のポイント
1）カルチノイド ………………………………… 高橋陽子，藤森俊二　244
2）悪性リンパ腫 ………………………………… 大塚和朗，工藤進英　249
3）GIST ………………………………………… 大塚和朗，工藤進英　253

6. 大腸癌の画像所見と鑑別診断
～見逃し，誤りを防ぐ 大腸癌の画像診断のポイント～

A 基本知識と典型例
大腸癌の基本知識と典型例 …………………… 大竹陽介，斎藤　豊　257

B 画像診断のポイント
1）小さなSM癌 ………………………………………………… 池松弘朗　268
2）肛門管癌 …………………………… 豊嶋直也，坂本　琢，斎藤　豊　272
3）潰瘍性大腸炎に合併する大腸癌 …………………………… 松本主之　276
4）感染症との鑑別が必要な大腸癌 …………… 平川克哉，松本主之　279
5）悪性リンパ腫 ………………………………… 中村昌太郎，松本主之　282
6）転移性大腸癌 …………………… 山田真善，坂本　琢，斎藤　豊　285
7）カルチノイド ………………………………………………… 池松弘朗　288

索引 …………………………………………………………………………………… 292

執筆者一覧

編集

武藤　学　　京都大学医学部消化器内科

執筆者 (掲載順)

武藤　学	京都大学医学部消化器内科
池原久朝	国立国際医療研究センター病院消化器科
後藤田卓志	国立国際医療研究センター病院消化器科
郷田憲一	東京慈恵会医科大学内視鏡科
田尻久雄	東京慈恵会医科大学消化器・肝臓内科
西村直之	自治医科大学消化器内科
砂田圭二郎	自治医科大学消化器内科
山本博徳	自治医科大学消化器内科
坂本　琢	国立がん研究センター中央病院消化管内視鏡科
斎藤　豊	国立がん研究センター中央病院消化管内視鏡科
中島　健	国立がん研究センター中央病院消化管内視鏡科
西野徳之	総合南東北病院 消化器内科
入口陽介	東京都がん検診センター消化器内科
上堂文也	大阪府立成人病センター消化管内科
河俣浩之	国立がん研究センター中央病院消化管内視鏡科
松田尚久	国立がん研究センター中央病院消化管内視鏡科
鈴木晴久	国立がん研究センター中央病院消化管内視鏡科
新畑博英	自治医科大学消化器内科
白神伸之	東邦大学医療センター大森病院放射線科
磯田裕義	京都大学医学部放射線医学講座画像医学・核医学
村上康二	慶應義塾大学医学部放射線診断科核医学部門
森田周子	京都大学医学部消化器内科
石原　立	大阪府立成人病センター消化管内科
西　隆之	東海大学医学部消化器外科
幕内博康	東海大学医学部消化器外科
小澤壯治	東海大学医学部消化器外科
島田英雄	東海大学医学部消化器外科
三梨桂子	国立がん研究センター東病院消化管腫瘍科
横井千寿	国立国際医療研究センター病院消化器科
小田一郎	国立がん研究センター中央病院消化管内視鏡科
新美惠子	東京大学医学部附属病院消化器内科
藤城光弘	東京大学医学部附属病院光学医療診療部
忌部　航	国立国際医療研究センター病院消化器科
後藤　修	東京大学医学部附属病院消化器内科
吉村　昇	東京慈恵会医科大学内視鏡科
今津博雄	東京慈恵会医科大学内視鏡科
池上雅博	東京慈恵会医科大学病理
佐藤博之	自治医科大学消化器内科
高橋陽子	日本医科大学付属病院消化器内科
藤森俊二	日本医科大学付属病院消化器内科
大塚和朗	昭和大学横浜市北部病院消化器センター
工藤進英	昭和大学横浜市北部病院消化器センター
大竹陽介	国立がん研究センター中央病院消化管内視鏡科
池松弘朗	国立がん研究センター東病院消化管腫瘍科
豊嶋直也	国立がん研究センター中央病院消化管内視鏡科
松本主之	九州大学大学院医学研究院病態機能内科学
平川克哉	福岡赤十字病院消化器内科
中村昌太郎	九州大学大学院医学研究院病態機能内科学
山田真善	国立がん研究センター中央病院消化管内視鏡科

基本編
消化管癌の画像検査に必要な知識

1. 消化管癌を疑う場合の診断アルゴリズム
　〜ガイドラインに沿った，受診・医療面接から
　　画像検査までの流れ，画像検査の選択のしかた〜 ………… 12

2. 消化管の画像検査法
　〜画像検査の実際，画像検査の際の禁忌・リスク〜 ………… 36

基本編　消化管癌の画像検査に必要な知識

1. 消化管癌を疑う場合の診断アルゴリズム

1）咽頭癌

武藤　学

Point

① 咽頭癌の主な組織型は扁平上皮癌で，飲酒・喫煙が発癌物質とされている．2009年秋には international agency for research on cancer（IARC）が，エタノールの代謝産物であるアセトアルデヒドを，食道および頭頸部癌の明らかな発癌物質（クラスⅠ発癌物質）に新たに認定した．アセトアルデヒドの代謝能が低くアセトアルデヒドが体内に蓄積しやすいアルデヒド脱水素酵素2型（ALDH2）欠損者は注意が必要である

② 飲酒・喫煙歴を有する，フラッシング反応を来す，ALDH2酵素欠損者，頭頸部癌・食道癌の既往がある，などのリスクファクターがある場合は，咽頭癌の存在を意識して診察する

③ 咽頭違和感，嚥下障害，嗄声を訴える受診者は，喉頭癌，咽頭癌さらには食道癌の存在を疑って内視鏡検査を行う

咽頭癌を疑ってから画像診断までの流れ

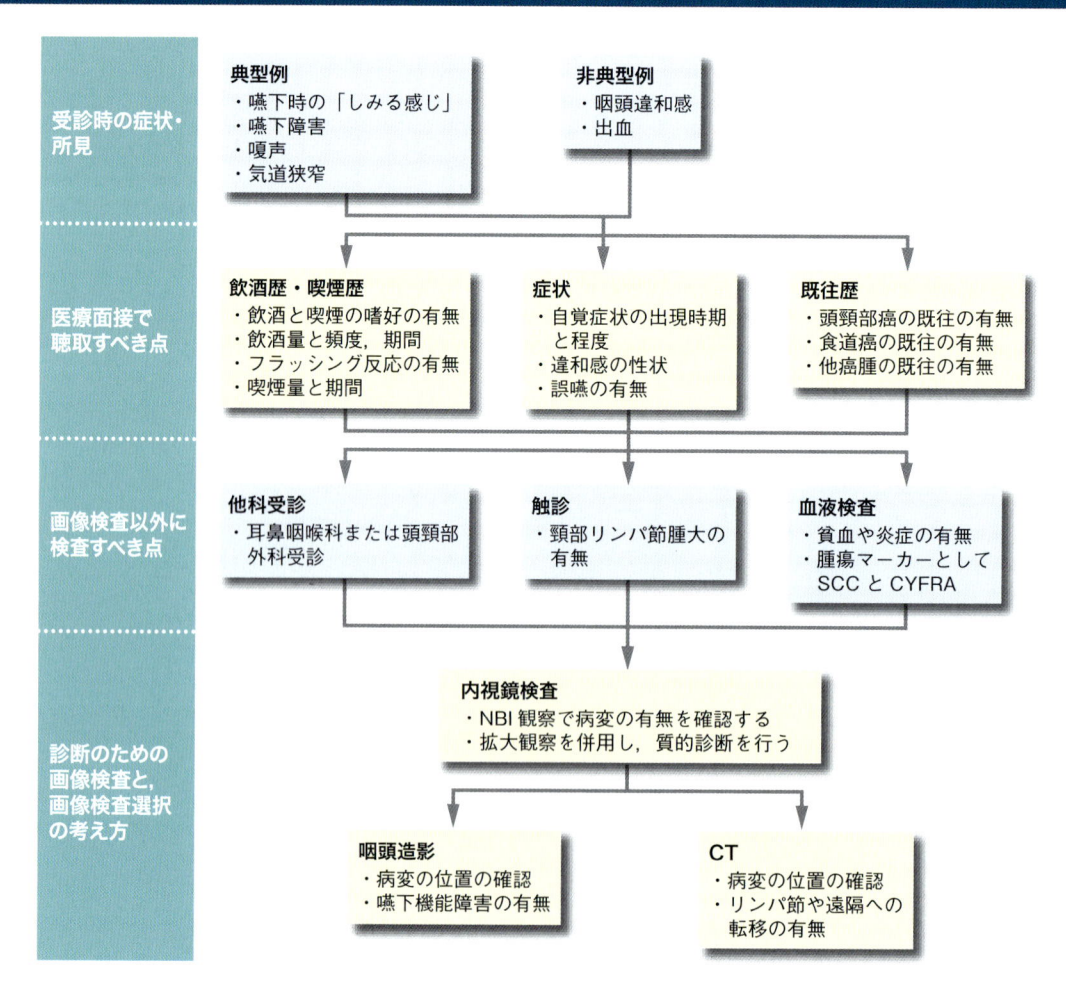

受診時の症状・所見

典型例
- 嚥下時の「しみる感じ」
- 嚥下障害
- 嗄声
- 気道狭窄

非典型例
- 咽頭違和感
- 出血

医療面接で聴取すべき点

飲酒歴・喫煙歴
- 飲酒と喫煙の嗜好の有無
- 飲酒量と頻度，期間
- フラッシング反応の有無
- 喫煙量と期間

症状
- 自覚症状の出現時期と程度
- 違和感の性状
- 誤嚥の有無

既往歴
- 頭頸部癌の既往の有無
- 食道癌の既往の有無
- 他癌腫の既往の有無

画像検査以外に検査すべき点

他科受診
- 耳鼻咽喉科または頭頸部外科受診

触診
- 頸部リンパ節腫大の有無

血液検査
- 貧血や炎症の有無
- 腫瘍マーカーとしてSCCとCYFRA

診断のための画像検査と，画像検査選択の考え方

内視鏡検査
- NBI観察で病変の有無を確認する
- 拡大観察を併用し，質的診断を行う

咽頭造影
- 病変の位置の確認
- 嚥下機能障害の有無

CT
- 病変の位置の確認
- リンパ節や遠隔への転移の有無

❖ 受診時の病態・状況

1）病態

　咽頭は上咽頭，中咽頭，下咽頭と分けられ，それぞれの部位には亜部位が存在するため，解剖学的な理解が必要である．図1に咽頭の解剖学的な亜分類を示す．中咽頭・下咽頭は喉頭・食道とも解剖学的に連続しているため，腫瘍が大きくなれば，気道狭窄や食道狭窄の原因にもなる．

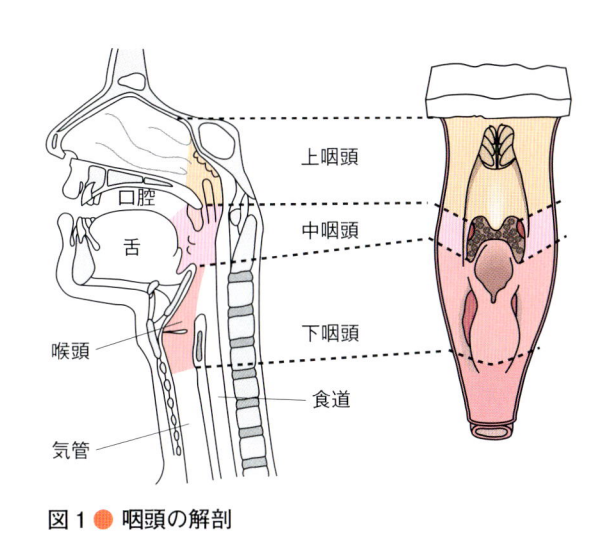

図1 ● 咽頭の解剖

2）症状

　初期の病変では，ほとんどの場合，無症状である．病気が進行すれば，嚥下時の違和感，痛み，しみるなどの症状を訴える．また声帯麻痺や披裂部の固定が起きた場合は，嗄声を訴える．さらに病気が進行し，両側の反回神経麻痺や披裂固定，さらには腫瘍自体による気道閉塞が起きると呼吸困難を訴える．また食道入口部の狭窄が起きれば嚥下障害，さらには通過障害による嘔吐を訴える．

❖ 医療面接で聴取すべき点

1）飲酒歴・喫煙歴

　飲酒・喫煙は，咽頭癌の明らかな発癌物質とされているため[1)2)]，**飲酒歴・喫煙歴の問診は極めて重要である**．問診で飲酒歴を聴取する場合には，単にあり・なし，だけではなく，これまでの生活の中で，どんなお酒を1日どのくらいの量で，週どのくらいの頻度で，何歳から何歳まで飲んでいたか？ または飲んでいるか？ という項目に加え，後述するフラッシング反応を聴取することが望ましい．

2）フラッシング反応

　頭頸部癌の原因物質のひとつとされているエタノールの代謝産物であるアセトアルデヒドは飲酒により顔面紅潮（フラッシング反応）を来す物質とされている．飲酒歴の中でも，少

量飲酒後にフラッシング反応を来す場合，アセトアルデヒドの代謝能の低いアルデヒド脱水素酵素2型（ALDH2）欠損者である可能性が高いため，問診では以下の質問がALDH2欠損者を見極めるために有用である[3)～6)]．

　・飲酒を始めた若い頃，コップ一杯のビールで顔が赤くなりましたか？
　・今でも，コップ一杯のビールで顔が赤くなりますか？

いずれかまたは両方の質問に「はい」と答えた場合，感度・特異度ともに90％以上の確率でALDH2欠損者を見分けられる．

3）悪性腫瘍の既往歴

咽頭を含む頭頸部癌は多発することがfield cancerization現象[7)]として知られているため，頭頸部癌の既往がある受診者は，重複咽頭癌の有無を確認する必要がある．また，食道癌や胃癌との重複も多いため，これらの既往がある受診者は，咽頭のチェックも必要である．

❖ 画像検査以外に検査すべき点

1）耳鼻咽喉科，頭頸部外科による診察

咽頭領域は耳鼻咽喉科または頭頸部外科の専門領域なので，この部位の癌を発見または疑う場合は，必ずいずれかの診療科を受診させることが必要である．

2）触診

頸部の触診でリンパ節腫大がないか確認する．

3）血液検査

腫瘍マーカーとしてSCC，CYFRAがあるが特異的ではない．血清p53抗体が頭頸部癌で陽性率が高い（32％）とする報告もある[8)]．

❖ 診断のための画像検査と画像検査選択の考え方

1）内視鏡検査

咽頭領域は，内視鏡検査の際に反射が起きやすく被検者に苦痛を与えるため，これまで十分な観察がされてこなかった領域でもある．しかし，内視鏡検査の際には必ず内視鏡本体が通過する部位でもあり，この部位の癌を見逃さないように努力する必要がある．

従来の内視鏡による白色光観察では咽頭癌の早期発見は極めて難しく，多くの症例は嚥下障害や嗄声などの自覚症状が出てからようやく診断されていた．しかし，最近の内視鏡診断技術の向上で，image enhanced endoscopy（IEE）[9)]や拡大内視鏡により，咽頭癌の早期発見が可能になった．特にIEEのひとつであるnarrow band imaging（NBI）は，拡大内視鏡と併用することで，咽頭癌の早期癌発見をより容易なものにした[10)]．

わが国で行われた咽頭癌の診断能をみるNBIと従来の白色光によるランダム化比較試験で[11)]は，NBIが検出率および診断精度において明らかに優れていることが示されたことより，咽頭癌を疑う場合には，NBIによる観察を第一に行うことが肝要である．

病変が視認できた場合，病変の位置，大きさ，披裂の動き，喉頭への浸潤の有無などを確認することは，治療方針や外科手術の術式にとって重要な情報を提供することにつながる．

2）CT（computed tomography）

咽頭癌を疑う場合には，病変の存在の確認のほかにリンパ節転移や遠隔転移の有無を確認するためにCT検査は必須である．

3）造影検査

咽頭癌の部位の確認と嚥下機能障害の有無をみる．

文　献

1) Boffetta P, Hashibe M : Alcohol and Cancer. Lancet Oncol 7 :149-156, 2006
2) Secretan B, Staif K, Baan R, et al : A review of human carcinogens-Part E: tobacco, areca nut, alcohol, coal smoke and salted fish. Lancet Oncol 10 :1033-1034, 2009
3) Yokoyama A, Ohmori T, et al : Genetic polymorphisms of alcohol and aldehyde dehydrogenases and risk for esophageal and head and neck cancers. Jpn J Clin Oncol 33:111-121, 2003
4) Asakage T, Yokoyama A, Haneda T, et al : Genetic polymorphisms of alcohol and aldehyde dehydrogenases, and drinking, smoking and diet in Japanese men with oral and pharyngeal squamous cell carcinoma. Carcinogenesis 28 : 865-874, 2007
5) Yokoyama A, Yokoyama T, Kumagai Y, et al : Mean Corpuscular Volume, Alcohol flushing and the predicted risk of squamous cell carcinoma of the esophagus in cancer-free Japanese men. Alcoholism Clin & Exp Res 29:1877-1883, 2005
6) Brooks PJ, Enoch MA, Goldman D, et al : The alcohol flushing response: An unrecognized risk factor for esophageal cancer from alcohol consumption. Pros Medicine 6: 258-263, 2009
7) Slaughter DP, Southwick HW, Smejkal W : Field cancerization in oral stratified squamous epithelium: clinical implications of multicentric origin. Cancer 6 : 963-968, 1953
8) Shimada H, Ochiai T, Nomura F : Titration of serum p53 antibodies in 1085 patients with various types of malignant tumor. Cancer 97 : 682-689, 2003
9) Tonya K, Sano Y, Shai F, et al : American Gastroenterological Association (AGA) institute technology assessment on image-enhanced endoscopy. Gastrtoenterology 134 : 327-340, 2008
10) Muto M, Horimatsu T, Ezoe Y, et al : Improving visualization techniques by narrow band imaging and magnification endoscopy. J Gastroenterol Hepatol 24 :1333-1346, 2009
11) Muto M, Minashi K, Yano T, et al : Early detection of superficial squamous cell carcinoma in the head and nec region and esophagus by narrow band imaging: a multicenter randomized controlled trial. J Clin Oncol 28 : 1566-1572, 2010

基本編　消化管癌の画像検査に必要な知識

1. 消化管癌を疑う場合の診断アルゴリズム

2）食道癌

武藤　学

Point

① 食道癌の2大組織型は，扁平上皮癌と腺癌であるが，日本人の食道癌の90％以上は扁平上皮癌である．一方，欧米では腺癌が半数以上を占めている

② 食道扁平上皮癌の原因は飲酒・喫煙が2大危険因子とされてきたが，2009年秋にはエタノールの代謝産物であるアセトアルデヒドが，食道および頭頸部癌の明らかな発癌物質（クラスⅠ発癌物質）に新たに追加された．アセトアルデヒドの代謝能の低いアルデヒド脱水素酵素2型欠損者は注意が必要である

③ 食道腺癌は，逆流性食道炎が原因とされるバレット食道から発生するため，逆流性食道炎の既往がある受診者は注意が必要である

食道癌を疑ってから画像診断までの流れ

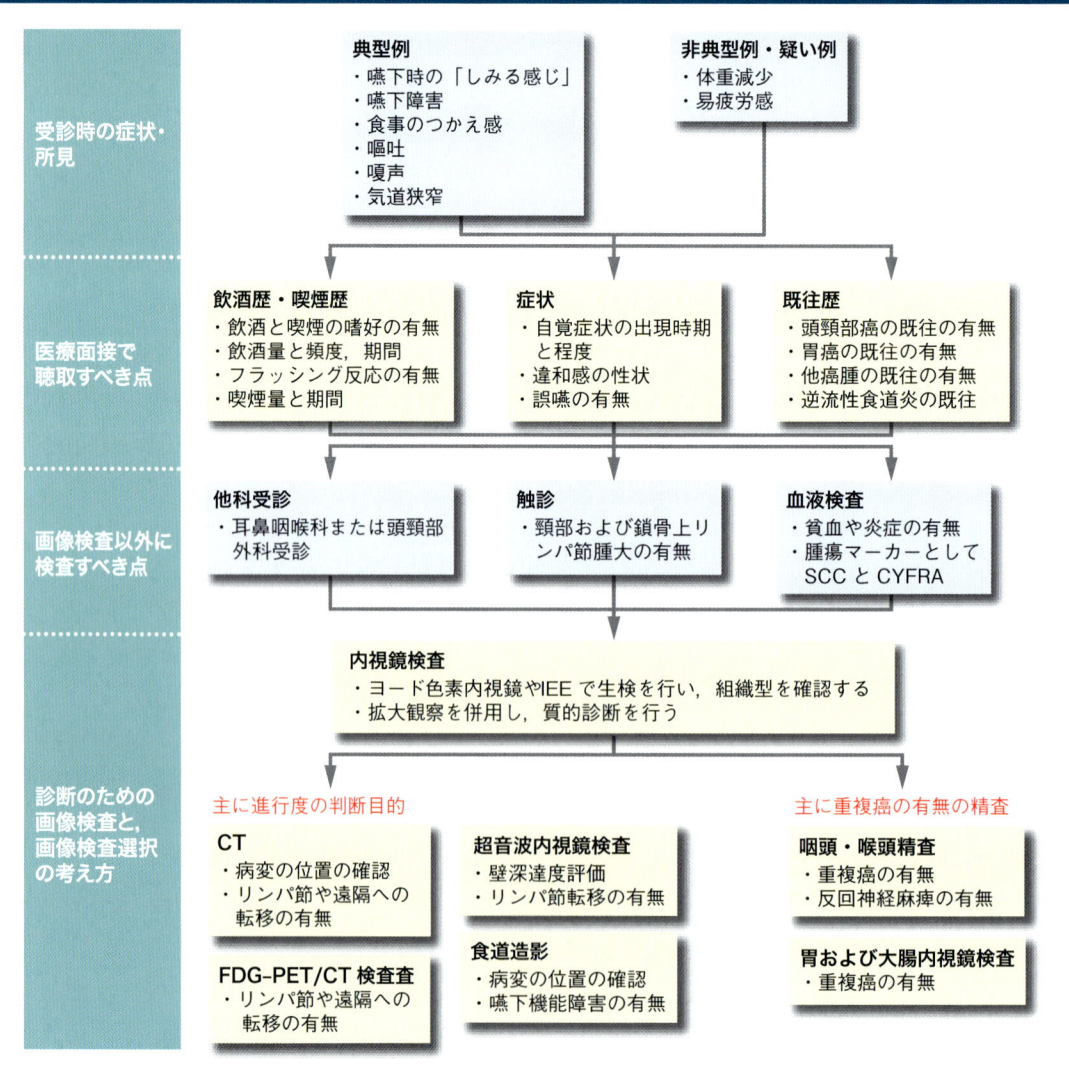

受診時の症状・所見

典型例
・嚥下時の「しみる感じ」
・嚥下障害
・食事のつかえ感
・嘔吐
・嗄声
・気道狭窄

非典型例・疑い例
・体重減少
・易疲労感

医療面接で聴取すべき点

飲酒歴・喫煙歴
・飲酒と喫煙の嗜好の有無
・飲酒量と頻度，期間
・フラッシング反応の有無
・喫煙量と期間

症状
・自覚症状の出現時期と程度
・違和感の性状
・誤嚥の有無

既往歴
・頭頸部癌の既往の有無
・胃癌の既往の有無
・他癌腫の既往の有無
・逆流性食道炎の既往

画像検査以外に検査すべき点

他科受診
・耳鼻咽喉科または頭頸部外科受診

触診
・頸部および鎖骨上リンパ節腫大の有無

血液検査
・貧血や炎症の有無
・腫瘍マーカーとしてSCCとCYFRA

内視鏡検査
・ヨード色素内視鏡やIEEで生検を行い，組織型を確認する
・拡大観察を併用し，質的診断を行う

診断のための画像検査と，画像検査選択の考え方

主に進行度の判断目的

CT
・病変の位置の確認
・リンパ節や遠隔への転移の有無

超音波内視鏡検査
・壁深達度評価
・リンパ節転移の有無

主に重複癌の有無の精査

咽頭・喉頭精査
・重複癌の有無
・反回神経麻痺の有無

FDG-PET/CT検査
・リンパ節や遠隔への転移の有無

食道造影
・病変の位置の確認
・嚥下機能障害の有無

胃および大腸内視鏡検査
・重複癌の有無

❖ 受診時の病態・状況

1）病態

　　食道は食物を胃まで運ぶ管腔臓器であるため，腫瘍の増大に伴って管腔が狭くなる．また周囲には生命維持に重要な臓器である気管・気管支，大動脈が隣接しており，これらに進展すれば，重篤な状態を引き起こす．食道癌は高頻度にリンパ節転移を来すが，リンパ節転移巣が増大しても，同様の病態を引き起こす．

2）症状

　　初期の病変では，ほとんどの場合，無症状である．病気が進行すれば，嚥下時の違和感，痛み，しみるなどの症状を訴える．さらに病気が進行し，管腔が狭くなれば嚥下障害，嘔吐の症状を訴える．また，リンパ節転移による反回神経麻痺が起きれば，嗄声を来す．さらには腫瘍自体による気道圧排が起きると咳込み，呼吸困難を訴える．気管・気管支への瘻孔形成が起きれば，咳や肺炎を来す．縦隔への瘻孔形成では高熱が出ることがある．大動脈への浸潤があれば，致死的な大出血を来す可能性がある．

❖ 医療面接で聴取すべき点

1）飲酒歴・喫煙歴

　　飲酒・喫煙は，咽頭癌同様に食道癌の明らかな発癌物質であるため[1,2]，飲酒歴・喫煙歴の問診は極めて重要である．問診で飲酒歴を聴取する場合には，単にあり・なし，だけではなく，これまでの生活でどんなお酒を，1日どのくらいで，週どのくらいの頻度で，何歳から何歳まで飲んでいたか？または飲んでいるか？といった聴取をすることが望ましい．

2）フラッシング反応

　　飲酒歴の中でも，少量飲酒後に顔面紅潮（フラッシング反応）を示す場合，アセトアルデヒドの代謝能の低いアルデヒド脱水素酵素2型（ALDH2）欠損者である可能性が高いため，問診では以下の質問がALDH2欠損者を見極めるために有用である[3〜5]．
　　・飲酒を始めた若い頃，コップ一杯のビールで顔が赤くなりましたか？
　　・今でも，コップ一杯のビールで顔が赤くなりますか？
　　いずれかまたは両方の質問に「はい」と答えた場合，感度・特異度ともに90％以上の確率でALDH2欠損者を見分けられる．

3）悪性腫瘍の既往歴

　　食道癌は，頭頸部癌の15％前後に重複することがfield cancerization現象[6]として知られているため，頭頸部癌の既往がある受診者は，重複食道癌の有無を確認する必要がある．また，胃癌との重複も多いため，胃癌の既往がある受診者も，食道癌のスクリーニングをする必要がある．

❖ 画像検査以外に検査すべき点

1）血液検査

　　腫瘍マーカーとしてSCC，CYFRAがあるが特異的ではない．血清p53抗体が食道癌で陽性率が高い（30％）とする報告もある[7]．

2）耳鼻咽喉科医による診察

食道癌には頭頸部癌の重複が多いため，耳鼻咽喉科または頭頸部外科の専門外来を受診することも勧める．

❖ 診断のための画像検査と画像検査選択の考え方

1）内視鏡検査

食道の内視鏡検査は，食道入口部から食道・胃接合部まで死角がないように行う（図1）．食道入口〜頸部食道は内視鏡挿入時には管腔がつぶれてしまうことが多いため見落としが多くなる．病変を見逃さないためには，内視鏡の抜去時またはいったん上部胸部食道まで挿入した後に内視鏡をゆっくり抜きながら観察することを勧める．

従来の内視鏡による白色光観察では食道癌の早期発見は極めて難しく，ヨード色素内視鏡が用いられてきた．しかし，ヨード色素法は食道癌の早期発見には極めて有効であるが，刺激性が強く，被検者に胸痛や胸焼け，時にはアレルギー反応を引き起こすため，一般スクリーニング検査で用いるには侵襲が大きい．最近のimage enhanced endoscopy（IEE）を用いることで侵襲なく食道癌を早期発見できることが期待されている[9)〜11)]．

特にIEEのひとつであるnarrow band imaging（NBI）は，拡大内視鏡と併用することで，食道癌の早期癌発見をより容易なものにした．わが国で行われた食道癌の診断能をみるNBIと従来の白色光によるランダム化比較試験[10)]では，NBIが検出率および診断精度において明らかに優れていることが示されたことより，食道癌を疑う場合には，NBIによる観察を第一に行うことが肝要である．

病変が確認できた場合，ヨード色素法を用いて，病変の位置，大きさ，深達度，周在性，副病変の有無を確認することが，治療方針決定にとって重要である．

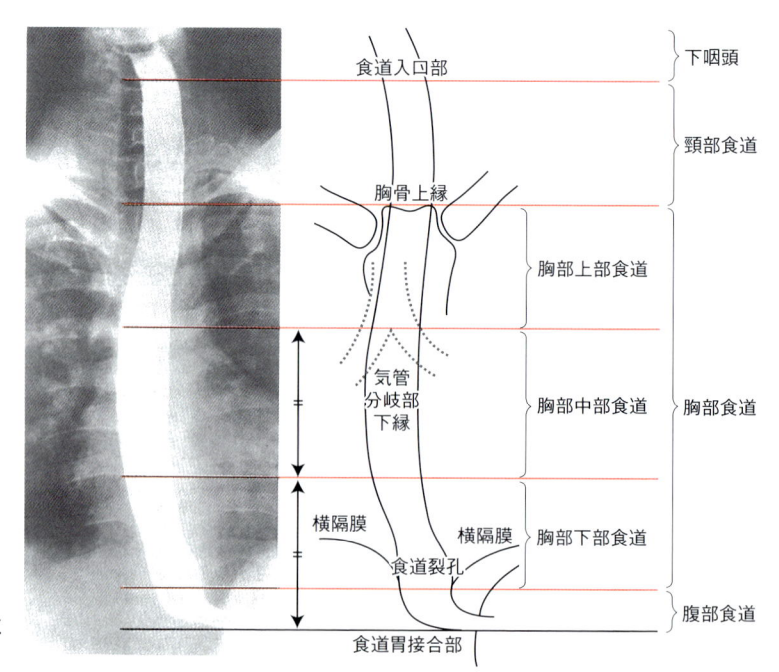

図1 食道癌占拠部位
（文献8より引用）

2）超音波内視鏡検査

　食道癌の治療方針には壁深達度が大きく関わってくるためその評価は重要である．超音波内視鏡は壁深達度評価に有用である．食道癌取扱規約第10版では，癌巣が粘膜内にとどまるものを早期癌，粘膜下層までのものを表在癌と定義しているが，内視鏡的切除の適応を決めるためにも早期癌および表在癌の壁深達度評価は極めて重要である．食道癌の深達度分類はp.143参照．

　食道癌診療・治療ガイドライン（2007年4月版）では，壁深達度がEPないしLPMと診断され周在性が2/3以下の場合は内視鏡的切除の絶対的適応とされ，臨床的にリンパ節転移がない症例で壁深達度がMM，SM1と診断したもの，あるいは，EP，LPMで周在性が2/3周以上のものは相対的適応とされる．周在性が重要なのは，広範な病変を内視鏡的に切除すると治療後の狭窄が起きるためである．内視鏡的粘膜切除後の粘膜欠損が3/4周を超えると狭窄のリスクは極めて高くなる．

3）CT（computed tomography）

　食道癌の治療方針には，先述した壁深達度の他にリンパ節および遠隔転移の有無も大きく関与するためCT検査は必須である．また，CT検査では，周囲臓器（特に気管や大動脈）への浸潤程度を評価し，外科的切除が可能かの判断の一助になる．CT検査の場合は造影剤アレルギーがない限り造影CTを行うことを推奨する．

4）造影検査

　外科手術や放射線照射の際に，食道癌の位置を確認するためにもバリウムによる造影検査は必須である．

5）FDG-PET/CT 検査

　リンパ節転移の有無に加えて，転移リンパ節の部位や個数も予後因子になるため，転移が疑われるリンパ節腫大がある場合は，FDG-PET/CT検査を施行することを勧める．

文　献

1) Boffetta P, Hashibe M : Alcohol and Cancer. Lancet Oncol 7 :149–156, 2006
2) Secretan B, Staif K, Baan R, et al : A review of human carcinogens–Part E: tobacco, areca nut, alcohol, coal smoke and salted fish. Lancet Oncol 10 :1033–1034, 2009
3) Yokoyama A, Muramatsu T, Ohmori T, et al : Esophageal cancer and aldehyde dehydrogenase-2 genotypes in Japanese males. Cancer Epidemiol Biomarker Prev 5 : 99–102, 1996
4) Brooks PJ, Enoch MA, Goldman D, et al : The alcohol flushing response: An unrecognized risk factor for esophageal cancer from alcohol consumption. Pros Medicine 6 : 258–263, 2009
5) Yokoyama A, Yokoyama T, Kumagai Y, et al : Mean Corpuscular Volume, Alcohol flushing and the predicted risk of squamous cell carcinoma of the esophagus in cancer-free Japanese men. Alcoholism Clin & Exp Res 29 : 1877–1883, 2005
6) Slaughter DP, Southwick HW, Smejkal W : Field cancerization in oral stratified squamous epithelium: clinical implications of multicentric origin. Cancer 6 : 963–968, 1953
7) Shimada H, Ochiai T, Nomura F : Titration of serum p53 antibodies in 1085 patients with various types of malignant tumor. Cancer 97 : 682–689, 2003
8) 『臨床・病理　食道癌取り扱い規約（第10版）』（日本食道学会 編），金原出版，2007
9) Tonya K, Sano Y, Shai F, et al : American Gastroenterological Association (AGA) institute technology assessment on image-enhanced endoscopy. Gastrtoenterology 134 : 327–340, 2008
10) Muto M, Horimatsu T, Ezoe Y, et al : Improving visualization techniques by narrow band imaging and magnification endoscopy. J Gastroenterol Hepatol 24 :1333–1346, 2009
11) Muto M, Minashi K, Yano T, et al : Early detection of superficial squamous cell carcinoma in the head and nec region and esophagus by narrow band imaging: a multicenter randomized controlled trial. J Clin Oncol 28 : 1566–1572, 2010

基本編　消化管癌の画像検査に必要な知識

1. 消化管癌を疑う場合の診断アルゴリズム

3）胃癌

池原久朝，後藤田卓志

Point

① 胃癌に特異的な症状はない．腫瘍の存在部位・大きさや進行度に応じて，体重減少，食思不振，貧血，嚥下困難などの症状を認める．また，肝臓に転移すると肝腫大，黄疸，腹膜に転移すると腹水，後腹膜に転移すると強い背部痛を認める

② 早期癌では無症状なことが多い．軽微な腹部症状で受診した症例においても積極的に内視鏡やX線検査などの画像検査を考慮すべきである．特に *H. pylori* 陽性者は胃癌のハイリスクであり，X線検査や内視鏡検査による定期的なスクリーニングも考慮すべきである

③ 若年者の胃癌も存在することから年齢にとらわれず検査を行うことが必要である

胃癌を疑ってから画像診断までの流れ

受診時の症状・所見

症状
・上腹部痛
・腹部膨満感
・胸やけ
・嘔吐
・吐血・下血
※無症状のことも多い

身体所見
・眼瞼結膜の蒼白
・左鎖骨上窩リンパ節腫脹
・腹部腫瘤の触知
・腹部膨満，腹水貯留
・下腿浮腫

医療面接で聴取すべき点

各種症状
・体重減少
・タール便の有無

既往歴・家族歴
・胃癌の家族歴
・胃潰瘍の既往

嗜好
・高塩分食
・飲酒・喫煙

画像検査以外に検査すべき点

血液検査①
・末梢血検査・血清生化学検査
・腫瘍マーカー（CEA, CA19-9, AFP）

血液検査②（*H.pylori* 関連）
・PGI, PGI/Ⅱ比
・抗 *H.pylori* 抗体

便潜血反応
・化学法便潜血検査
※免疫学的便潜血検査では上部消化管の検出率は低くなる

診断のための画像検査と，画像検査選択の考え方

胃X線検査
内視鏡検査
・病変の局在・広がり
・肉眼型
・腫瘍径
・壁深達度

胸腹部単純X線
・肺転移
・腸閉塞

胸腹部CT検査
腹部超音波検査
・リンパ節転移
・遠隔転移
・腹水

超音波内視鏡検査（EUS）
・深達度
・胃周囲のリンパ節転移

❖ 受診時の病態・状況

1）病因

1983年，WarrenとMarshallによって *Helicobacter pylori*（*H. pylori*）が分離・同定され，胃炎や胃十二指腸潰瘍の発生に強く関係していることが指摘された[1]．1994年には世界保健機関（WHO）の国際がん研究機関（international agency for research on cancer：IARC）は，疫学的研究をもとに*H. pylori*は明らかに発癌性をもつものと分類（group1）した[2]．さらに，Uemuraらは，*H. pylori*感染診断後に平均8年間の内視鏡による追跡を行い，*H. pylori*感染群で2.9％の胃癌発生を認めたのに対して，*H. pylori*陰性群では胃癌発生は認められなかったと報告している[3]．現在では*H. pylori*感染に起因する胃炎 → 胃粘膜萎縮・腸上皮化生 → 胃癌発生が主たる発癌過程であると考えられている．

2）症状

胃癌に特有の症状はなく，無症状である症例も多い．症状を有した例では腹痛や腹部不快感が最も多く，次いで嘔気・嘔吐，出血，食欲不振，体重減少などがある．これらの症状は消化性潰瘍などの消化器疾患とも類似していることから症状だけでは鑑別は困難である．早期胃癌症例の多くが無症状であり[4]，早期診断のためには*H. pylori*感染による胃炎を考慮した効率的な検診・スクリーニングが重要である．また，腫瘍の存在部位・大きさ・進行度によっては狭窄や腹膜播種による腸閉塞のため，嘔吐・腹部膨満感などの症状を訴えることもある．まず，外来でも簡便に施行可能な末梢血検査・血清生化学検査および単純X線写真などにより速やかに評価を行う．

3）肉眼分類・ステージ分類

胃癌の臨床病期および治療評価に関しては胃癌取り扱い規約（日本胃癌学会編）において詳細に示されている[5]（p.182参照）．胃癌原発巣は数種の特徴的形態を示すことから胃癌取扱い規約において0型～5型に分類されている．0型は日本消化器病学会による早期胃癌の分類を準用し，1～4型はBorrmann分類を参考に作成されている．また，進行度を示すステージ分類はTNM分類を用いて評価するよう示している．

❖ 医療面接で聴取すべき点

- 早期胃癌では無症状もしくは非特異的な症状であることが多い．胃潰瘍の既往などの*H. pylori*感染を示唆するような病歴がある場合には積極的に画像検査による精査を行う
- 腫瘍からの出血による貧血症状はふらつきなど非特異的なこともある．タール便の有無を聴取するなど問診を進める

❖ 画像検査以外に検査すべき点

1）血液検査

a. 末梢血検査・血清生化学検査

貧血の存在や肝機能異常の有無など全身状態の評価が可能である．

b．腫瘍マーカー

CEA，CA19-9，AFPなどの測定が行われるが，胃癌に特異的というわけではなく早期のスクリーニングとしては十分ではない．切除不能胃癌に対して化学療法を施行する際には病勢の指標としても用いられる．

c．ペプシノゲン（PG）検査

慢性萎縮性胃炎の程度を反映するマーカーである．PGⅠとPGⅡに分類され，PGⅠは胃底腺領域の主細胞，粘液頸細胞で産生され，PGⅡはこれらの細胞以外に噴門腺細胞，幽門腺細胞，十二指腸のBrunner腺細胞でも産生されている．胃粘膜萎縮の進展に伴いPGⅠ値およびPGⅠ/Ⅱ比は段階的に低値を示すことが知られている[6]．通常，萎縮性胃炎の診断にはPGⅠ値70ng/mL以下かつⅠ/Ⅱ比3.0以下が基準値として用いられる．

d．抗 *H. pylori* 抗体

IgG型の抗 *H. pylori* 抗体を測定しているものが多い．本検査による *H. pylori* 感染の診断の感度は90～95％である．数％の偽陰性者を認め，高齢者は高度胃粘膜萎縮症例においては偽陰性が多い傾向にある．

2）便潜血反応

化学的便潜血検査では，変性ヘモグロビンも反応するので，消化管のどの部位での出血も検出される．一方，免疫学的便潜血検査はヒト以外のヘモグロビンとは反応せず食事制限を必要としないが，ヘモグロビンが変性しやすい上部消化管出血の検出率は低い傾向がある．

❖ 診断のための画像検査と，画像検査選択の考え方

1）胸腹部単純X線検査

肺転移巣の存在や腸閉塞の有無などを評価できる．外来診療にて簡便に施行可能であり，臨床症状を有する症例においてはまず施行すべき画像検査といえる．

2）胃X線検査

胃X線検査は拾い上げ診断を目的としたルーチン検査として検診や人間ドックにおいて広く施行されている．胃癌治療前においては病変の広がり・局在を客観的にとらえるための精密検査としても施行される．びまん浸潤型胃癌（4型，linitis plastica型，スキルス型）は内視鏡では見逃されることもあるがX線診断では比較的容易に診断可能である．

3）胃内視鏡検査

内視鏡検査の利点は色調を観察できる点と生検組織を得られる点にある．また，インジゴカルミン等による色素内視鏡観察にて粘膜の微細な凹凸が強調可能で微小病変の発見にも有用である．近年では診断のみならず早期胃癌に対するEMR・ESDなどの内視鏡的切除による治療も行われている．

4）超音波内視鏡検査（EUS）

超音波内視鏡検査において胃壁は5層（5層構造）に描出される．胃内腔より第1・2層が粘膜層，第3層が粘膜下層，第4層が固有筋層，第5層が漿膜下層および漿膜とされている．腫瘍浸潤に伴う第3層4層の乱れを評価することにより壁深達度を推定する．また腫瘍

の周囲臓器への直接浸潤や周囲リンパ節転移の評価も行われる．

5）胸腹部CT検査・腹部超音波検査

　受診時においては胃癌のリンパ節転移や遠隔転移の評価など病期診断を行う上で必須の検査である．腫瘍径が大きい場合には原発巣を描出することができ，周囲臓器への直接浸潤の評価も行われる．また，切除不能胃癌においては腫瘍の進展に伴う腹水の存在や腸閉塞，尿管閉塞，Douglas窩転移などの評価にも有用であり，各病期における全身状態の把握に欠かせない画像検査の一つである．

文　献

1) Warren JR, Marshall BJ.：Unidetified curved bacilli on gastric epithelium in active chronic gastritis. Lancet 1：1273-1275, 1983
2) Schistosomes, Liver Flukes and *Helicobacter pylori*. IARC Monographs on the Evaluation of Carcinogenic Risks to Humans Vol 61. WHO, Lyon. pp 1-241, 1994
3) Uemura N, Okamoto S, Yamamoto S, et al：*Helicobacter Pylori* infection and the development of gastric cancer. N Engl J Med 345：784-789, 2001
4) Suzuki H, Gotoda T, Sasako M, et al：Detection of early gastric cancer: misunderstanding the role of mass screening. Gastric Cancer 9：315-319, 2006
5)『胃癌取扱い規約（第14版）』（日本胃癌学会 編），金原出版，2010
6) Miki K, Ichinose E, Baba S, et al：Serum pepsinogens as a screening test of extensive chronic gastritis. Gastroenterologia Japanica 22：133-141, 1987

基本編　消化管癌の画像検査に必要な知識

1. 消化管癌を疑う場合の診断アルゴリズム

4）十二指腸癌

郷田憲一，田尻久雄

Point

❶ 乳頭部癌は胆道癌の一つと考えられており，胆道癌診療ガイドライン[1]があるが，非乳頭部の十二指腸癌に対する治療ガイドラインはない

❷ ガイドラインのある乳頭部癌においても早期癌の明確な定義はない．よって，本稿では仮に早期癌の定義を乳頭部癌は「癌の浸潤がOddi筋までにとどまるもの」（表1参照），非乳頭部癌は胃癌に準じて「癌の浸潤が粘膜または粘膜下層にとどまるもの」とし，両者とも「リンパ節転移の有無は問わない」とした

❸ 十二指腸癌に伴う自覚症状は，その発生部位と進行度によって異なる

❹ 進行した癌の場合，上腹部痛，嘔気・嘔吐，貧血などを呈するが特異的なものはない．乳頭部に発生または進展した場合，黄疸，発熱，腹痛などの胆道閉塞症状を来す

❺ 早期癌（特に非乳頭部癌）では大多数が無症状であり，その多くはX線造影検査や上部消化管内視鏡検査で偶然に発見される

十二指腸癌を疑ってから画像診断までの流れ

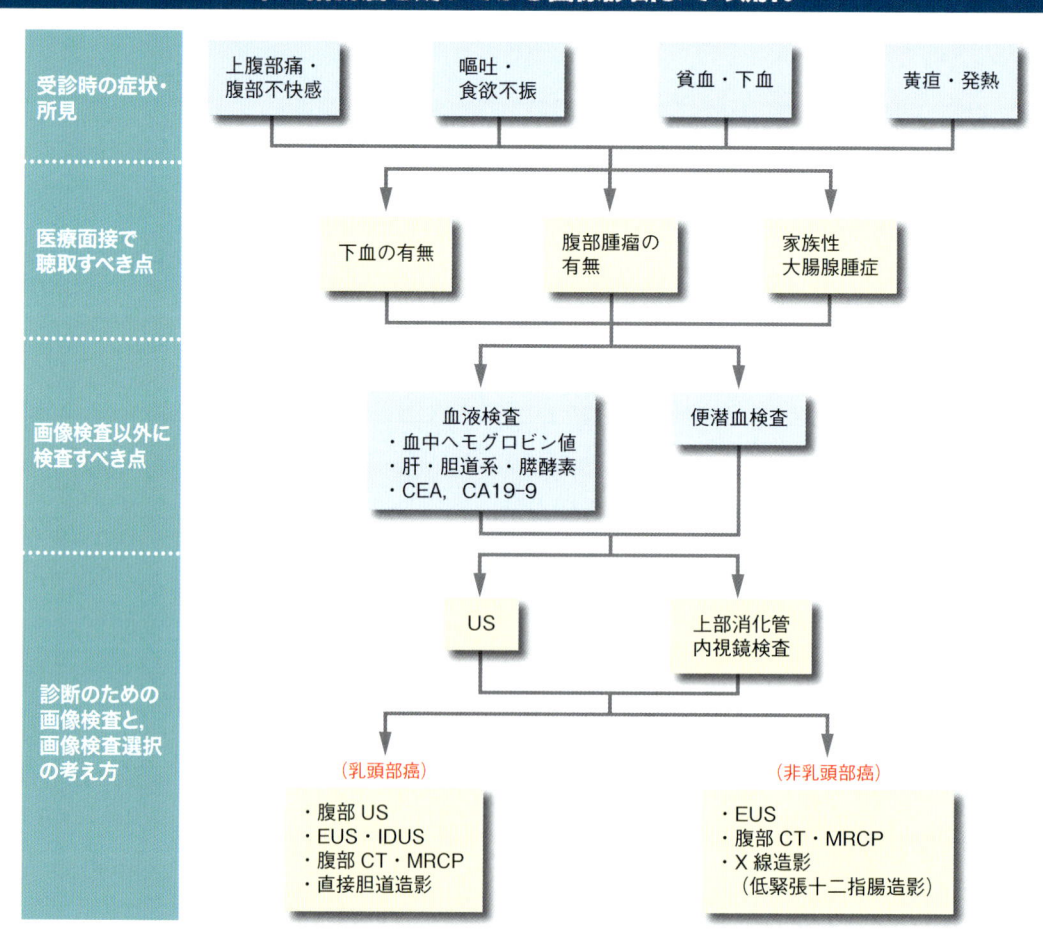

受診時の症状・所見
- 上腹部痛・腹部不快感
- 嘔吐・食欲不振
- 貧血・下血
- 黄疸・発熱

医療面接で聴取すべき点
- 下血の有無
- 腹部腫瘤の有無
- 家族性大腸腺腫症

画像検査以外に検査すべき点
- 血液検査
  - 血中ヘモグロビン値
  - 肝・胆道系・膵酵素
  - CEA，CA19-9
- 便潜血検査

- US
- 上部消化管内視鏡検査

診断のための画像検査と，画像検査選択の考え方

（乳頭部癌）
- 腹部US
- EUS・IDUS
- 腹部CT・MRCP
- 直接胆道造影

（非乳頭部癌）
- EUS
- 腹部CT・MRCP
- X線造影（低緊張十二指腸造影）

表1 ● 乳頭部癌の組織学的深達度

1. 組織学的膵臓浸潤	
$pPanc_0$	癌浸潤がOddi筋内にとどまるか，十二指腸壁内にとどまるもの
$pPanc_1$	
$pPanc_{1a}$	癌浸潤がOddi筋および十二指腸壁を越えるが膵実質に達していないもの
$pPanc_{1b}$	癌浸潤が膵実質に達するが5mm未満のもの
$pPanc_2$	癌浸潤が膵実質に達し，5mmから20mmにあるもの
$pPanc_3$	癌浸潤が膵実質に達し，20mm以上に及ぶもの
2. 組織学的十二指腸浸潤	
pDu_0	癌浸潤がOddi筋内にとどまるもの
pDu_1	癌浸潤がOddi筋を越えるが，十二指腸固有筋層に達していないもの
pDu_2	癌浸潤が十二指腸固有筋層に達するもの
pDu_3	癌浸潤が十二指腸漿膜に達するか，それを越えるもの

(文献2より引用)

❖ 受診時の病態・状況

1）病態

　　原発性十二指腸癌は比較的稀な腫瘍であり，その発生頻度は消化管悪性腫瘍の0.4％前後とされる[3]．十二指腸癌は発生場所によって，臨床像や治療法が大きく異なることから，**乳頭部癌**と**非乳頭部癌**の2つに大別される．いずれの癌も組織型は腺癌が最も多く（特に乳頭部癌では95％），大腸と同様に主な発癌形式としてadenoma-carcinoma sequenceが考えられており，腺腫は前癌病変として重要である[4]．

2）症状

　　十二指腸癌に伴う自覚症状は，その進行度と発生部位（非乳頭部，乳頭部）により異なる．十二指腸癌に特異的な症状はないが，受診時の主訴として，腫瘍からの出血に伴う貧血・下血（吐血は極めて稀），腫瘍性狭窄に伴う嘔気・嘔吐・食欲不振などがある．乳頭部に発生または腫瘍が進展した場合，胆汁・膵液の排出障害を来し，黄疸，発熱，腹痛・背部痛（胆管炎・膵炎に伴う）などが出現する．

❖ 医療面接で聴取すべき点

　　眼瞼結膜の貧血または下血（黒色便・タール便）の有無，腹部腫瘤の有無に注意する．早期癌の場合，大多数の患者は無症状で特異的身体所見はなく，採血などの検査所見で異常を認めないため，外来診察で予測することは不可能である．何らかの理由で十二指腸癌の存在を疑った場合には，家族性大腸腺腫症の可能性を考慮し，家族歴を詳細に聴取すべきである．

❖ 画像検査以外に検査すべき点

1）血液検査

　　採血をオーダーする際は，血中ヘモグロビン値，肝・胆道系・膵酵素および腫瘍マーカーをチェックする．ある程度進行した易出血性病変の場合，血中ヘモグロビン値の低下を示す．乳頭部に発生または進展した場合，肝・胆道系・膵酵素の上昇や胆管炎・膵炎による炎症所見が認められる．測定を考慮すべき腫瘍マーカーとしてCEA，CA19-9などがあり，特に乳頭部癌においてCEAは15％程度，CA19-9は40％程度で異常高値を示す[5]．

2）便潜血検査

　　出血量が多いと下血を呈する．便潜血検査には化学法と免疫法があるが，食事制限が不要な上，感度がより高い免疫法が推奨されている．

❖ 診断のための画像検査と画像検査選択の考え方

1）上部消化管内視鏡検査

　　十二指腸癌，特に早期癌の発見に内視鏡検査は必須とされる．非乳頭部に発生した平坦・陥凹型の病変の場合，内視鏡検査以外での存在診断は極めて困難である．さらに，病変部からの生検で組織学的診断が得られる点でも，その臨床的有用性は高い．

　　非乳頭部癌の発生頻度が最も高い下行部に対しては，乳頭部を含めて特に注意深く観察する[6]．我々の報告[7]を含めて最近では，以前は稀とされていた水平部・上行部の報告例が増加しており，可能な限り遠位まで観察することが望ましい．

　　乳頭部癌を発見するためには，まず乳頭部の腫大・潰瘍形成の有無を観察することが重要である[1]（図1）．一方，非乳頭部癌の場合，限局性で乳白色変化を伴った病変や発赤調または陥凹性病変に注意すべきである[7,8]．

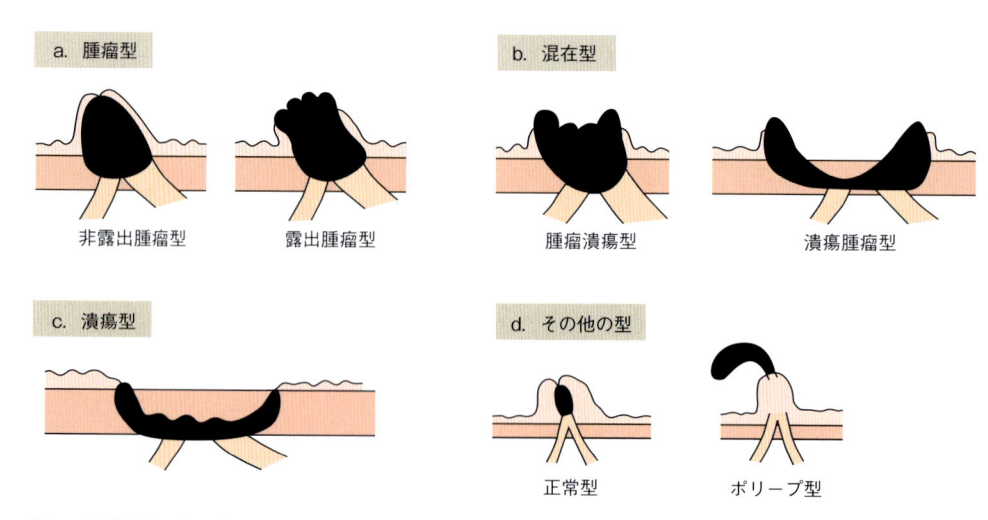

図1 ● 乳頭部癌の肉眼形
（文献1より引用）

a. 腫瘤型 — 非露出腫瘤型／露出腫瘤型
b. 混在型 — 腫瘤潰瘍型／潰瘍腫瘤型
c. 潰瘍型
d. その他の型 — 正常型／ポリープ型

2）上部消化管造影X線検査（低緊張性十二指腸造影検査含む）

平坦・陥凹型など隆起型以外の早期癌の描出率は低く，最近，あまり実施されない．外科的切除の適応症例に対しては，局在部位を確認する意味で行われている場合が多い．

3）腹部超音波検査

極めて低侵襲の検査であり，胆管または膵管の拡張が描出可能あることから，乳頭部癌では血液検査と並んで「診断のファーストステップ」とされている[1]．また，リンパ節転移または肝転移などの遠隔転移の診断にも有用である．

4）超音波内視鏡検査（endoscopic ultrasonography：EUS）/管腔内超音波検査（intraductal ultrasonography：IDUS）

癌の深達度，膵浸潤，十二指腸浸潤など局所進展度の判定に優れている[1]．特にIDUSは乳頭部癌の膵管・胆管内への浸潤の診断に有用とされている．IDUSはOddi筋の描出は可能であるが，癌のOddi筋浸潤の有無に関する正診率は十分とはいえない．

5）CT・MRI

腫瘍の描出には不向きだが，肝転移など遠隔転移の診断に有用である．

---

memo
家族性大腸腺腫症患者の十二指腸腫瘍性病変
家族性大腸腺腫症患者の十二指腸には，乳頭部およびその近傍（下行部）を主体に多発性の腫瘍性病変が極めて高頻度（86～100％）に発見される．大多数は腺腫（98％）で腺癌は稀（2％）とされている．よって，予防的手術の適応はなく，基本的に内視鏡による定期的経過観察でよい．しかし，10mmを超す腺腫または急速に増大する乳頭部腺腫は内視鏡的切除または外科的局所切除を考慮する[9]．

文 献

1）『エビデンスに基づいた胆道癌診療ガイドライン』（胆道癌診療ガイドライン作成出版委員会編），医学図書出版，2007
2）『胆道癌取扱い規約（第5版）』（日本胆道外科研究会編），金原出版，2003
3）Tocci A, et al：Adenocarcinoma of the third and forth portions of the duodenum: Results of surgical treatment. Arch Surg 138：80-85, 2003
4）Wright NH, et al：Carcinoma of the small intestine. In：Hamilton SR, Aaltonen LA. World Health Organization classification of tumours：pathology and genetics of tumours of the digestive system. pp70-74, IARC Press, Lyon, 2000
5）岩本淳一，他：腫瘍発見の契機ならびに臨床所見．肝胆膵，54：747-752, 2007
6）大塚博之，他：十二指腸腫瘍および腫瘍様病変．別冊日本臨牀『消化管症候群（上）』，pp.592-594, 日本臨牀社，2009
7）Yoshimura N, et al：Endoscopic features of nonampullary duodenal tumors with narrow-band imaging. Hepatogastroenterology, 2010 (in press)
8）川元健二，他：腫瘍性・腫瘍様十二指腸小病変の診断．胃と腸，36：1507-1527, 2001
9）飯田三雄，他：消化管ポリポーシス2000．家族性大腸腺腫症の大腸外腫瘍性病変．胃と腸，35：327-336, 2000

基本編　消化管癌の画像検査に必要な知識

1. 消化管癌を疑う場合の診断アルゴリズム

5）小腸癌

西村直之，砂田圭二郎，山本博徳

Point

1. 小腸癌は初期には無症状であることが多く，症状が出現し発見した時には，病期が進行している場合が多い
2. 慢性の消化管出血（持続性・反復性便潜血陽性を含む），鉄欠乏性貧血を認め，上下部内視鏡検査で出血源を認めない場合は小腸癌を含む小腸病変を疑う
3. 通過障害を示唆する反復性腹痛の場合も小腸癌を含む狭窄性病変を疑う
4. 小腸疾患は多彩であり，検査を行う前に詳細な病歴聴取により疾患を絞り込むことが重要である
5. 従来外科的手術により診断・治療が行われることが多かったが，小腸内視鏡により，術前に診断することが可能となった．CT，カプセル内視鏡，小腸造影など各検査法の特性を理解し，適切な検査計画を立てる必要がある

小腸癌を疑ってから画像診断までの流れ

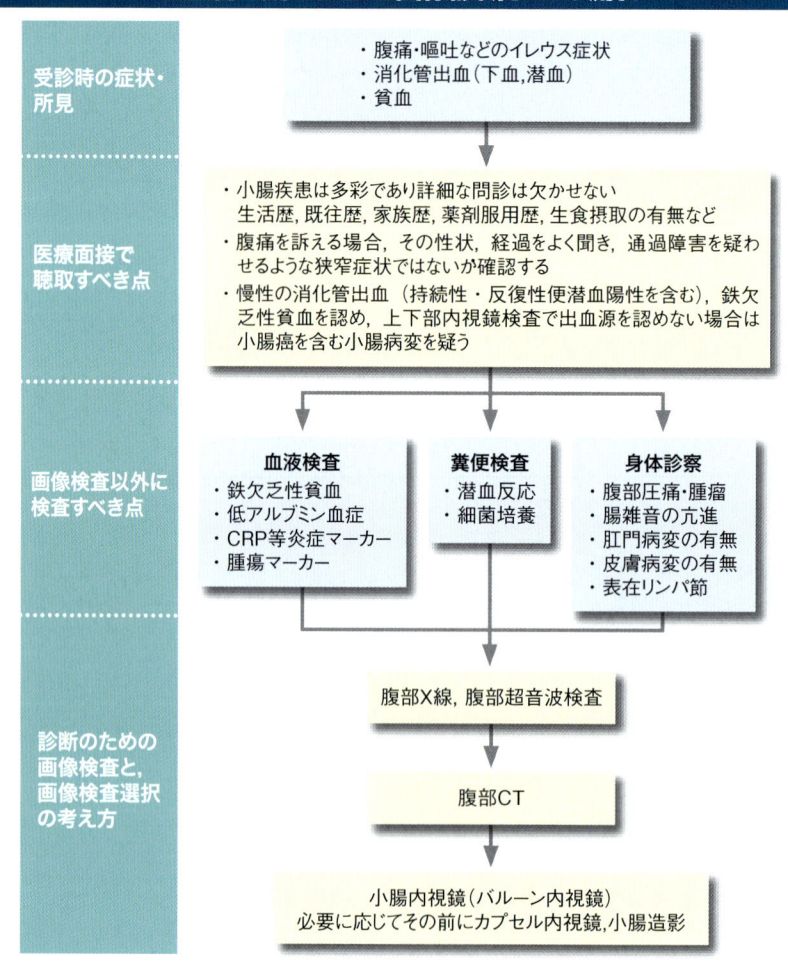

受診時の症状・所見
- 腹痛・嘔吐などのイレウス症状
- 消化管出血（下血, 潜血）
- 貧血

医療面接で聴取すべき点
- 小腸疾患は多彩であり詳細な問診は欠かせない
  生活歴，既往歴，家族歴，薬剤服用歴，生食摂取の有無など
- 腹痛を訴える場合，その性状，経過をよく聞き，通過障害を疑わせるような狭窄症状ではないか確認する
- 慢性の消化管出血（持続性・反復性便潜血陽性を含む），鉄欠乏性貧血を認め，上下部内視鏡検査で出血源を認めない場合は小腸癌を含む小腸病変を疑う

画像検査以外に検査すべき点

血液検査
- 鉄欠乏性貧血
- 低アルブミン血症
- CRP等炎症マーカー
- 腫瘍マーカー

糞便検査
- 潜血反応
- 細菌培養

身体診察
- 腹部圧痛・腫瘤
- 腸雑音の亢進
- 肛門病変の有無
- 皮膚病変の有無
- 表在リンパ節

診断のための画像検査と，画像検査選択の考え方

腹部X線, 腹部超音波検査
↓
腹部CT
↓
小腸内視鏡（バルーン内視鏡）
必要に応じてその前にカプセル内視鏡, 小腸造影

> **memo**
> **小腸癌のハイリスク**
> クローン病やセリアック病など小腸の慢性炎症を来す疾患では，小腸癌や悪性リンパ腫のリスクが高くなるといわれている．特にクローン病では小腸癌のリスクが高くなるという報告もあり，クローン病患者の小腸狭窄を認めた場合，悪性である可能性も念頭に置くべきである．

❖ 受診時の病態・状況

　小腸悪性腫瘍の頻度は稀であり，原発性消化管悪性腫瘍の1〜2%とされている．その内訳は小腸癌，悪性リンパ腫，GISTが3割ずつを占める[1]．小腸癌の症状は多岐にわたるが特異的な症状に乏しい．八尾らは，腹痛（43%），腸閉塞（41%），嘔吐（33%），貧血（16%），出血（9%），腹部膨満（8%），腸重積（7%），体重減少（5%），腫瘤触知（5%），下痢（4%），穿孔（3%）と報告している[1]．これらを大きく分けると腫瘍による**狭窄症状**と**出血（貧血）**であるといえる．初期には無症状であるため早期発見は難しく，病期が進行した状態で発見されることが多い．

❖ 医療面接で聴取すべき点

　小腸疾患は多彩であるため，詳細な病歴聴取による疾患の絞り込みが重要である．薬剤服用歴（NSAIDsなど），既往歴（結核，放射線照射歴など）に加え生活歴，家族歴など含めて注意深く行う．**腹痛については，食事摂取との関係や腹鳴，嘔吐など狭窄症状を意識した問診を行う**．腫瘍による腸重積により，間欠的な腹痛を起こし，自然かつ急速に軽快するというエピソードを繰り返している症例もある．その他下痢や下血，体重減少の有無についても確認する．

❖ 画像検査以外に検査すべき点

　顕出血を認めない場合，消化管出血の有無を調べるために便潜血検査が有用である．その際，免疫法と化学法の両方を行うことで病変部位のおおまかな推定が可能である．免疫法陽性，化学法陰性で大腸内視鏡で異常なし，もしくは免疫法陰性，化学法陽性で上部消化管内視鏡で異常がなければ，病変が小腸に存在する可能性が高くなる．血液検査でCEA，CA19-9の上昇を認めることがあるが，その場合遠隔転移，腹膜播腫の可能性が高い．

❖ 診断のための画像検査と，画像検査選択の考え方

　小腸腫瘍が疑われた場合，従来は外科的手術により診断と治療が行われることが多かった．ダブルバルーン内視鏡やカプセル内視鏡などの登場により，小腸病変への内視鏡的アプローチが比較的容易になり術前の診断が可能となったが，小腸腫瘍の診断アルゴリズムは確立されていない[2]．そのため，**小腸診療は個々の患者の病態に合わせて，適切な検査プランを立てなければならない**．CTや腹部超音波検査，状況によって小腸X線検査，腹部血管造影など従来の検査を含め，各検査法の特性を十分理解しタイミングや組み合わせを検討する必要がある．小腸腫瘍は稀であるため，一般検査所見から小腸腫瘍が確定的という症例以外では，腫

瘍発現頻度の高い胃・大腸の病変を除外するために，先に上部・下部内視鏡検査を行うべきである．

1）腹部単純X線

狭窄症状を有する腫瘍，重積，イレウスの場合に有用である．ニボー形成，大腸ガスの消失といった所見が認められる．

2）腹部超音波検査

侵襲のない検査であり患者の状態にかかわらず施行できるため，スクリーニングとしてまず行うべきである．小腸について確認すべきポイントは壁肥厚・腸管拡張である．また腹腔内実質臓器，腹水やリンパ節腫大の有無など腸管外の情報を得る上でも重要である．

3）腹部CT

マルチスライス機器の発達により空間分解能は格段に進歩しており，任意多断面構成（MPR）を用いることなどにより，小さな腫瘍でも検出可能なことが多い．またCT enterographyによる仮想小腸画像診断へも応用されつつある[3]．小腸癌の所見としては，造影効果を伴った限局性の壁肥厚である．また周囲浸潤やリンパ節転移，遠隔転移の有無など腸管外の情報を得る上でも必須の検査である．

4）小腸造影検査

比較的簡便で有用な検査である．通過障害がなければバリウム，通過障害があればガストログラフィンを使用して行われる．小腸腫瘍の存在部位と形態の診断が可能である．所見としては，不整な隆起や短い輪状狭窄（napkin-ring-sign）を示す．

5）カプセル内視鏡検査（p.103参照）

患者への侵襲は少なく，全小腸の観察が可能である．しかし本邦においては，検査適応は「原因不明の消化管出血」のみである．**腫瘍などによる消化管狭窄が疑われる症例においては，カプセル滞留の危険が高く検査は禁忌となっている**．また検査にて腫瘍を認めた場合，生検を施行できないため確定診断のためのバルーン内視鏡検査が必要となる．

6）小腸内視鏡検査（ダブルバルーン，シングルバルーン）（p.100参照）

上部・下部消化管内視鏡にて届かない部位の，小腸腫瘍の確定診断には必須の検査である．小腸内視鏡により，術前に直接病変を詳細に観察し，さらに生検を行うことで病理診断し追加検査や治療方針の決定を行えるようになった．クリップや点墨によるマーキングも可能である．また，粘膜内に留まる早期癌では，内視鏡的切除も可能である．小腸癌の内視鏡所見としては，隆起型，潰瘍型，狭窄型など結腸癌類似の病変として認識される．

文　献

1）八尾恒良，八尾建史，真武弘明，他：「小腸腫瘍　分類と画像所見」小腸腫瘍　最近5年間（1995〜1999）の本邦報告例の集計．胃と腸，36：871-881，2001
2）三井啓吾，田中周，藤森俊二，他：診断戦略からみたダブルバルーン内視鏡とカプセル内視鏡．Gastro-enterological Endoscopy，51：2853-2865，2009
3）岩田正己，平田一郎，加藤良一，他：「小腸疾患2008」Crohn病におけるCT enterographyとMRI．胃と腸，43：735-739，2008

基本編　消化管癌の画像検査に必要な知識

1. 消化管癌を疑う場合の診断アルゴリズム

6）大腸癌

坂本 琢, 斎藤 豊, 中島 健

Point

1. 大腸癌の問診においては，そのリスクファクターを聴取する必要があり，特にHNPCC（遺伝性非ポリポーシス性大腸癌）の拾い上げのため，若年発症者では家族歴の聴取が重要である
2. 大腸内視鏡検査では，画像強調観察（IEE）の進歩により多くの情報を得ることが可能となり，さらなる臨床研究により，診断学の幅が拡充する可能性がある
3. CT機器・コンピュータ技術の改良により，CT colonographyとして精細かつ簡便に三次元画像化できるようになり，外科治療前の術前シミュレーションなどに応用されている

大腸癌を疑ってから画像診断までの流れ

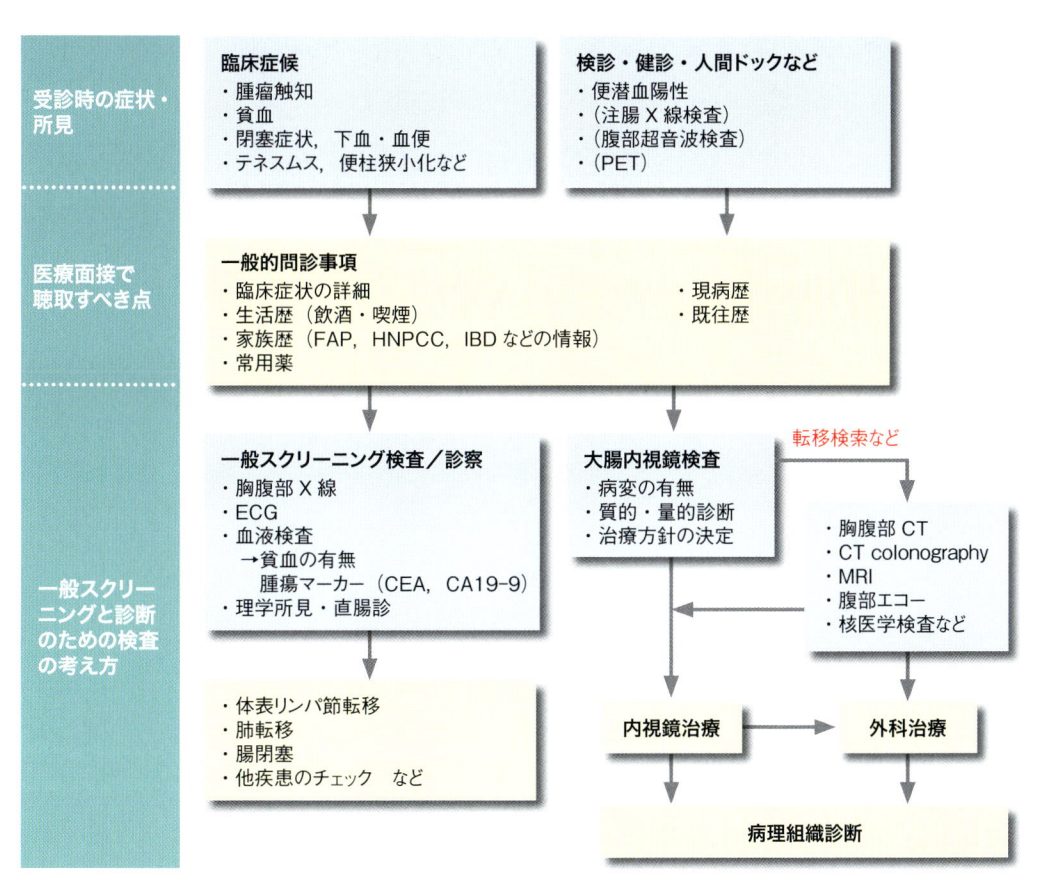

受診時の症状・所見

臨床症候
- 腫瘤触知
- 貧血
- 閉塞症状，下血・血便
- テネスムス，便柱狭小化など

検診・健診・人間ドックなど
- 便潜血陽性
- （注腸X線検査）
- （腹部超音波検査）
- （PET）

医療面接で聴取すべき点

一般的問診事項
- 臨床症状の詳細
- 生活歴（飲酒・喫煙）
- 家族歴（FAP，HNPCC，IBDなどの情報）
- 常用薬
- 現病歴
- 既往歴

一般スクリーニングと診断のための検査の考え方

一般スクリーニング検査／診察
- 胸腹部X線
- ECG
- 血液検査
  → 貧血の有無
  腫瘍マーカー（CEA，CA19-9）
- 理学所見・直腸診

大腸内視鏡検査
- 病変の有無
- 質的・量的診断
- 治療方針の決定

転移検索など
- 胸腹部CT
- CT colonography
- MRI
- 腹部エコー
- 核医学検査など

- 体表リンパ節転移
- 肺転移
- 腸閉塞
- 他疾患のチェック　など

内視鏡治療 → 外科治療

病理組織診断

FAP: familial adenomatous polyposis（家族性大腸腺腫症）
HNPCC: hereditary non-polyposis colorectal cancer（遺伝性非ポリポーシス大腸癌）
IBD: inflammatory bowel disease（炎症性腸疾患）

❖ 受診時の症状・所見

　早期癌では一般的に無症状である．進行癌では症状発現は病変局在や大きさに依存した症状がみられる．右側結腸では腸内容が泥状であり，狭窄症状は来しにくく，腫瘤触知や貧血が発見動機となることがある．一方，左側結腸では腸内容が固形化しているため，閉塞症状，下血・血便あるいは直腸癌におけるテネスムス，便柱狭小化が代表的な臨床症候として挙げられる．

❖ 医療面接で聴取すべき点

　大腸癌の問診においては，その高危険因子を意識した上での医療面接による患者情報の聴取が必要である．大腸癌のリスクファクターとしては，年齢，性差，生活様式（飲酒，喫煙や食生活），肥満，大腸ポリープまたは大腸癌や炎症性腸疾患（IBD）の既往歴，大腸癌の家族歴や家族性大腸腺腫症（familial adenomatous polyposis：FAP）や**遺伝性非ポリポーシス大腸癌**（hereditary non-polyposis colorectal cancer：HNPCC），Peutz-Jegers症候群などの遺伝的背景が挙げられる．特に，HNPCCは大腸癌以外にも，子宮内膜癌，尿路系癌，胃癌など他臓器癌のハイリスク群であるが，ポリポーシスを伴わないために，アムステルダム基準［本邦では大腸癌研究会より発表された臨床基準が存在する（表1）］などの診断基準を用いても同定が難しい．さらに，大腸癌としては，成人発症がほとんどで，その発症までは通常生活を送ってきている患者が多いため，発症後の初診時にHNPCCの認識を患者側が有していることは決して多くない．近年ではより効率のよい拾い上げのため，改訂ベセスダ基準[1)]を用いた遺伝子検査が始まっている．

表1 ● 大腸癌研究会による臨床基準（1991年）

A群：第1度近親者に発端者を含む，3例以上の大腸癌患者を認める大腸癌
B群：第1度近親者に発端者を含む，2例以上の大腸癌患者を認め，かついずれかの大腸癌が以下のいずれかの条件を満たす
a）50歳以下の若年大腸癌
b）右側結腸癌
c）同時性あるいは異時性の大腸癌
d）同時性あるいは異時性の他臓器重複癌

> **memo**
> **改訂ベセスダ基準（表2）**
> 1998年に腫瘍のMSI検査（マイクロサテライト不安定性検査）を行うべき患者の拾い上げのためベセスダ基準が提唱され，同基準によるHNPCC患者の拾い上げに対する感度は約94%，特異度は約25%と報告されている．さらに，その感度を向上すべく2004年に改訂ベセスダ基準として提唱され，米国では，この基準を満たす症例に対しMSI検査やMMR遺伝子がコードするタンパク発現の検索のためIHC検査（免疫組織化学検査）を行い，遺伝子検査を要する患者の振り分けがなされている．

表2 ● 改訂ベセスダ基準

- 50歳未満で診断されている
- 年齢に関わらず，大腸癌およびHNPCC関連腫瘍[*1]の同時性・異時性重複癌がある
- 60歳未満で診断され，MSI-Hの病理組織像[*2]を呈する
- 第1度近親者が1人以上，50歳未満でHNPCC関連腫瘍と診断されている
- 年齢に関わらず，第2度近親以内の血縁者が2人以上HNPCC関連腫瘍と診断されている

[*1] 大腸癌，小腸癌，子宮内膜癌，胃癌，卵巣癌，膵臓癌，尿管・腎盂癌，胆道癌，脳腫瘍（膠芽腫），皮脂腺腫や角化棘細胞腫
[*2] 浸潤リンパ球，クローン様リンパ球反応，粘液性・印環細胞癌様分化，髄様増殖

MSI-H：microsatellite instability-high

（文献1より引用）

❖ 画像検査以外に検査すべき点

1）便潜血検査

　　古典的にはグアヤック法によるスクリーニングが行われていたが，食肉の摂取や，ビタミンC製剤の服用による偽陽性・偽陰性の問題があった．一方，免疫化学的検査ではヒト血液成分に対する特異抗体を用いていることから，偽陽性・偽陰性を軽減しうる方法として注目されているものの，異なる抗体を用いた定性的検査が存在しており，すべての抗体が同様の検出能を有するかは不明であった．これに対し大腸癌の前駆病変として重要な"advanced adenoma［10mm以上，villous component（＋）または高度異型腺腫］"の発見率について，従来法であるグアヤック法を含めた6つの診断特性を比較した臨床研究結果が報告された[2]．その結果，従来のグアヤック法と6つの免疫検査法による診断能を比較し，免疫法が良好な診断能を有する可能性が示唆されたものの，それぞれの診断特性が異なる結果が報告されており[2]，使用する検査がどのような診断能を有するのか認識しておく必要がある．

2）血液検査

　　一般にCEA（carcinoembryonic antigen）またはCA19-9が調べられることが多い．いずれも発見・開発当初は，大腸癌に特異的なマーカーとされていたが，その後のデータ集積により，CEAでは大腸癌以外の種々の癌および非癌状態（肝疾患や糖尿病など）で陽性となることがあり，CA19-9は膵癌または胆道系癌に対するマーカーとして定着している．大腸癌としてCEAが高値となる際には，すでに肝転移を伴っていることが多く，スクリーニング検査としての意義は高くないが，大腸癌治療後の再発に対する発見契機となることがあるため，治療後の経過観察時には検査項目として加えるべき項目である．

❖ 診断のための画像検査と，画像検査選択の考え方

1）注腸X線検査

　　Brown変法による直接二重造影法による撮影が一般的である．大腸癌の精密検査としては，全大腸内視鏡検査が推奨されており，注腸検査のニーズは低下しつつあるが，**半月ひだの間や肝彎曲や脾彎曲部のような屈曲部の観察**は内視鏡検査時の観察が不十分になりやすい部分

であり，注腸検査の方が優れることもある．また病変位置の同定に関しては，注腸検査の方が客観的であり，術前検査として行われている（p.49参照）．

2）大腸内視鏡検査

大腸腫瘍における平坦型腫瘍や陥凹型腫瘍の臨床的重要性が認識され，世界的にも注目されてきている中で，大腸内視鏡検査はそれらの発見，質的・量的診断ならびにその後の治療まで1回の検査で完結可能な検査である．これには，拡大観察ならびに近年の**画像強調観察（image-enhanced endoscopy：IEE）**の著しい進歩による腫瘍性病変の診断学の向上が大きく寄与している[3]．

大腸領域におけるIEEについては拡大内視鏡診断の役割は非常に大きく，病理組織学的構築を腫瘍表面構造から推測しうる**色素内視鏡によるpit pattern診断学**を中心に，その議論はなされてきた．pit pattern観察による腫瘍の質的・量的診断については非常に高い診断能が報告されており，現時点では腫瘍病変の内視鏡診断においてはゴールドスタンダードといえる．さらに，近年の**narrow-band imaging system（NBI）**を用いた診断学も色素内視鏡に近い診断能が報告され，質的診断については一定のエビデンスが得られていると考えられる[4]．一方，量的診断能については，まだ議論を要する段階であり，所見の統一などと併せて今後さらなる質の高い臨床研究が必要とされる．

その他，auto fluorescence imaging（AFI）（p.94参照），flexible spectral imaging color enhancement（FICE）（p.96参照）など，種々の臨床研究が本邦のみならず，海外からも報告されており，その臨床的有用性が期待されている．

3）CT colonography

大腸の画像診断法としては，前述の注腸X線検査，内視鏡検査が中心的役割を果たしてきた．その一方，CT領域においては，ヘリカルCTの開発による三次元画像表示，マルチスライスCT（MSCT）の登場による撮影の高速化と高解像度の画像構築が可能となり，CT colonographyとして臨床応用されるに至っている[5]．その利点としては，注腸検査と同様に内視鏡で観察困難な部位においても客観性をもって病変の有無を評価できることや，病変の正確な位置が把握できることのほかに，MPR（multi planar reconstruction）表示と3D-CT画像との合成表示により，管腔外の情報（隣接臓器との位置関係）や，任意の場所と方向の断面で自由に画像構築できるため，腫瘍表面内部についての情報も得ることができるため，大腸癌術前検査としては，全身転移検索のみならず，術前シミュレーションとしても有用であると考えられる（図1）．

なお，直腸癌の術前評価としては，壁外浸潤を正確に判定するためMRI検査を追加することがある．10mm以上のポリープに対する検出能は，90％程度と報告されているが[6]，表面平坦または陥凹型腫瘍の検出に課題があり，今後の改善が期待される．

4）腹部超音波検査

腹部超音波検査の消化管領域の診断能については，必須の診断ツールとして定着はしていない．しかしながら，超音波検査は消化管壁の層構造を分離する高い分解能を有することがその特徴であり，細かな病理学的変化をより客観的に捉えることにより，壁深達度を正確に判定することができる．また，条件さえよければ，体外式でも超音波内視鏡に匹敵するだけ

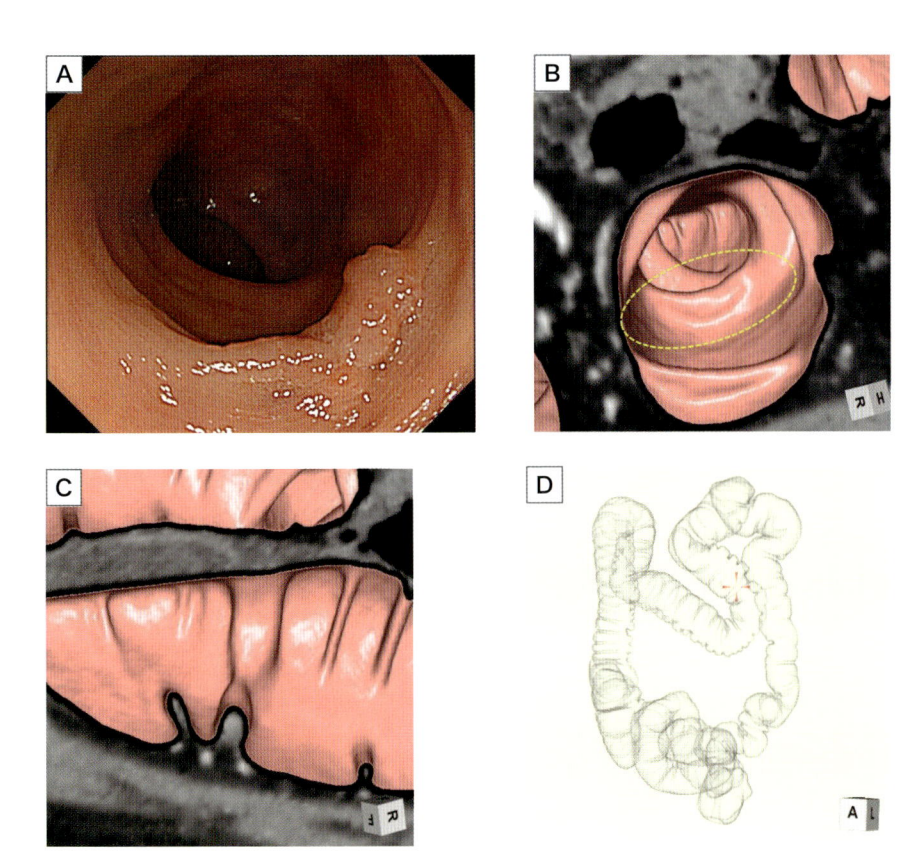

図1● 内視鏡画像（A）とCT colonography画像（B～D）の対比

横行結腸の15mm大，0-IIa + IIc（LST-NG）病変である．CT colonographyにおいても陥凹を有する丈の低い隆起病変として認識され（B），さらにCT colonographyでは任意の方向からの断面を評価できる（C）上，大腸全体における正確な位置を把握することができる（D）．目的に応じた種々の画像構築ができ，術前シミュレーションとして有用と考えられる

の評価が可能となりえることから，低侵襲性の点でもメリットはある．また，CTと同様に周囲臓器や管腔外の脂肪織の炎症性変化をとらえることができることから，虫垂炎や憩室炎の診断に寄与するうえ，ダイナミックレンジやゲインを目的に応じて調節することで，消化管穿孔による微小なfree airも検出可能とされている．

文献

1) Umar A, et al : Revised Bethesda Guideline for hereditary nonpolyposis colorectal cancer (Lynch syndrome) and microsatellite instability. J Natl Cancer Inst 96 : 261-268, 2004
2) Hundt S, et al : Comparative evaluation of immunochemical fecal occult blood tests for colorectal adenoma detection. Ann Intern Med 150 : 162-169, 2009
3) Tajiri H, et al : Recent Advances in Electronic Endoscopes: Image-enhanced endoscopy. Jpn Med Assoc J 51 : 199-203, 2008
4) Van den Broek FJ, et al : Systematic review of narrow-band imaging for the detection and differentiation of neoplastic and nonneoplastic lesions in the colon (with videos). Gastrointest Endosc 69 : 124-135, 2009
5) 飯沼 元，他：CT colonography-大腸癌スクリニーニングへの応用を目指して．胃と腸，43：939-954，2008
6) Johnson CD, et al : Accuracy of CT colonography for detection of large adenomas and cancers. N Engl J Med 359 : 1207-1217, 2008

基本編　消化管癌の画像検査に必要な知識

2. 消化管癌の画像検査法
1）X線検査
a．腹部単純X線

西野德之

Point

① 腹部単純X線写真（以下腹部X線）は消化器内科・一般内科のプライマリケアの初診時に必須の診断手段と考えてほしい

② 腹部X線は検査をするかどうかを考えるよりも診察の延長線上と位置付けた方がよい

③ 症例によっては腹部X線のみで癌の診断をすることも可能であるが，大切なことは「最終判断」ではなく，「異常かどうか」を判断できることである

④ 腹部X線で診断される症例は進行癌である．裏を返すと腹部X線を撮影せずに帰してしまうと，進行癌の見逃がしにつながりかねない

⑤ 腹部X線は被曝量も少なく，医療費も高くない．費用対効果が高い検査で，撮影を省くべきではない

検査の目的と適応

目的：胃癌，結腸癌，腸管ガスの多寡，肝脾腫，骨病変などを診断する．X線不透過な大きな癌や臓器の腫大として認識できる場合と，腸閉塞などの疾患による付随所見で診断する場合がある．もちろん，腹部X線だけで癌の診断ができない場合が多く，その役割は「おかしい」「普通では見えないものが見える」時に，CTや内視鏡などの次の検査に連携することこそが本検査の最大の目標と考えていただきたい．

適応：妊娠初期の方以外の消化器内科・一般内科のプライマリケアの初診時のすべての症例．

検査方法と読影のポイント

　一枚の撮影だけなら，臥位がよい．腹部の触診は臥位でするので，そのイメージに合わせる（図1）．立位では重力により臓器の位置がずれる．撮影方法は基本は骨盤内を評価できるKUBでよい．肝上縁を臥位で評価する意義はあまりない．free airを評価したい症例では空気の条件は立位の肝上縁を含む胸部撮影がよい．

　読影のポイントを（図2）に示す．胃泡，腎，骨盤腔，膀胱の確認．肝下縁，psoas（腸腰筋），腸管ガスの確認．これら陰影の強弱やX線透過度の左右差を評価する．そのためにはある程度普段から，"正常と思われる"腹部X線を見慣れておく必要がある．

　また，癌の診断は腫瘍量に応じてX線不透過として認識することができる．

　結腸癌症例の場合，50mm大の腫瘍でもapple core signを呈していても，中心に便が通過するため，イレウス（腸閉塞）にならないことがある．

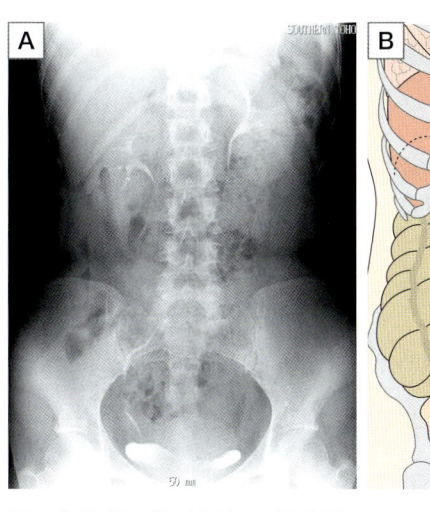

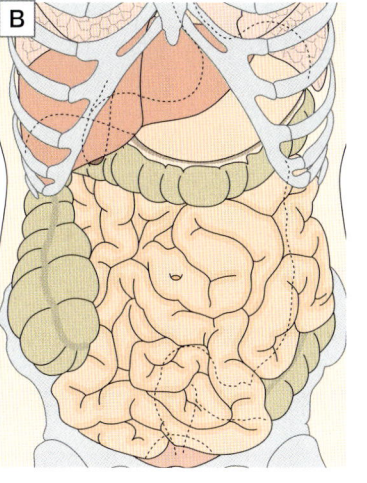

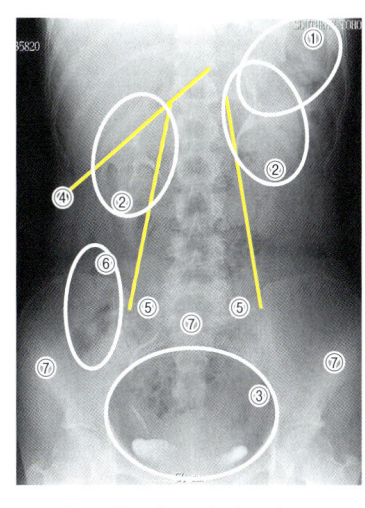

図1● 腹部X線（造影CT撮影後）

図2● X線写真の読影のポイント
①胃泡，②腎臓，③骨盤腔，④肝下縁，⑤腸腰筋，⑥腸管ガス，⑦骨

腹部X線における腫瘍の所見

〈主所見〉1）大きな腫瘤として認識されるX線不透過像

2）腫瘍，実質臓器の腫大

〈副所見〉1）腸管閉塞に伴う口側の腸管過拡張・ガスの停滞・便の停滞

2）便や腸液の貯留によるX線透過度の低下

〔症例1〕腹痛と便秘を主訴に来院した50歳代，男性

　　肝彎曲に50mm大の腫瘍がある結腸癌症例である．上行結腸は著明に拡張し，多量の便が停滞しているため，右腸腰筋が見えにくい（psoas sign，下記memo参照）．横行結腸より肛門側には便は見られない（図3）．腹部造影CT所見（図4），病理所見（図5）と見比べていただくとその病態を理解できるだろう．徒歩で来院したが，腸管破裂のおそれがあり緊急手術となった．fluid filled ileusでかつgasless abdomenの症例（下記memo参照）．腹部X線のみでも診断は可能．

> **memo**
> **psoas sign（腹部X線所見）**
> 腸腰筋が見えにくい時，占拠性病変を疑う．
>
> **fluid filled ileus（腹部X線所見）**
> 腸閉塞の症例で稀に腸管に空気をほとんど含まず，拡張した腸管内に食残や腸液だけしかない症例がある．このような症例では立位の腹部X線でもニボー（鏡面像）を作らない．腸閉塞の診断はニボーを証明することではないことを銘記しておきたい．この拡張した腸管内は食残や便・腸液で満たされているので，全体にX線不透過な白っぽい腹部X線として認識される．このような閉塞を来す疾患として当然癌を鑑別に入れなければならない．
>
> **gasless abdomen（腹部X線所見）**
> 腹部X線では普通，空気と食残や便が見られる．しかし，上記のfluid filled ileusや大きな腫瘤性病変があると空気は偏移や圧排で見えにくくなる．Felson B.は原因疾患を表1のように提案している．

表1● Gasless abdomenを呈する病態

1. 消化管上部の閉塞	2. Blind loop 症候群	3. 腸管麻痺
4. 重症の下痢	5. 腸閉塞（軸捻転，索状物による絞扼，内ヘルニアかんとん）	
6. 急性膵炎	7. 上腸間膜動脈血栓症	8. 肝脾腫※

※Felsonの文献1）（1〜7）に著者が8を追加

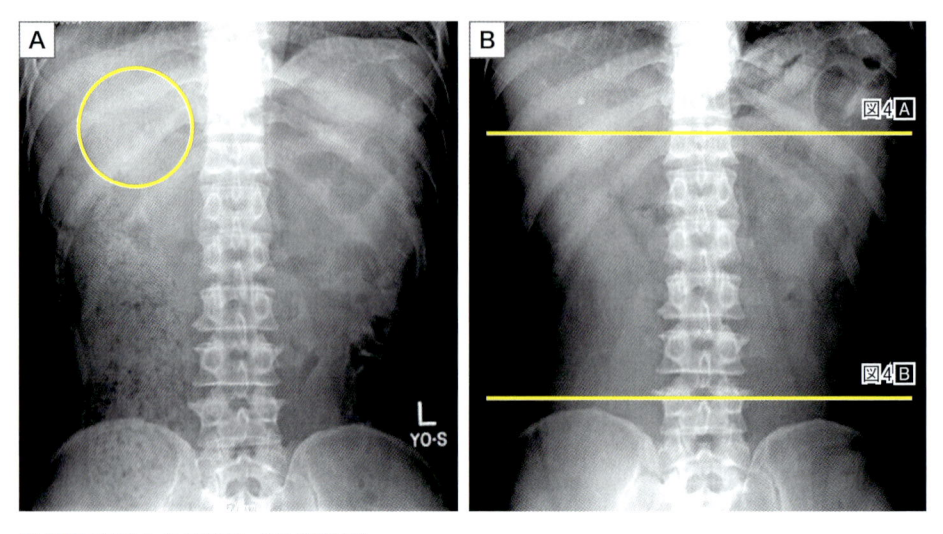

図3 症例1のX線像（50歳男性）
A）初診時：上行結腸には腸管拡張を伴った便の貯留を認める．便の中には小さな含気がみられる．肝彎曲にはX線不透過像を認める（丸印）．その肛門側には便は見られない．肝彎曲に腸管閉塞を来す病変が存在することがわかる．腸管径は50mmを超えており，この時点でも手術適応だ．
B）再診時（2日後）：上行結腸はさらに拡張しているが結腸内の便に含気はなくなっていて，よりX線不透過になり硬化しているのがわかる．gasless abdomen/fluid filled ileusを呈している症例だ．腫瘍の上部の石灰化は胆石である

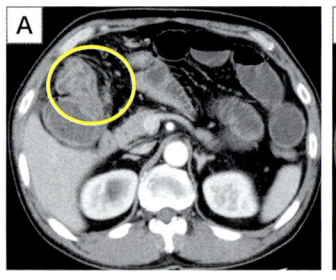

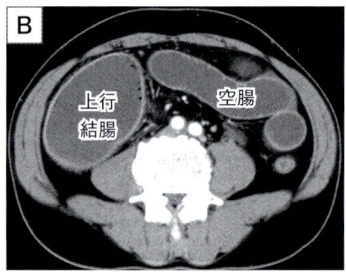

図4 造影CT
A）肝臓の前面は上行結腸でその前方に癌が存在する（丸印）．空腸は拡張しており，わずかに空気が見える．腹部X線でも確認できるように，小腸のガスはここにしか存在しない．
B）上行結腸は10cm程に拡張しており，空気を含まない便が充満している．回腸は拡張しているが空気はまったく存在せず，fluidで満たされている

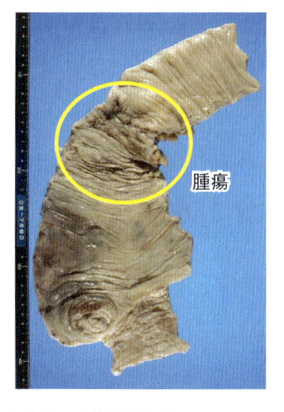

図5 病理所見
診断：結腸癌，肝彎曲
sStage Ⅲa T3N1M0
病理所見はmod. dif. adeno ca
深達度se,INF γ ,ly2,v1

【注意点】

・患者が訴える症状が必ずしもが正しいとは限らない
・問診や触診を加えた，客観的な視点で診察する習慣をつけること
・そのために腹部X線を撮影するべきだ
・結腸には便が存在する．便は通常細かな粒状の含気を認める．便が圧縮されると含気がなくなり，腫瘤と同様にみえることがあることに留意する

〔症例2〕**4ヵ月持続する下痢を主訴に来院した60歳代，女性**

　　　　長径10cmのapple core signを呈した直腸癌症例である．腹部X線では結腸全体に便が停滞して，便秘と診断する（図6）．しかし，4ヵ月持続する下痢という問診を考慮すると，便

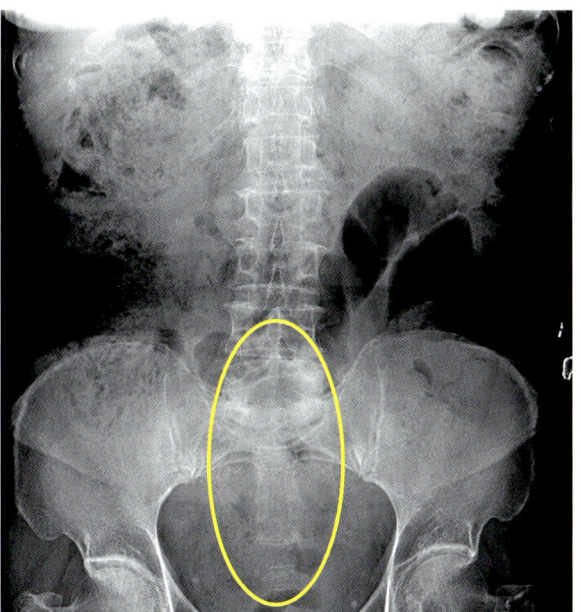

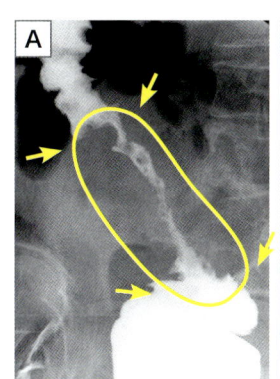

図6 ● 症例2のX線像（60歳代女性）

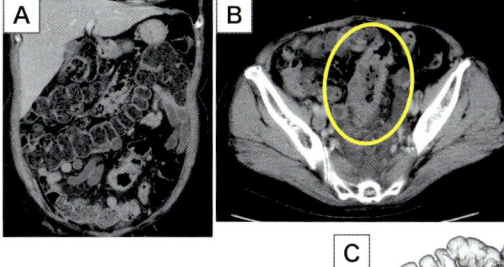

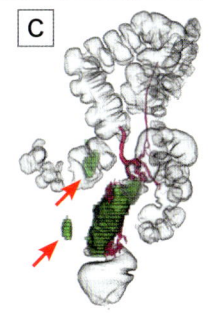

図7 ● 腹部CT
A) coronal像では，横行結腸に便が貯留している．
B) axial像では直腸の壁肥厚が確認できる．
C) 送気後の3D-angiocoronography像では，直腸の腫瘍を緑で色付けしている．近傍のリンパ節も緑に描出されている（矢印）

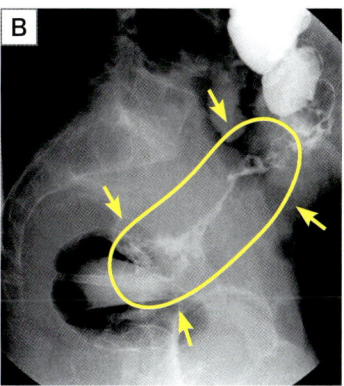

図8 ● 注腸バリウム造影検査
Ra-RSに長径10cm程のapple core signを確認できる

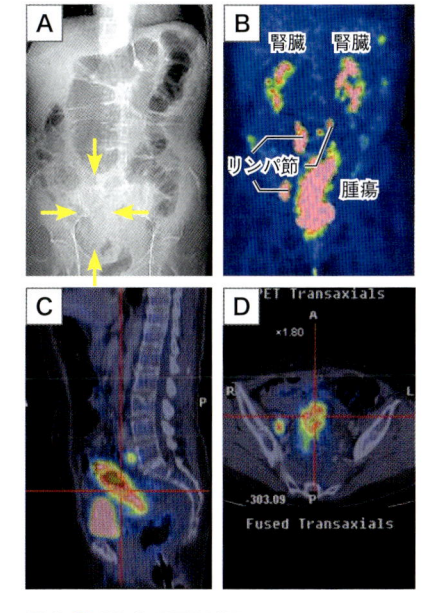

図9 ● FDG-PET/CT
直腸癌にFDGが集積しているのがわかる（SUV＝24.7）．近傍リンパ節にもFDGの取り込みが確認できる

秘の診断とは合致しない．よく診るとS状結腸には空気が見えるが，直腸に便は見えない．ここに腫瘍性病変の存在を疑う．CTでは直腸の壁肥厚，漿膜側の壁不正および周囲の脂肪織のdensity上昇（dirty fat sign，memo参照）と近傍のリンパ節腫脹（転移）を認める（図7）．バリウムでは直腸にapple core signを認める（図8）．FDG-PET/CTでも同様所見を確認できる（図9）．

【注意点】
・下痢だからといって短絡的に下痢止めの薬を処方してはいけない
・必ず，触診を含めた診察した上で，腹部X線を撮影すること
・もちろん便培養検査は必須

付随所見として結腸癌が完全に閉塞した場合，腸閉塞となり口側の腸管が拡張する．腸閉塞の診断は難しくはないが，その原因として癌を鑑別診断の上位に挙げることが大切だ．

> **memo**
> dirty fat sign（CT所見）
> 脂肪織の上昇．炎症だけでなく癌の浸潤seの所見ととれることがある．

〔症例3〕腹痛で来院した80歳代女性

SD junctionに存在する結腸癌症例．腹部X線では下行・横行結腸が空気の貯留で著明に拡張しており，過伸展のためにhaustraが消失している（図10）．空気すら通過しない状態であれば，すでにapple coreを通り越して閉塞しているのが理解できるだろう．

【注意点】
・打診で腸管内のガスの貯留の診断は可能だ
・腹部X線で診断が可能だが，もちろんCT撮影を選択してもよい
・小腸ガスは見えないが，これをfluid filled ileus

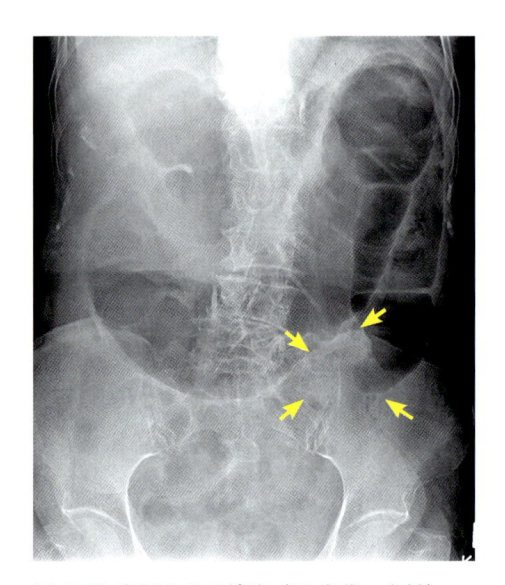

図10 ● 症例3のX線像（80歳代，女性）

〔症例4〕下血で来院した80歳代，女性

1'型盲腸腫瘍の腸重積症例．腹部X線では空気が骨盤腔にしかない（図11A）．回腸の空気である．すなわち上行結腸の閉塞と診断できる．よく見ると上行結腸には便も空気も見えない．それどころか肝の下縁，腎の輪郭も見えない（flank stripe signの消失，memo参照）．右側腹部に大きな占拠性病変を疑わせる．腹部造影CTにて腫瘍の先進部が肝臓の前面の肝彎曲に存在することがわかる（図11B）．肝彎曲にあった腫瘍を逆行性にガストログラフィンにより加圧で盲腸まで整復した（図12A）．大腸内視鏡にて盲腸腫瘍を確認した（図12B）．FDG-PET/CT撮影時には腫瘍はまた重積を起こしており，腫瘍先進部は腎前面に存在する（図13B）．この後再度経肛門的に造影剤を注入し逆行性に整復し，手術を施行した．切除標本では盲腸に腫瘍が存在しているのがわかる（図13C）．

【注意点】
・異常所見を察知して，速やかにCT検査を施行する
・空気の偏移（回腸にしかガスがない）
・あるはずの上行結腸の形（便とガス）が見えない
・肝下縁，腎，腸腰筋の線が見えない（psoas sign）
・本症例に超音波検査を施行すれば，target sign（memo参照）を認識できるだろう

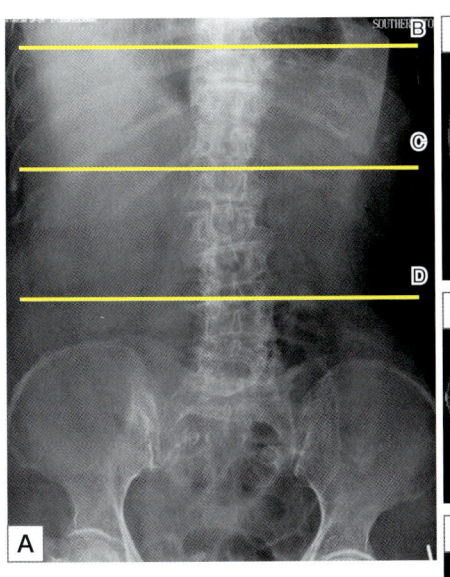

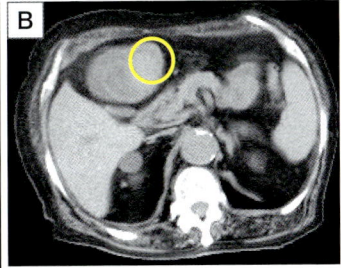

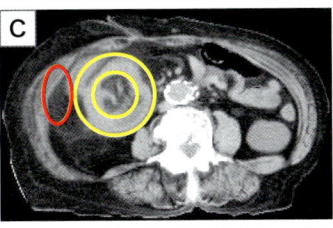

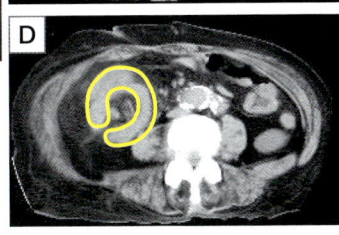

図11 ● 症例4のX線と造影CT像（80歳代，女性）

B）肝前面に円形の腫瘤性病変を認め，その中に右半分ほどを占める造影される腫瘤が見える．C）管腔の中心が低吸収になっているtarget signと呼んでよいだろう．flank stripe signの消失（赤丸）．D）リングの一部が解放している．連続性からすると低吸収のものは脂肪と判断できる．本症例は盲腸にできた1'型腫瘤が先進部となって肝彎曲部まで腸重積を起こした状態である

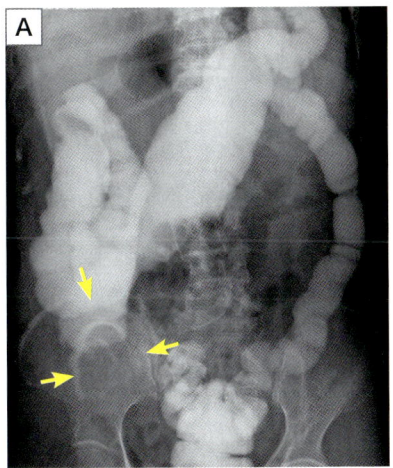

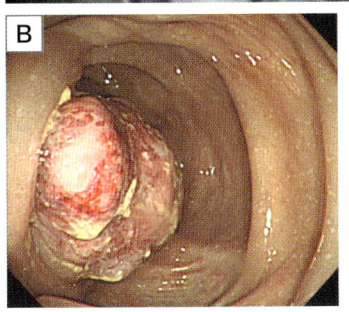

図12 ● 注腸（ガストログラフィン）（A），大腸内視鏡検査（B）

A）ガストログラフィンによる注腸写真である．肝彎曲にあった腫瘤を加圧で盲腸まで押し込み整復した．B）大腸内視鏡にて確認した盲腸腫瘤

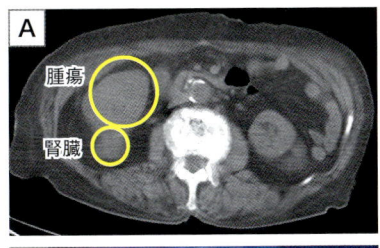

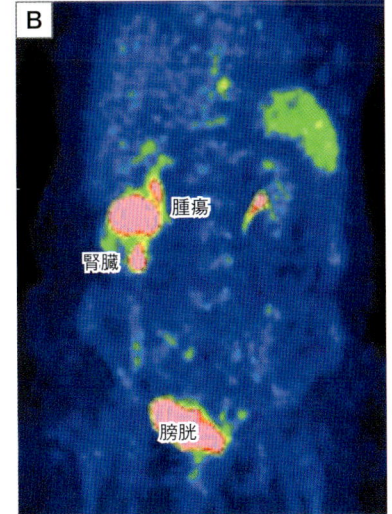

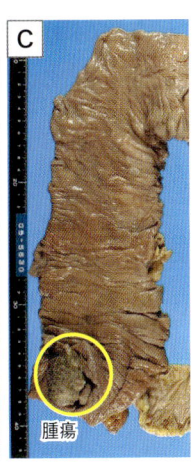

図13 ● 各種画像による腫瘍の抽出像

A）単純CT：PET撮影時の単純CTでみると腎臓の前面に巨大腫瘤が見える．これを超音波で確認すれば，pseudo kidney sign（memo参照）として描出されるはずだ．B）FDG-PET：その腫瘤部分はSUV＝31.7の異常集積を認める．C）切除標本：盲腸に腫瘍が存在している

2 画像検査法 1 X線検査

> **memo**
> **target sign(超音波所見)**
> 重複した腸管がリング状に層構造を呈して認識できる．通常超音波検査の所見として解説されるが，CTでも認識可能である．
> **pseudo kidney sign(超音波検査所見)**
> 超音波検査にて腎臓の近傍に充実性臓器を認めることがある．これが上行結腸の腫瘍を診ていることがあり，精査が必要になる所見である．
> **flank stripe sign**
> 側腹部の腹横筋膜と壁側腹膜との間に存在する腹膜外脂肪層につけられた名称．ここに腹水が貯留すると結腸は内側に偏位し，旁結腸溝の幅が広くなる．症例4では上行結腸が拡張してこのスペースが消失している．

〔症例5〕ドック受診，80歳代，男性

　　　胃癌（Borrman Ⅳ）症例．腹部X線では腹部全体に空気が貯留していることがわかる（図14A）．あとで示すが腸閉塞も合併している．注目したいのは胃の形の異常である．普通胃内の空気は臥位では前方に位置する体部から前庭部に溜まる．穹隆部は背側に位置するために臥位では空気が溜まることはあまりない．しかし，本症例では穹隆部の方に空気の貯留を認め，体部・胃角部には空気はない．体上部小彎側は円形の腫瘤に圧排されているようにも見える．このような理論的に不都合な所見は異常である．腹部CTでは胃壁がかなり厚くなっており癌の存在を疑わせる（図14B，C）．胃内視鏡では穹隆部の一部と幽門前部を除き腫瘍で占められていた（図15）．病理学的にはadenocarcinoma/signet-porと診断された．

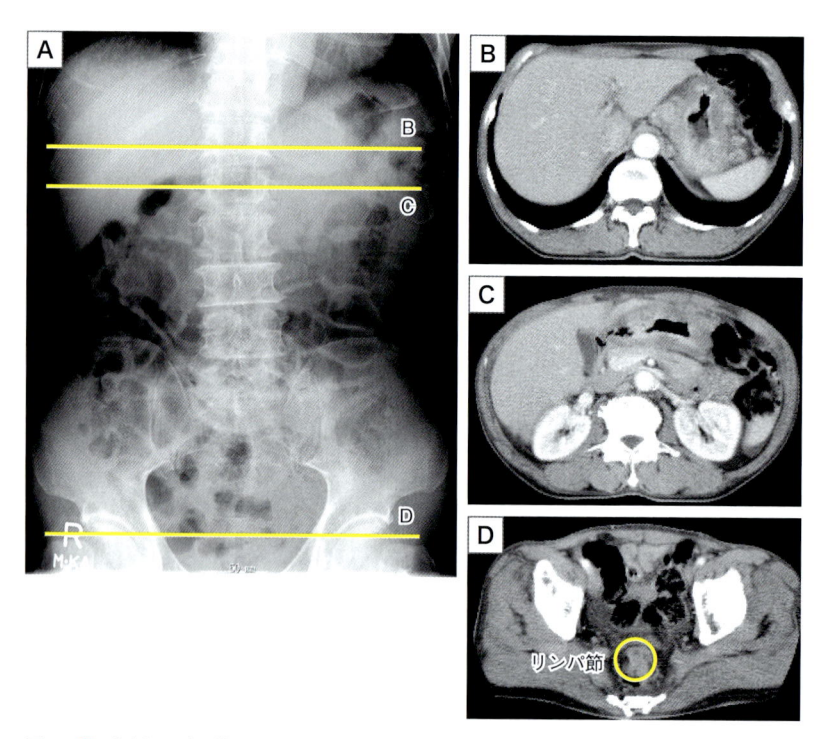

図14● 症例5（X線と腹部CT検査）
A) 臥位で撮影しているが，穹隆部に空気の貯留が目立つ．体部，胃角部，前庭部に空気が見えないのはここが閉塞していることを疑う．小腸全体にガスが貯留し，腸閉塞を疑う．
B) C) 胃壁が全周性に厚くなっており，小彎側はリンパ節と一塊となってる．肝・膵・腹壁とのfat planeが消失しており，漿膜外浸潤(si/se)を疑わせる所見である．D) 骨盤腔では直腸前方に腫瘤を認める．この腫瘤により直腸狭窄を来し，腸閉塞となっている

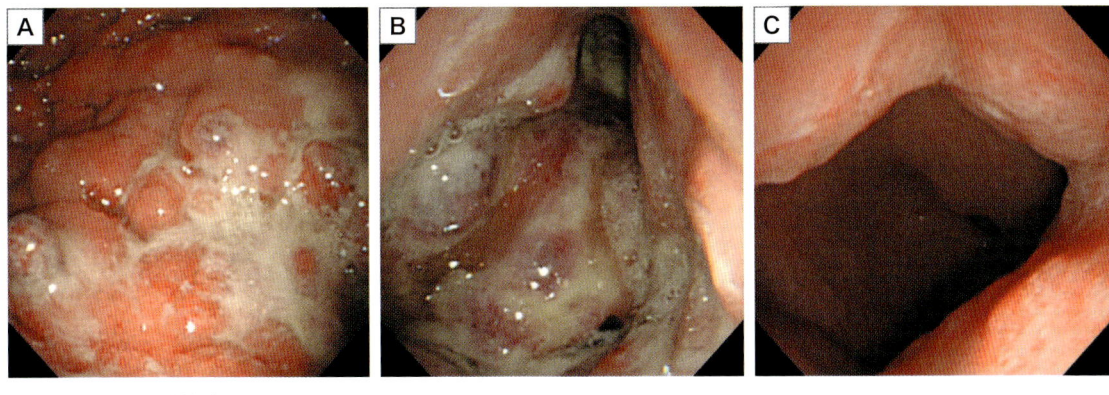

図15 ● 胃内視鏡検査　A）体上部後壁，B）胃体部，C）前庭部幽門前部（中心部が幽門輪）

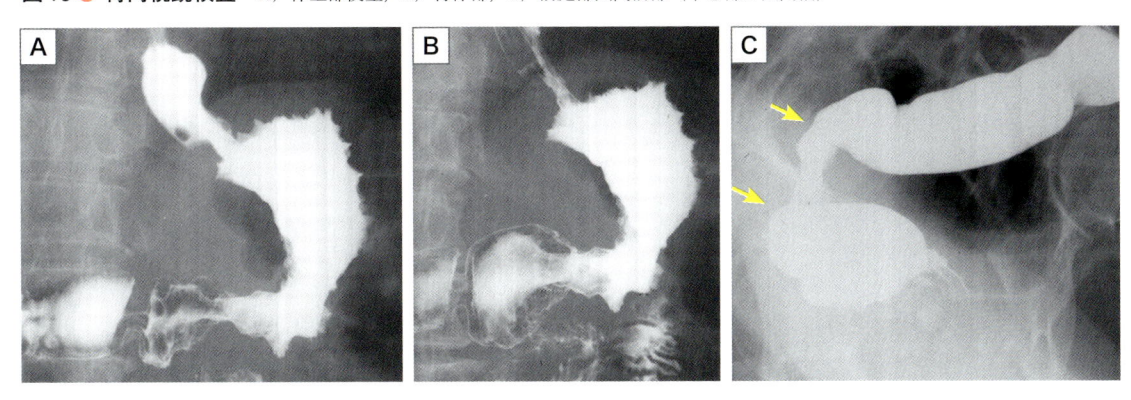

図16 ● 胃バリウム検査　A）バリウム充満像，B）送気時，C）直腸狭窄

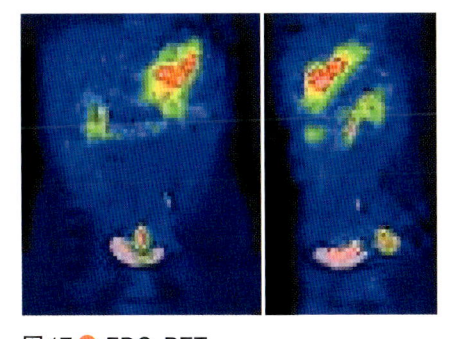

図17 ● FDG-PET
胃腫瘍と直腸漿膜側（腹膜翻転部）の転移性腫瘍にFDGの取り込みを認める

胃バリウム検査では送気をしても拡張障害がある（図16A，B）．CTで漿膜側に見られた腫瘤（図14D）は注腸バリウム検査では直腸狭窄を呈しており（図16C），癌性腹膜炎である．FDG-PET/CTでも胃癌と直腸漿膜側（腹膜翻転部）の転移性腫瘍にFDGの取り込みがある（図17）．

【注意点】
・胃癌を腹部X線で診断する必要はない
・しかし，腹部X線で胃の形の異常や病態のアウトラインを評価できることを理解していただければ，他の症例で参考になるかもしれない

　消化器疾患の初期診療（プライマリケア）は内科の基本である問診，触診，打診である．それに加えて，採血，検尿，腹部X線，超音波検査を行うようにしてほしい．内視鏡やCTはそのあとに適応を判断する．

　Walk inできるような症例でも，時に腹部X線に写るような大きな腫瘍を持つ症例がある．必要最小限の医療資源を駆使して過不足のない診断することに傾注してほしい．

文　献

1) Felson, B : Gasless abdomen;Letters from the editor.Semin Roentgenol 3 : 215-216,1968

基本編　消化管癌の画像検査に必要な知識

2. 消化管癌の画像検査法
1）X線検査
b. バリウム検査

入口陽介

Point

① 近年，X線検査は，内視鏡検査と同様にデジタル化され，FPD（flat panel detector）へと進化し，造影剤も描出能が高い高濃度・低粘性バリウムの改良が重ねられた結果，極めて良好な画像が得られるようになり，粘膜パターンの描出が容易になった

② X線検査の精度は，画像と読影の精度から成り，画像の精度を構成する要素は，撮影機器類の管理（ハード面），撮影法（ソフト面）が重要である

③ 撮影法は，病変の拾い上げを目的としたルーチン検査と治療法選択のための精密検査がある．ルーチン検査は，1人あたりの撮影時間や撮影枚数に制限がある間接撮影法（対策型検診）と制限が少ない直接撮影法（任意型検診）とに大別される

④ ルーチン検査には，画像の精度を保つための基準撮影法として，2005年に日本消化器がん検診学会から"新・胃X線撮影法ガイドライン"[1]，が，さらに2009年には，NPO日本消化器がん検診精度管理評価機構から"新しい基準撮影法マニュアル"[2]が刊行されており，一部抜粋して説明する（本撮影法における撮影技術や読影の講習会も行われている）

⑤ 胃がん検診における受診者の負担と不利益によると，X線被曝は，間接撮影：男0.6mSv，女0.6mSv，直接撮影：男4.6mSv，女3.7mSvであり，誤嚥は0.08～0.17%，排便遅延：4～11%

⑥ 注腸X線検査は，前処置として緩下剤を多く用いるブラウン変法が行われてきたが，残便や腸液の残存と蠕動の早期出現によって，描出能だけでなく読影能も低下していた．2009年，新しい注腸前処置法（PEG + mosapride）が保険適応となり，100～110%の高濃度バリウムで撮影すれば，これらの欠点を克服でき，極めて良好な描出が得られ，注腸検査も精密検査として再認識されている

検査の目的と適応

検査の目的と適応を以下に示す．

・ルーチン検査
・病変の拾い上げ，特に救命可能な病変
　　　食道：早期～表在癌
　　　胃　：早期胃癌（腫瘍径：3cm以下）
　　　大腸：腫瘍径1cm以上
・対策型検診：対象集団の死亡率減少を目的に行う検診
・任意型検診：受診者個人の死亡率減少を目的に行う検診

検査の方法とポイント

読影力が高くても，撮影されたX線写真に，病変が写っていなければ拾い上げることが不可能であり，良好な画像を得ることが見逃しのない検査において重要である．また異常がな

い場合は，明らかに異常なしと読影できる写真があれば，無駄な精密検査が少なくなり，発見効率が高い精度の高いX線検査を行うことができる（画像精度の重要性）．

❖ 上部消化管ルーチン検査法

　精度が高く，効率的な撮影法として，2009年にNPO日本消化器がん検診精度管理評価機構から"新しい基準撮影法マニュアル"[1)3)]が提唱されている．一部引用して説明するが，NPOでは本撮影法の技術講習会や読影講習会を行っており，十分な理解を得るためには実際に参加されることを推奨する．基準撮影法は，1と2の2種類に分けられている（表1，2）．基準撮影法1は，胃部二重造影8体位8曝射で構成され，対策型検診（おもに車検診や施設内で行われる住民検診・職域検診）に用いられ，1時間あたり15人程度（1受診者あたり約4分）の撮影を目安としている．基準撮影法2は，食道部1体位2曝射，胃部二重造影10体位10曝射，胃部圧迫撮影4部位4曝射から構成され，任意型検診（おもに人間ドックや個別検診）に用いられ，1時間あたり5〜6人程度（1受診者あたり約10分）の撮影が目安である．特に，食道撮影が含まれる基準撮影法2について，撮影の手順・方法を引用し説明する（表3）．撮影終了後，バリウムの排泄遅延を生じないように緩下剤を服用させる．

表1 ● 基準撮影法の内容と検診種類

	食道撮影	胃部撮影		総曝射数	検診種類
	二重造影法	二重造影法	立位圧迫法		
基準撮影法1	なし	8	なし	8	対策型検診
基準撮影法2	2	10	4	16	任意型検診

文献1より引用

表2 ● 撮影法の名称と撮影体位

撮影法	基準撮影法1	基準撮影法2	標的部位
食道部二重造影法		（1）立位第1斜位（上部） （2）立位第1斜位（下部）	
胃部二重造影法	1 背臥位正面位 2 背臥位第1斜位 3 背臥位第2斜位	1（3）背臥位正面位 2（4）背臥位第1斜位 3（5）背臥位第2斜位	後壁
	4 腹臥位正面位（下部前壁　頭低位） 5 腹臥位第1斜位（上部前壁　半臥位）	4（6）腹臥位正面位（下部前壁　頭低位） 5（7）腹臥位第2斜位（下部前壁　頭低位） 6（8）腹臥位第1斜位（上部前壁　半臥位）	前壁
	6 右側臥位（上部） 7 背臥位第2斜位（ふりわけ） 8 立位第1斜位（上部）	7（9）右側臥位（上部） 8（10）半臥位第2斜位（上部） 9（11）背臥位第2斜位（ふりわけ） 10（12）立位第1斜位（上部）	上部
胃部圧迫法		（13）　　　体部 （14）立　角部 （15）位　前庭部 （16）　　　幽門部	

文献1より引用

表3 ● 基準撮影法2の手技と要点

	撮影体位		標的部位		手技の要点
	立位第1斜位	（1）	食道上部		食道が椎骨と重ならない程度の第1斜位で，バリウム全量を飲用させながら食道および噴門部の透視観察を行う．食道が適度に伸展し，胃入口部が開口期になるタイミングを狙い撮影する．撮影後，バリウムが十二指腸へ過度に流出しないように第1斜位または左側臥位で透視台を倒す
		（2）	食道下部 胃噴門部		
1	背臥位正面位	（3）	体部〜幽門部 後壁		本撮影前に，水平位で背臥位から右側臥位方向へ3回転の体位変換を行い，被写体の正面位で撮影する．広い領域を描出するには，透視台をやや頭低位にして撮影するとよい．幽門前庭部に多量のバリウムが残らないように注意する．胃全体のバランス（辺縁），溜まり，はじき，ひだの走行などを透視観察する
2	背臥位第1斜位	（4）	体部（大彎寄り）〜幽門部（小彎寄り） 後壁		水平位で背臥位から右側臥位方向へ1回転の体位変換ないしは右左交互変換を行い，前庭部と十二指腸が重ならない角度（30〜40°）を目安として撮影する．幽門前庭部に余分なバリウムが残らないよう，腹式呼吸によって伸展した状態を撮影する
3	背臥位第2斜位	（5）	体部（小彎寄り）〜幽門部（大彎寄り） 後壁		水平位で背臥位から右側臥位方向へ1回転の体位変換ないしは右左交互変換を行い，前庭部と十二指腸が重ならない角度（30〜40°）を目安として撮影する．頭低位にする際は，落下事故に注意する

	撮影体位		標的部位			手技の要点
4	腹臥位正面位 下部前壁：頭低位	（6）	体中部〜幽門部 前壁			背臥位から右側臥位方向へ半回転し，腹臥位とする．透視台を45°程度起こし圧迫フトンを心窩部に敷く．落下事故防止のために受診者の顔を右に向かせ肩当てをおろし，左頬と両肩を透視台から離さず，手摺りをしっかりと握るよう指示する．透視台を逆傾斜させ，速やかに撮影する．逆傾斜の初期に，わずかな第2斜位にすると，幽門前庭部にバリウムが残りにくい
5	腹臥位第2斜位 下部前壁：頭低位	（7）	体中部（大彎寄り）〜幽門部（小彎寄り）前壁			水平位に戻し，第2斜位（20〜30°）とし，再度逆傾斜させて撮影する．斜位が強すぎると，圧迫用フトンが腹壁から外れ，あるいは胃下部の偏位やねじれが生じ，効果がなくなる
6	腹臥位第1斜位 上部前壁：半臥位	（8）	噴門部小彎〜胃上部 前壁			水平位で腹臥位から左側臥位方向へ1回転後に腹臥位第1斜位とし，30°までの半臥位で撮影する．胃入口部が内側に入り後壁側が現れる程度の軽い第1斜位（20〜30°）を目安とする
7	右側臥位 （胃上部）	（9）	噴門部小彎を中心とする 前後壁			水平位で腹臥位から左側臥位方向（右回転）で背臥位とし，すぐに右側臥位（右真横90°）にして撮影する．透視観察では，胃入口部が胃上部の中央に位置する体位，ないしは体部後壁の辺縁線と十二指腸球部が接する位置を目安とする．軽く息を吐かせると伸展のよい像が撮影できる

	撮影体位		標的部位		手技の要点
8	半臥位第2斜位（胃上部）	(10)	噴門部〜体上部 後壁		撮影前に背臥位から左側臥位，左側臥位から右回りで右側臥位の体位変換を行う（左右交互変換）．次に透視台を30°までの半臥位とし，ゆっくりと第2斜位に戻して撮影する．透視台の角度と体位変換のスピードにより，バリウムの流れる部位が変化する
9	背臥位第2斜位（ふりわけ）	(11)	体上部を中心とする 後壁（小彎寄り）		水平位で背臥位から左側臥位，左側臥位から背臥位，背臥位から右側臥位の体位変換を行う（左右交互変換）．最後に背臥位から第2斜位（およそ20°）にして撮影する
10	立位第1斜位（胃上部）	(12)	胃上部大彎を中心とする 前後壁		水平位で背臥位に戻し，左側臥位にする．透視台を立て，十二指腸球部が胃体部と重ならない角度の第1斜位（およそ45°）で撮影する．透視台を立て，大彎後壁寄りを流れるバリウムを透視下に観察する
11	立位	(13) (14) (15) (16)	体部 角部 前庭部 幽門部		ゲップを出し体の力を抜くよう伝え，椎骨と胃を挟むように圧迫する．痛みを伴うような無理な圧迫をしない 胃部二重造影で盲点となりやすい部位を圧迫撮影するのもよい

まず，撮影技術の第1段階は，前述の基準撮影法の特徴を理解し撮影できるようになること．第2段階は，撮影中，透視観察で異常に気づいた場合には，再度，同部位にバリウムを流したり，圧迫可能な部位であれば圧迫撮影も追加し，異常の有無を確認して撮影することであり，これが病変の確実な拾い上げや異常所見がないことを確実に診断する上において重要である（内視鏡検査で異常を認めた場合に色素撒布することと同様）．第3段階は，基準撮影法だけでは描出不良となりやすい変形胃や腸管との重なりなどを考慮し，撮影法や撮影体位を工夫できるようになることである．

撮影者が，撮影中に病変を発見できるようになることが大切であり，そのためには，癌についての知見を深め読影力を身に付けることである[4]．

❖ 注腸X線検査法

- 2009年に保険適応となった新しい注腸前処置法を推奨する[5]
- 前処置法：検査前日：検査食，検査当日：PEG＋mosapride法（表4）
- 使用バリウム：110％（粉末＋ゾル），350～400 mL以上
- 撮影方法：腸管に付着した粘液の除去とバリウムの付着むらをなくし均一に付着させるために，バリウムをまとめて移動させる
- 直腸～S状結腸，下行結腸，上行結腸，横行結腸，盲腸の順に撮影する（図1）
- 陥凹型病変も，透亮像として描出されるため，**撮影中にバリウムのはじき（透亮像）を認めた場合は，モニターを拡大してバリウム斑の有無をチェックする**．バリウム斑があれば，陥凹型病変の可能性があり，専門施設での内視鏡検査による精密検査が必要である

表4 ● 注腸X線検査（PEG＋mosapride法）

前　日	検査食
検査当日	午前6時：　PEG（ニフレック®）2 L飲用開始＋mosapride 4錠服用
	午前8時：　飲用終了時　mosapride 4錠服用
	午前11時：注腸X線検査開始
	＊ニフレック®飲用開始から5時間あけて撮影

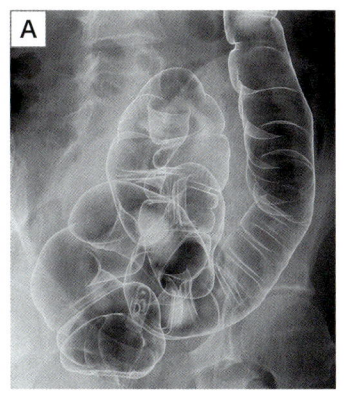

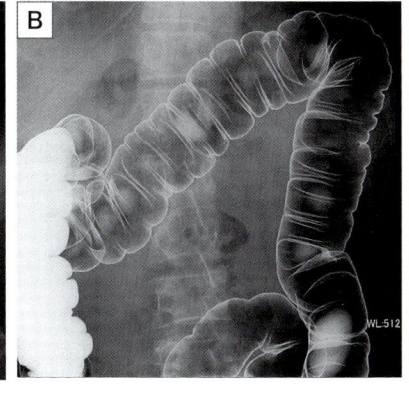

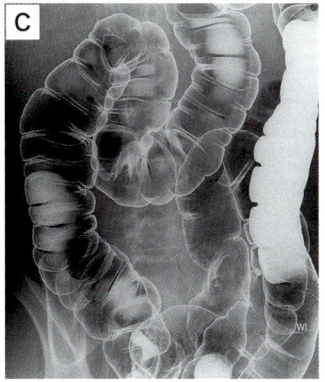

図1 ● ルーチン注腸X線造影検査（DR），部位別撮影順序と体位
A：1～2，B：2，3，6，C：6，5，4，7（赤字は次ページに対応）

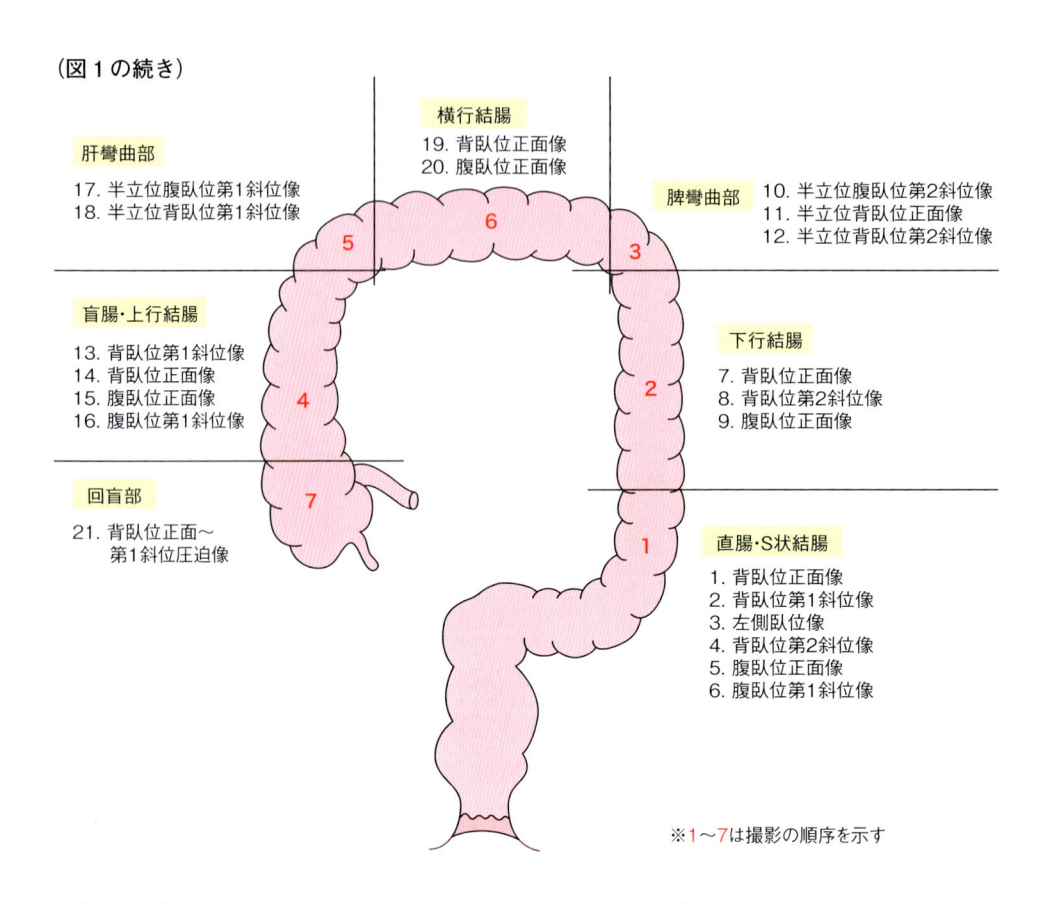

（図1の続き）

横行結腸
19. 背臥位正面像
20. 腹臥位正面像

肝彎曲部
17. 半立位腹臥位第1斜位像
18. 半立位背臥位第1斜位像

脾彎曲部
10. 半立位腹臥位第2斜位像
11. 半立位背臥位正面像
12. 半立位背臥位第2斜位像

盲腸・上行結腸
13. 背臥位第1斜位像
14. 背臥位正面像
15. 腹臥位正面像
16. 腹臥位第1斜位像

下行結腸
7. 背臥位正面像
8. 背臥位第2斜位像
9. 腹臥位正面像

回盲部
21. 背臥位正面〜
　　第1斜位圧迫像

直腸・S状結腸
1. 背臥位正面像
2. 背臥位第1斜位像
3. 左側臥位像
4. 背臥位第2斜位像
5. 腹臥位正面像
6. 腹臥位第1斜位像

※1〜7は撮影の順序を示す

読影・画像診断の方法，注意点

❖ 上部消化管X線，注腸X線検査ともに共通事項

- 撮影された写真の状態を見て，どの程度まで細かく読影可能か判断する．バリウムの付着むらや付着不良のある写真で，細かい所見を拾い上げ，診断しようとすると間違ってしまうからである[6]
- 読影は，全体的な所見から局所的な所見の順で読影する
  ① 位置，形・バランス
  ② **辺縁像**：辺縁像は，内腔面が接線像として現れたものであり，撮影体位を変えることで辺縁像として現れる部位が変わる．異常が認められた場合は，蠕動や壁外からの圧排でなければ，管腔内の病変と考え，内側の粘膜所見を読み，同部位が二重造影として描出されている撮影体位でも読影する．辺縁の異常所見は，陰影欠損，ニッシェ，伸展不良，不整，直線化，複線化（図2A）などがある
  ③ **粘膜像**：粘膜ひだの異常は，大きさ，形，走行，やせ，太まりなど．
  粘膜面の異常は，隆起はバリウムのはじき（透亮像），陥凹はバリウムの溜まり（バリウム斑，ニッシェ）として現れる．隆起病変は，大きさ，隆起の立ち上がり状態，隆起の輪郭，表面の性状（形態）について読影し診断する（図2B）．陥凹病変は，部位，背景粘膜，ひだ集中の有無（図3A），大きさ，陥凹境界，陥凹形態，辺縁隆起などについて読影し診断する（図3B）

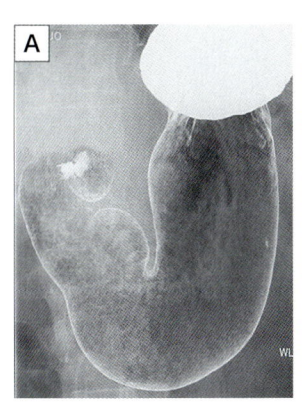

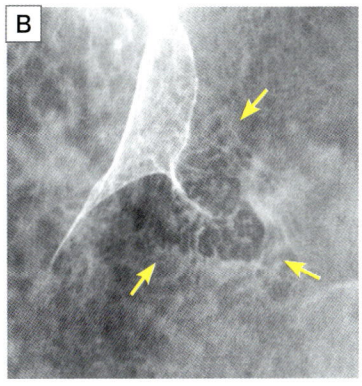

図2● 症例1（病変の辺縁像→正面像）

A）背臥位胃角正面像：胃角複線化と胃角内部の粘膜不整，B）背臥位第2斜位像：胃角小彎に溝状バリウム斑を伴う隆起性病変

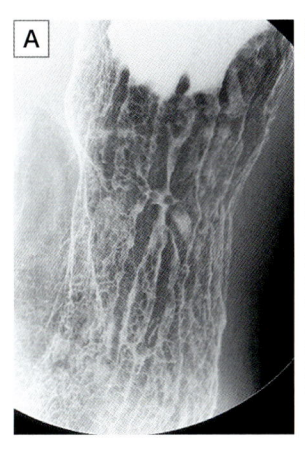

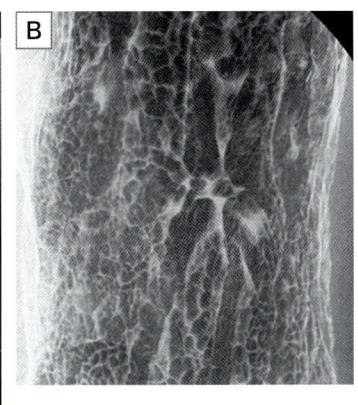

図3● 症例2（ひだの走行異常，中断→陥凹性病変）

A）背臥位第1斜位像：胃体中部大彎側にひだの集中・中断を認める，B）同部位に，顆粒状の透亮像とひだの蚕食像を伴う不整形のバリウム斑を認める

❖ 上部消化管X線検査

① **食道**：辺縁像と粘膜像，辺縁像では，線の太さの相違にも注意を払う．周囲臓器との関係や生理的狭窄部があり，食道胃入口部まで連続的に読影する．浅い陥凹性病変は，微細な点状，線状の陰影斑として認められる．

② **胃**：粘膜面の模様は，萎縮性胃炎の程度によって異なる．萎縮が少ないほど，胃小区間の網状陰影の線の幅は細く規則的である．萎縮が高度になると，胃小区間の網状陰影の幅は広くなり，顆粒が微細あるいは消失しスリガラス状になる．幽門部では腸上皮化生を伴い粗大顆粒状を呈する．描出能の高いX線像では，粘膜模様の相違から病変の存在診断や範囲診断を行うが，さらに凹凸の少ない病変は，健常粘膜と病変部のバリウム付着の相違によって範囲診断を行うことがある．

③ **十二指腸**：球部は潰瘍の好発部位で，変形は潰瘍瘢痕の存在を考える．下行部は憩室の好発部位であり，乳頭部の性状を読影する．検診のX線像では，蠕動が強く，粘膜所見での診断が難しいため，精密検査はゾンデを使用して撮影することが多い．

❖ 注腸X線検査

　腸管の重なりに注意して，辺縁像，粘膜像，粘膜ひだの所見を読影する．腸の走行，憩室などの形態変化，ひだの深さ・頻度などから腸管の収縮状態を観察することができ，病変があれば正確な位置を診断できる．ひだ上の病変は，接線方向の撮影になるため，読影においては注意を要する[7]．

> **memo**
> **精度の高いX線を得る**
> X線検査に興味をもつ若手医師が少ないなか，X線検査は，撮影機器やバリウムの改良によって，以前にも増して容易に，精度の高い美しい画像が得られるようになってきている．精密検査は，撮影を始める前に，胃粘液の除去・処理を行い，変形胃については，圧迫フトン，バリウム，空気などによって，胃の形を整えることが大切である．情報量の多い画像が得られれば，切除標本と1対1の対比ができ，診断能の向上が得られる．またX線像と内視鏡像を比較することによって，内視鏡検査の長所や短所についての理解が，より深くなる．

文　献

1) 『胃がんX線検診　新しい基準撮影法マニュアル』NPO日本消化器がん検診精度管理評価機構，2009
2) 『新・胃X線撮影法（間接・直接）ガイドライン』日本消化器集団検診学会，胃X線撮影法標準化委員会，2005
3) 細井董三：胃がん検診の新たな精度管理体制の構築．日本消化器がん検診学会雑誌，46：160-165，2008
4) 木村俊雄，吉田諭史，馬場保昌：胃がん検診における直接X線検査の基準化．日本消化器がん検診学会雑誌，46：177-188，2008
5) 杉野吉則，日比紀文，光島　徹，他：AS-4370を併用したMGV-5による注腸X線造影検査前処置法の検討．日本大腸検査学会雑誌，25：99-114，2008
6) 馬場保昌，吉田諭史：組織特性からみた早期胃癌のX線診断．日本消化器がん検診学会雑誌，46：166-176，2008
7) 入口陽介，細井董三，益満　博，他：注腸X線学的にみた表面型大腸腫瘍の検討．日本大腸検査学会雑誌，18：72-75，2001

2. 消化管癌の画像検査法
2）内視鏡検査
a．通常内視鏡検査：上部消化管

上堂文也

Point

1. 問診，理学所見，検査所見によって内視鏡検査の適応（高危険群）を適切に絞り込むことは重要である．また，高危険因子の有無によって好発疾患や好発部位を推測し効率的な検査を行う
2. 通常内視鏡観察はすべての内視鏡観察法の基本であり，病変の拾い上げの第一ステップである．高危険群に対する病変の発見や，精密な形態評価には画像強調観察を加える
3. 見落としを減らすには決まった手順で観察し画像を記録することが重要である

検査の目的と適応

❖ 目的

- 上部消化管の癌の存在が疑われる症例（癌の警鐘となる徴候・理学所見，他の検査での異常所見，癌発生の高危険群など）において，癌を診断または除外すること

❖ 適応

- 上部消化管に異常が疑われ，検査に対する同意が得られた症例はすべてが適応となる
- 問診，理学所見，他の検査所見によって内視鏡検査の適応となる症例を適切に絞り込むことが重要である．内視鏡検査は基本的に侵襲的なものであるため，被検者にとっても検者にとっても検査の負担は小さくない．有病率（検査前確率：pre-test probability）の低い集団に対して検査を行っても，疾患自体が少ないため検査異常のうちで真の疾患の占める割合（陽性適中率）は低くなる．検査対象の有病率を高めることで検査の正診率は高まり，診断がより効率的になることを知る必要がある
- 通常，消化管の表在・早期癌はそれ自体では症状がないことが多い．また，進行癌の症状も疼痛，嘔吐などの激しいものよりも，早期満腹感，摂食困難，易疲労感，体重減少など非特異的な症状であることが多い

検査方法とポイント

❖ 検査方法

1）説明と同意の取得

予想されうる病状，内視鏡検査の必要性（期待される利益），方法，偶発症を説明し，文書

による同意を得る．説明は自施設または文献やガイドラインに記載されている具体的な成績（数字）を提示しながら行うことが望ましい．また，内視鏡検査は基本的に苦しいことを認識し，必要性や実際の検査法を事前に十分に説明することは，患者の不安を軽減し検査の協力を得る上でも重要である．

2）検査前情報の把握と検査目的の確認

- 臨床検査値や他の画像所見などの臨床情報を把握し，検査の目的を確認する．特に以前の内視鏡画像がある場合はそれを見ておく必要がある．検査の目的はスクリーニング検査（存在診断）と，精密検査（質的診断）に大別される．それらは必ずしも厳密に区別できないが，主にどちらを目的とし，結果的に目的を満たしていたかどうか，検査中・終了後に確認するとよい
- **通常内視鏡観察はすべての内視鏡観察法の基本であり，通常検査時における異常所見の拾い上げ（存在診断）の第一ステップである**．しかし，高危険群に対する病変の拾い上げや，精密な形態評価（癌・非癌の鑑別，範囲診断など）には限界があるため画像強調観察法を加える

3）感染症の検査と予防

被検者の感染症の有無をあらかじめ確認し，内視鏡や処置具，体液・血液を介した患者間・患者から医療従事者への感染の予防に留意する．感染に対する標準的な予防措置（使い捨て器具の使用，機器の消毒，予防具の着用，手洗いなど）の規準を設け，徹底することが重要である．

4）前処置

- 10倍希釈ガスコン溶液（ガスコン®ドロップ50 mLを水道水450 mLに溶解して調製）を100 mL服用させる．確実な粘液除去のためにはプロナーゼ2万単位，重曹1 gを10倍希釈ガスコン溶液100 mLに溶解し服用させる．粘液除去は見落としを減らし粘膜性状を正確に診断する上で重要である．特に色素内視鏡を行う際には必須である
- 鎮痙薬として臭化ブチルスコポラミン（ブスコパン®）1Aを筋注する．心疾患，緑内障例にはグルカゴン・ノボ1Aを筋注する
- 局所麻酔のためキシロカイン®ビスカス5 mLを咽頭部に2分間貯める
- 必要に応じてモニタリング下に抗不安薬〔ジアゼパム（セルシン®）5 mg静注やミダゾラム（ドルミカム®）1〜2 mg静注など〕を投与する

5）機種の選択

- 前方直視鏡によるパンエンドスコピーが第一選択となる．胃において，すでに病変の存在が判明している場合に精密検査として側視鏡や前方斜視鏡を用いると，胃角小彎や体下部小彎・後壁，噴門部小彎などの病変を正面視し精査することができる．逆に前方直視鏡では同部位の病変を観察することが困難であるため，病変の発見と評価には注意を要する．精密検査には高解像度の電子内視鏡が望ましい
- 下咽頭，食道入口部，食道胃接合部，十二指腸球部・下行部など，管腔が狭かったり，接線方向となりやすい部位ではアタッチメントや透明フードの装着が観察に有効である

❖ 検査のポイント

- 患者の安静，適度な空気量，レンズの曇りや水滴の除去，粘液や泡の除去，光源の明るさ（測光モード），画角（アングル操作，軸）など，よい視野を得るため細心の注意を払う．すべての操作は愛護的に行う．患者の苦痛は粗野なスコープ操作や過量な空気が原因のことが多い．鎮静下でも患者は苦痛を感じると体動が激しくなり，安定した観察ができず，見落としや誤診のもととなる
- 前方直視鏡による検査の手順を図1に示す．当科では挿入時より咽喉頭部，食道（上部・

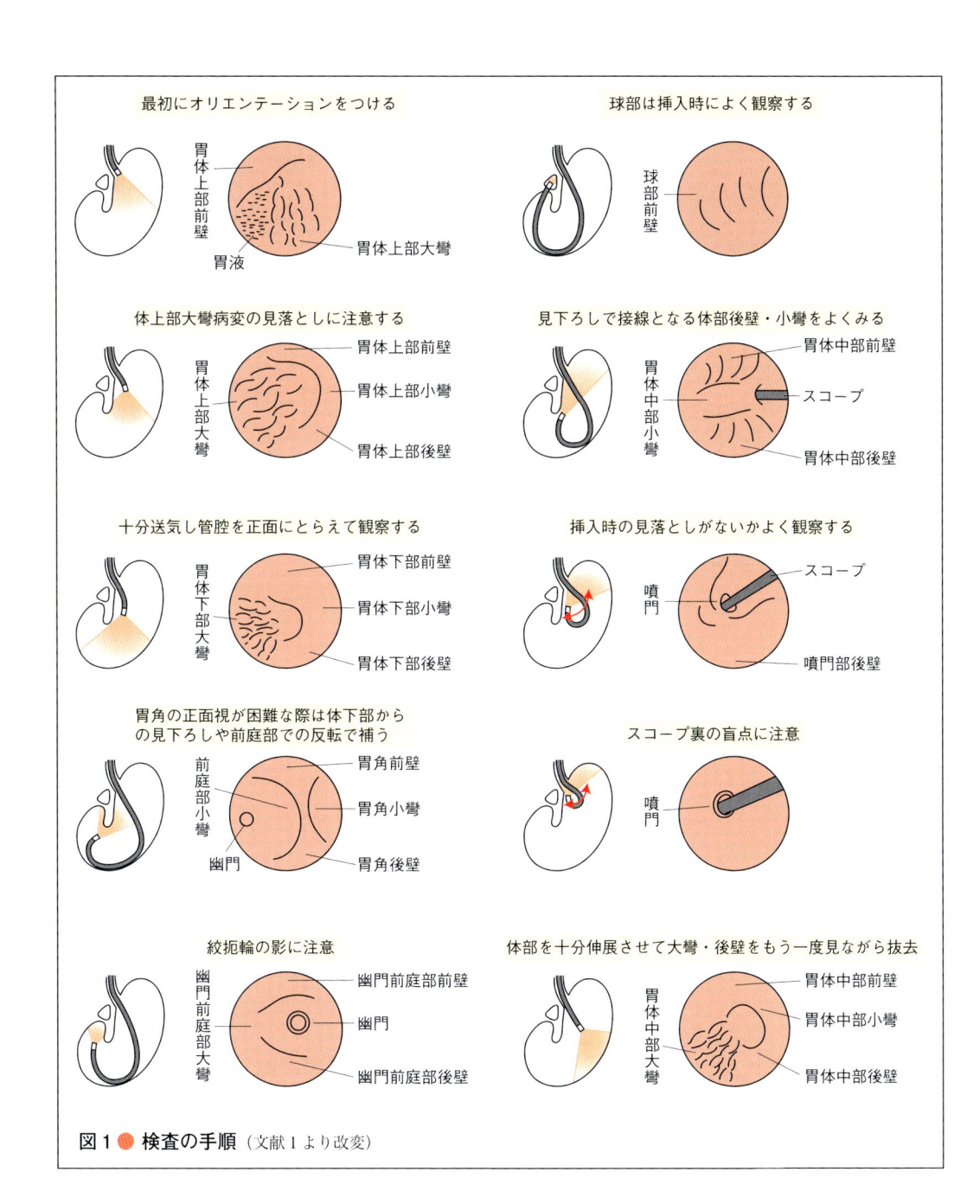

図1 ● **検査の手順**（文献1より改変）

中部・下部），胃体上部の4方向（小彎・前壁・大彎・後壁），体中部の4方向，胃角（小彎・前壁・後壁），前庭部の4方向を順次観察し，反転して胃体部の観察，さらに再度胃体部～食道を観察しながら抜去している．見下ろしで接線となり見えにくいところは反転観察で見えやすく，逆も同様である．一方向のみの観察では立体的な胃の内腔をすべて網羅できない．胃液は最初に吸引除去している．体上部大彎は空気量が少なく液貯留があると病変を見落とすため注意する（図2）

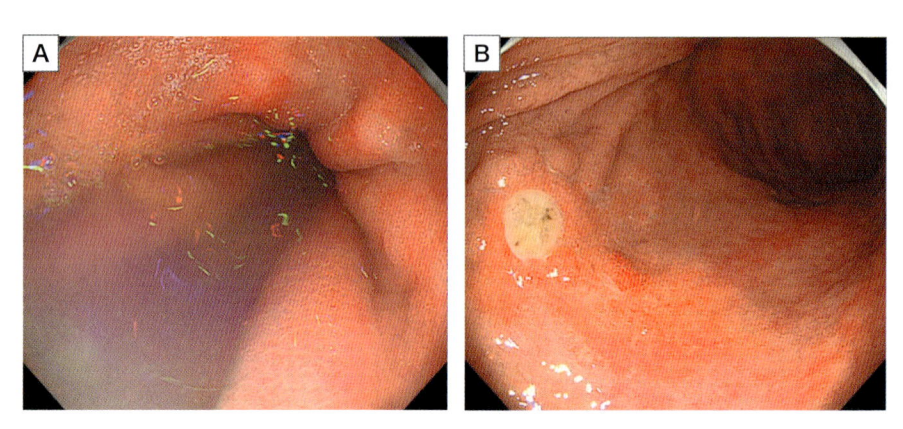

図2● 体上部大彎病変に対する送気（A）と胃液吸引（B）の重要性

読影，画像診断の方法，注意点

❖ 内視鏡観察・診断の注意点

- 観察法の手順は施設によって様々であるが，**見落としを減らすには決まった手順で観察し画像を記録することが重要である**．病変のみを，とびとびで撮影していると思わぬ副病変を見落とす．記録した画像がそれぞれ連続性をもち，全体として漏れのないひと流れの検査を記録するように留意する．ひとつ病変を見つけるとそれのみを近接して撮影しがちであるが，全体の観察・撮影の流れに加えて，病変がある場合はオリエンテーションが付く遠景像を撮影し，さらに近接像を加える．食道癌では咽喉頭・食道に10％程度，早期胃癌では胃内に3～15％に多発癌を認める
- 被検者の危険因子の有無によって好発疾患や病変の好発部位は異なるため，それらを意識して検査を行うと病変の発見効率がよい（表1）．

表1● 高危険因子と好発疾患・部位の一例

高危険因子	好発疾患・部位
中・壮年の大酒家，フラッシャー（飲酒時に紅潮する），頭頸部・食道癌の既応歴	咽・喉頭，食道癌
H.pylori（－），萎縮のない胃	胃底腺ポリープ，分化型癌（接合部）
H.pylori（＋），萎縮の少ない胃	胃潰瘍（胃角・前庭部），十二指腸潰瘍，未分化型癌（胃底腺内・腺境界）
H.pylori（＋），萎縮が高度な胃	胃潰瘍（体上部），分化型癌（萎縮粘膜内）

- 上部消化管の表在癌を拾い上げる所見は明らかな形態変化ではなく，発赤や退色などのわずかな色調変化や粘膜不整，正常血管網の消失など軽微な変化であることが多い．ひとりの検査医が経験できる症例は限られているので，アトラスや研究会，症例報告などで画像を閲覧してイメージを蓄えるとよい
- 腫瘍と診断された病変については，治療方針決定のために病型，占居部位，大きさ，推定深達度，組織型などについて診断し所見を記録する．所見・診断に用いる用語については，可能な限り癌取扱い規約，日本消化器内視鏡学会用語集などに従い記載する．科内や院内のみでしか通用しない略語や呼称はできるだけ避ける（わからない人が所見を見た際に誤解を生じ，誤診の原因となりうる）
- 少しでも情報量の多いきれいな画像を記録することは重要である．よく視える画像は，正誤に関わらず後で複数医により十分に検討できるが，よく視えない画像は無理に診断すると誤診の原因となり，診断結果をフィードバックすることも困難である

❖ 生検

- 発見した病変の組織診断のために生検を行う
- 生検は診断確定に不可欠であるが，内視鏡診断は画像所見からなされるべきである．また，不適切な部位からの採取や標本の状態（小さい，壊死・挫滅など）が原因で必ずしも生検が正しくない場合があることは記銘しておくべきである．内視鏡診断と生検の組織診断が解離する場合は，病理医との討議や再検が必要である
- 形態によって癌組織の分布は異なるので内視鏡像からその癌の組織構築を推定し，鉗子を目的とする部位に表面粘膜に対してできるだけ直角になるように当てて採取する
- 周堤が非癌粘膜に覆われた癌では陥凹部から採取しないと確診できない（図3）．Ⅱc内の再生上皮や，壊死性変化の強い部位からの生検は避ける（図4）．適切な部位から検体を採取しないと正確な組織診断ができないため，内視鏡像の読みをおろそかにしてはいけない

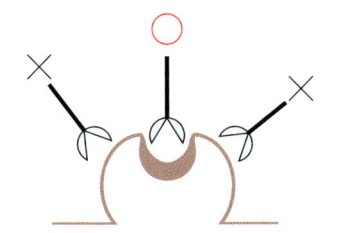

図3● **隆起性病変の生検目標部位**
癌の露出部位を正面から採取する
（文献1より引用）

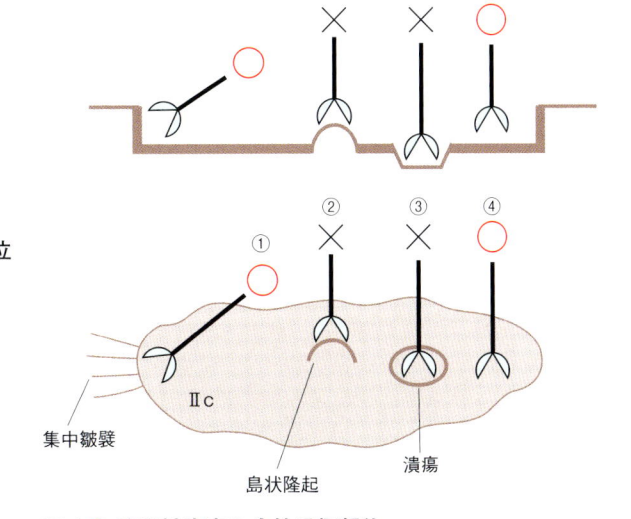

図4● **陥凹性病変の生検目標部位**
Ⅱcの境界①またはⅡcの底④より生検する．陥凹内の島状隆起や潰瘍部からの生検は避ける（文献1より引用）

検査の禁忌・リスク

- 内視鏡検査自体が身体状況を悪化させるような全身状態不良例や消化管閉塞例，重要臓器機能不全例では，状態の安定化後または検査に伴う利益が危険性を上回ると判断された場合のみ行う．また，検査の結果が病状の改善に寄与しない症例に検査を行うべきではない
- 内視鏡検査のみによる偶発症の頻度は非常に低いがゼロではない．起こらないように注意することはいうまでもなく，必ず発生を想定し対処法を準備しておくことが大切である
- 日本消化器内視鏡学会の第4回偶発症全国調査（1998～2002年）で，前処置による偶発症は0.0059％に発生し，14例死亡していた．鎮静・鎮痛薬に起因するものが偶発症の大半で死亡例の半数を占めていた．心肺疾患合併例や高齢者への投与は慎重にし，パルスオキシメータ・自動血圧計によるモニタリングと救急処置体制の整備が必要である
- **使用薬剤による偶発症**：薬剤のアレルギー歴は検査前に必ず確認する
- **出血**：スコープによる粘膜の損傷，胃壁の伸展～曖気による粘膜裂傷（Mallory-Weiss症候群），生検による血管の損傷などにより出血が生じうる．盲目的・粗野なスコープ操作，過度の送気には常に注意する．抗凝固薬，抗血小板薬の内服の確認が重要である
- **穿孔**：咽頭から食道入口部への挿入時に梨状窩の穿孔が生じうる．その際には可及的早期に気付いて内視鏡を抜去する．絶飲食・抗生物質の投与で保存的に改善できることが多い

文　献

1)『消化器内視鏡テクニックマニュアル』竜田正清 他著，南江堂，2000
・『消化器内視鏡ガイドライン 第3版』（日本消化器内視鏡学会 監修），医学書院，2006

基本編 消化管癌の画像検査に必要な知識

2. 消化管癌の画像検査法

2）内視鏡検査
a．通常内視鏡検査：下部消化管

河俣浩之，坂本 琢，斎藤 豊

Point

❶ 下部消化管内視鏡検査は，便潜血反応（FOBT）陽性，下血，下痢など大腸疾患が疑われる場合に適応となり，検査と同時に，腺腫や早期大腸癌の治療（内視鏡的切除術）を行うことも可能である

❷ 経口腸管洗浄液により前処置を行った後に，肛門より内視鏡を挿入し，全大腸内視鏡検査（total colonoscopy：TCS）では，回腸末端，盲腸から直腸までの全領域の観察を行う

❸ 消化管穿孔，イレウス，炎症性腸疾患の重症例（中毒性巨大結腸症など）の疑いがある場合などは，内視鏡検査は禁忌である．また検査に伴うリスクとして，頻度は稀ではあるが，腸管洗浄液によるイレウス・腸管破裂や，内視鏡挿入操作・内視鏡的切除術に伴う出血・穿孔，使用薬剤（抗コリン薬，静脈麻酔薬）などによるアナフィラキシーショックなどがあり，慎重な対応が必要である

検査の目的と適応

下部消化管内視鏡検査は，大腸疾患を疑わせる臨床症状（下血，下痢，腹痛，便秘，腹部膨満感など）を認める場合に適応となり，個別検診や集団検診の大腸がん検診〔便潜血反応（FOBT）〕の精密検査としても広く行われている．大腸癌のハイリスク群では積極的に施行すべきである．また，全身性疾患の腸管病変の評価や，炎症性腸疾患のフォローアップとしても重要な検査である．さらに，腺腫や早期大腸癌の診断・治療（内視鏡的切除術）を行うことも可能である．下部消化管内視鏡検査の適応を表1に示す．

表1 ● 下部消化管内視鏡検査の適応

・大腸疾患を疑わせる臨床症状（下血，下痢，腹痛，便秘，腹部膨満感など）を認める場合
・便潜血反応陽性（大腸がん検診）に対する精密検査
・全身性疾患の腸管病変の評価，炎症性腸疾患のフォローアップ
・腺腫や早期大腸癌の診断・治療（内視鏡的切除術）

検査方法とポイント

❖ インフォームド・コンセント

検査に先立って説明すべき項目として，検査の目的と必要性，具体的な方法，発生しうる

偶発症の種類や頻度およびその対処法，検査後の注意点などがある．前処置や前投薬についても，副作用も含め十分に説明する必要がある．特に抗コリン薬の使用の可否，静脈麻酔薬使用の希望の有無に関しては，十分な問診，帰宅後の注意点（自動車の運転は避けるなど）などのしっかりとした説明が必要である．

また，内視鏡的治療（ホットバイオプシー，ポリペクトミー，EMR/ESD）を実施する際には，その適応や長所・短所などに関する十分な説明を行い，他に代わりうる治療法についても説明し，治療法の選択に関し，患者側の十分な納得を得る必要がある[1]．

インフォームド・コンセントで説明すべき項目を表2に示す．

表2● インフォームド・コンセントで説明すべき項目

- 検査の目的と必要性
- 具体的な手順と方法
- 前処置と前投薬
- 内視鏡的治療（ホットバイオプシー，ポリペクトミー，EMR/ESD）を行う可能性と必要性
- 代替的治療法がある場合はその内容および利害得失
- 発生しうる偶発症の種類や頻度，その対処法
- 検査後の注意点

❖ 前処置

前処置を行う前に消化管通過障害がないことを確認する．以前は注腸造影検査の場合と同様に検査前日に大腸検査食と下剤を服用するBrown変法が行われていたが，近年は腸管洗浄液による洗腸法が一般的となっている．必要に応じ，検査前日就寝前に緩下剤（ピコスルファートナトリウムなど）を服用し，当日の検査開始約4時間前より等張性腸管洗浄液（ニフレック®2L）を2時間で服用する．ニフレック®の代わりにクエン酸マグネシウム（マグコロールP®）100gを1,800 mLの水に溶かした等張液でもよい．洗浄不十分な場合には，500〜1,000 mL程度の追加も可能であり，適宜浣腸を併用する[2]．最近は，リン酸ナトリウムの錠剤（ビジクリア®）も使用可能である．

マグコロールP®やビジクリア®に関しては，腎機能障害などがある場合は使用禁忌となるので注意が必要である．

❖ 前投薬

1）鎮痙薬

大腸の蠕動運動を抑制する目的で使用し，腸管の収縮が少ない方が挿入，観察が容易である．一般的には臭化ブチルスコポラミン（ブスコパン®）を筋注，または静脈内投与する．当院では，静脈内投与の場合にはまず半量投与を行い，必要があれば適宜追加投与している．**投与禁忌となる疾患には，緑内障，前立腺肥大症，不整脈**などがあり，その場合には，グルカゴン（グルカゴンG・ノボ®）を用いる．

2）鎮静薬，鎮痛薬

　大腸内視鏡検査は，術者の技量により，患者の感じる苦痛の程度に大きな差が生じる．また，腹部手術後の癒着症例や，腸過長症例は，検査に際し苦痛を伴う場合もあり，必要に応じて適宜，鎮静薬，鎮痛薬の使用を考慮する．汎用されている鎮静薬にはジアゼパム（ホリゾン®，セルシン®），ミダゾラム（ドルミカム®）があり，鎮痛薬にはペンタゾシン（ソセゴン®，ペンタジン®），塩酸ペチジン（オピスタン®）などがある．拮抗薬として，鎮静薬にはフルマゼニル（アネキセート®），鎮痛薬には塩酸ナロキソン（ナロキソン®）などがある．

　主な副作用には呼吸抑制，血圧低下がある．血管確保を行い，血圧，脈拍，血中酸素飽和度などのモニタリングを行い，救急セットを常備し，検査終了後もリカバリールームで安静にする必要がある[2]．

> **memo**
> **鎮静薬・鎮痛薬の使用について**
> 下部消化管内視鏡検査はエキスパートが慎重に検査を行っても，苦痛を伴う場合もある．当院では全例には鎮静薬・鎮痛薬の使用はしていないが，検査時に疼痛が強い場合や，高度に不安感の強い場合などには，少量（2 mg）のミダゾラムなどの静脈内投与を行っている．適切な鎮静薬・鎮痛薬を使用することは，検査を円滑に行うために重要であり，熟練者ほどこれらの薬剤を適切に使い分けている．一方，初心者・中級者においては，自らの技術力のなさを鎮静薬でカバーするようなことは，無理な挿入となる危険もあり，極力慎むべきである．

❖ 挿入法

　大腸内視鏡は熟練を要する検査であり，治療手技はもちろんのこと，挿入技術をマスターするのにも時間と経験を要する．挿入法に関しては，多数の良書が出版されているので参照されたい．軸保持短縮法での挿入が理想的であり，適宜必要に応じて，体位変換，用手圧迫法を併用する．また，硬度可変式スコープの使用が有効な場合もある．

　内視鏡室と検査の様子を図1，2に示す．

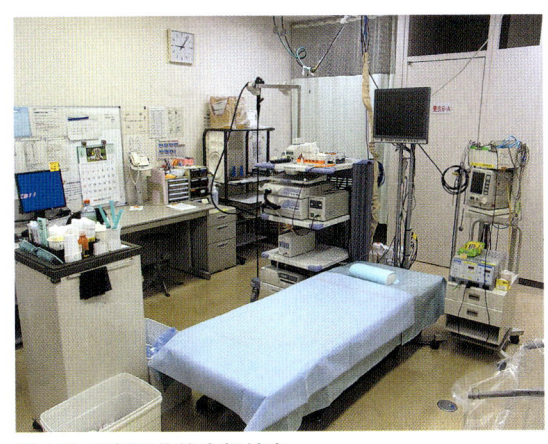

図1● 下部消化管内視鏡室
効率的に検査・治療が施行できるように，内視鏡関連器具，高周波装置，検査台，自動血圧計，血中酸素飽和度測定器などを，十分なスペースの部屋に配置している

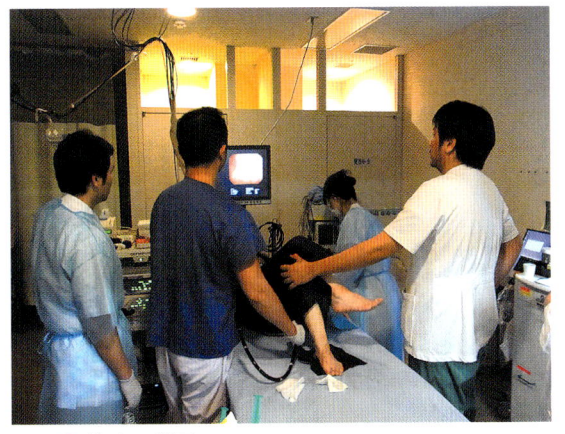

図2● 検査の様子
施行医師，看護師，介助者など，複数の担当者が協力して検査・治療を行う

読影・画像診断の方法，注意点

　初心者においては，内視鏡挿入法に関心がいき，観察が疎かになりがちだが，観察が最も重要であることは言うまでもなく，観察には十分な時間を費やす必要がある．肛門管からスコープを挿入した時点からできるだけ観察を心がけるが，挿入時は，送気を控えているため，盲腸へ挿入後に送気をしながら，詳細に観察を行う．

　観察の基本は，**盲点をなくすこと**であり，状況に応じ，体位変換，上行結腸や直腸では反転観察も心がけるようにする．盲点となりやすいのは，**屈曲部やひだの内側など**であり，**回盲弁の裏側，肝・脾彎曲，SDJ，肛門部周辺**などは特に注意する．

　病変は，遠景から観察を開始し，徐々に近接してゆく．また，空気量などの条件を変えて観察することが望ましい．病変の位置を内視鏡画面の5時から6時の方向にもってくると詳細に観察しやすく，また，内視鏡的治療を行う上でも処置がしやすい[3]．病変の存在を認識した場合は，質的診断を行い，腫瘍と診断した場合には，その深達度診断も行う．通常内視鏡観察では，色調，緊満感，びらん・潰瘍，ひだ集中，陥凹局面などの所見に注目し，引き続き，色素撒布，拡大観察などでさらに詳細な診断を行う[4]．

検査の禁忌・リスク

❖ 検査の禁忌

　大腸内視鏡検査の禁忌としては，重篤な大腸疾患が予想される場合であり，具体的には，消化管穿孔，イレウス，炎症性腸疾患の重症例（中毒性巨大結腸症など）の疑いがある場合，腹膜刺激症状を有する場合などがあげられる．また，患者の同意が得られない場合も禁忌である．下部消化管内視鏡検査の禁忌を表3に示す．

表3　下部消化管内視鏡検査の禁忌

・消化管穿孔
・イレウス
・炎症性腸疾患の重症例
　（中毒性巨大結腸症など）
・腹膜刺激症状を有する場合
・患者の同意が得られない場合

❖ リスク・偶発症と対策

1）前処置（腸管洗浄液）に伴う偶発症

　消化管通過障害がある場合などは等張性腸管洗浄液（ニフレック®）などを投与することにより，急激な血圧低下，腸管破裂を来す危険がある．問診にて**イレウス症状の有無を確認**し，疑わしければX線，CT検査を施行し，イレウスが疑われる場合には投与しない．マグコロールP®や，リン酸ナトリウムの錠剤（ビジクリア®）では腎障害などにも注意する．

2）前投薬に伴う偶発症

　緑内障，前立腺肥大症，不整脈などの場合には，鎮痙薬として，臭化ブチルスコポラミン（ブスコパン®）は使用しない．またはグルカゴン（グルカゴンG・ノボ®）で代用する．鎮静薬，鎮痛薬の主な副作用には呼吸抑制，血圧低下があり，特に高齢者では注意が必要である．

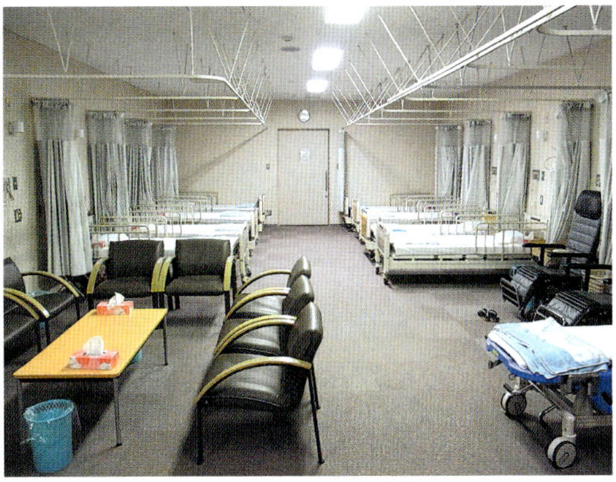

図3 リカバリールーム
検査・治療後の休息，鎮静薬・鎮痛薬使用後の全身状態の十分なモニタリングを行う

血管確保を行い，血圧，脈拍，血中酸素飽和度などのモニタリングを行い，拮抗薬を準備し，検査終了後はリカバリールーム（図3）で十分な安静が必要である．頻度は低いものの，アナフィラキシーショックなどの報告もあり，救急セットも常備しておく．

3）内視鏡操作（挿入操作，治療手技）に伴う偶発症

挿入操作による最も重篤な偶発症が**穿孔**である．穿孔を来すリスクの高い症例（腹部手術例，高度癒着例，挿入困難例）では特に慎重なスコープ操作が要求されるが，無理な挿入をしないということに注意すれば基本的には挿入での穿孔は極めて頻度は低い．また注腸造影などの代替案もあることを常に念頭においておくことは必要である．

一方，内視鏡治療に伴う偶発症として穿孔には十分注意する必要がある．万一穿孔を来した場合には，クリップによる内視鏡的縫縮術が可能な場合もあるが，外科医との緻密な連携をとり治療法を選択し，慎重な対応が必要である[2]．

文 献

1）『イラストレイテッド大腸内視鏡 図解挿入法マニュアル』（岩男泰，寺井毅），ベクトル・コア，2003
2）五十嵐正広，津田純郎，小林広幸．大腸内視鏡ガイドライン．『消化器内視鏡ガイドライン第3版』（日本消化器内視鏡学会卒後教育委員会 編），pp.94-104，医学書院，2006
3）『内視鏡診断のプロセスと疾患別内視鏡像（下部消化管）改訂版』（田中信治，長南明道），日本メディカルセンター，2007
4）『国立がんセンター大腸内視鏡診断アトラス』（国立がんセンター内視鏡部），医学書院，2004

基本編　消化管癌の画像検査に必要な知識

2. 消化管癌の画像検査法

2）内視鏡検査
b. Dye-based image enhanced endoscopy：上部消化管

上堂文也

Point

❶ 色素法の原理・機序をよく理解して所見を解釈する

❷ Equipment-based image enhanced endoscopyがスクリーニング検査で広く行われるようになってきているが，最終的な治療方針決定のための精密診断に色素法は不可欠である

色素法の種類

色素液の機序別に代表的な検査法と用いられる代表的な色素の種類を以下に示す（図1）．

- コントラスト法：消化管粘膜に色素を撒布または噴霧し，色素液のたまりを利用して粘膜表面の凹凸を強調することで，病変の形態や表面性状を観察する方法である．インジゴカルミン法が代表的である
- 染色法：粘膜上皮への色素液の浸潤ないしは吸収による生体組織の染色を観察する．病変のみならず，正常粘膜での色素の吸収からその機能を見る目的でも用いられることがある．食道でのトルイジンブルー法，胃・大腸でのメチレンブルー法，クリスタルバイオレット法などがある
- 反応法：色素液がある特定の条件下で特異的に反応することから各種病態の広がりを観

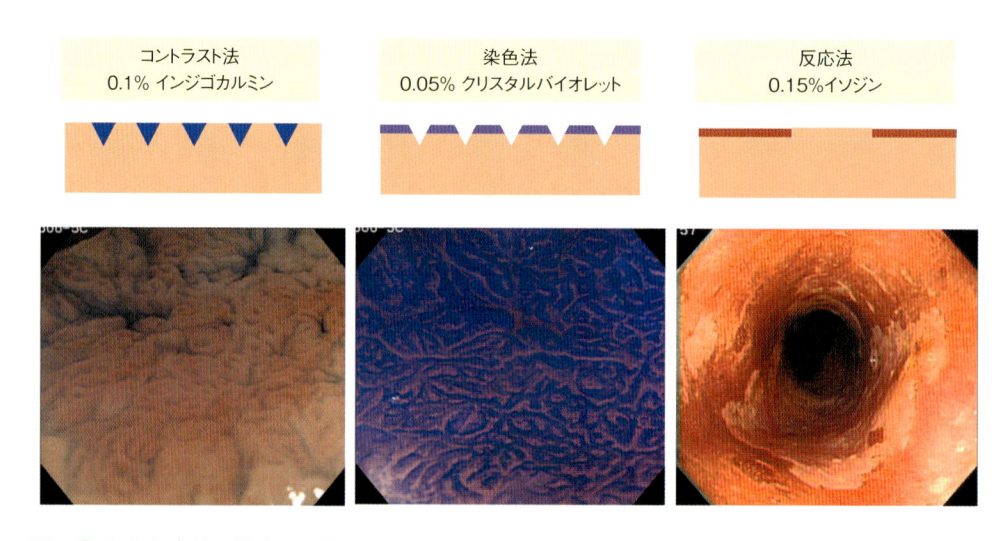

図1 ● 主な色素法の機序と種類

察する．胃酸分泌領域をみるコンゴーレッド法，食道癌の診断に用いるヨード法，Helicobacter pyloriの胃内の分布を見るフェノールレッド法などがある
- **蛍光法**：アクリジンオレンジやヘマトポルフィリンなどの蛍光感受性色素を粘膜内に投与し，正常組織と病変部への親和性の違いを内視鏡像として観察する
- **併用法**：上記のいくつかの方法を併用して1回の検査で行う方法．コンゴーレッド・メチレンブルー法やヨード・トルイジンブルー二重染色法などがある
- その他

本項ではこのうち，上部消化管癌の診断に最も汎用されているヨード法とインジゴカルミン法について詳述する．

ヨード法

検査の目的と適応，禁忌

❖ 目的

- 食道扁平上皮癌の高危険群において，通常検査では形態・色調変化の乏しい癌を発見する
- 食道扁平上皮癌症例において多発病変の有無を診断する
- 食道扁平上皮癌の治療方針決定のために病変の広がりを正確に診断する

❖ 適応

- 食道扁平上皮癌の発見，性状の精密診断（主に広がり診断）を要する症例．Equipment-based image enhanced endoscopyがスクリーニング検査で広く行われるようになってきているが，最終的な治療方針決定のための精密診断にヨード法は不可欠である
- 食道扁平上皮癌の高危険群は，①頭頸部・食道癌の既応歴（field cancerization），②高度飲酒・喫煙，③フラッシャー＋フォーマーフラッシャー（アルコールで顔が紅潮する人：アセトアルデヒド脱水素酵素ALDH2不全欠損者）[1)2)]，④MCV値106≦，⑤口腔内・食道メラノーシス（図2）[3)]，⑥背景粘膜の多発ヨード不染[4)]（図3）などである

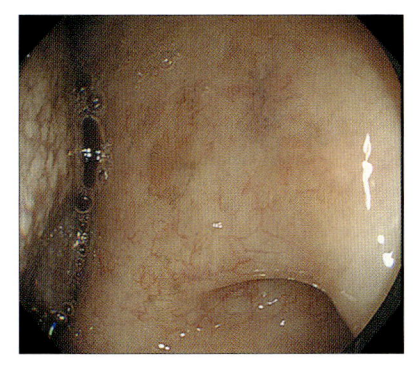

図2● 軟口蓋部のメラノーシス

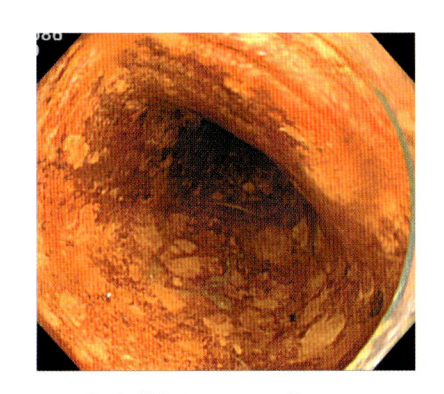

図3● 食道多発ヨード不染

> **memo**
> 食道癌の罹患率は人口10万人あたり6.1人（口腔・咽頭癌は1.9人）で，胃癌の罹患率の39.8人に比べて15％に過ぎない．検査対象の有病率（検査前確率：pre-test probability）は陽性適中率（検査異常のうちに真の疾患の占める割合）に影響する．すなわち，有病率の低い集団にいくら診断能の高い検査を適用しても，実際の疾患自体の頻度が少ないため発見された異常所見の多くは非疾患となる（陽性適中率は低くなる）．すなわち，低リスクの対象においてルゴール法を行っても偽陽性所見が増えるばかりで，被検者・検者の負担を考えると非効率的である．食道癌・下咽頭癌のように有病率の低い疾患に対しては検査対象として高危険群を絞り込む（検査対象の有病率を高める）ことが検査の診断能を高めるうえで重要である

❖ 禁忌・リスク

- 一般的な上部消化管内視鏡検査の禁忌・リスクに準ずる
- ヨード過敏のある患者には行わない

検査方法とポイント

❖ 説明と同意の取得

- 色素内視鏡は基本的には薬剤を生体内に投与することになる．従って，施行の可能性がある場合には内視鏡検査前に，その適用の必要性や起こりうる副反応についても説明しておくことが望ましい

❖ 機種の選択と色素液の調整

- 食道の診断には前方直視鏡によるパンエンドスコピーが第一選択となる．精密検査には高解像度の電子内視鏡が望ましい
- 下咽頭，食道入口部，食道胃接合部などの狭窄部の観察にはアタッチメントや透明フードの装着が有効である
- 色素液調整の具体例を以下に提示する．①3％ルゴール液（複方ヨード・グリセリン）を0.2M酢酸バッファー液（pH 4.0）で2倍に希釈（同量ずつ混和）する．ルゴール液はグリセリンが混和されており，濃度が薄いので撒布後の違和感が少ない．②ヨード液（10％）を精製水で5倍に希釈する（2％）
- 色素液は安全性の面からもそのつど調製することが望ましいが，やむを得ない場合は，冷蔵庫に保存し数日以内に使用する

❖ 検査のポイント

- 高危険群における病変の発見，多発病変の有無の確認のためには食道全体に色素を撒布する必要がある
- 過量のヨード液を使用しないように撒布チューブを使用することを勧める．撒布チューブを使用する場合は，均一に食道内に撒布しながら上切歯列より20cm程度までスコープを引き抜いてくる（図4 A）．通常，約20〜40mLを使用する
- 色素液の撒布後すぐに観察をはじめず，内腔を虚脱させ（図4 B），食道粘膜全体が色素液に浸るようにし，そのまま少なくとも30秒間は粘膜が染色されるまで待つとよい．粘

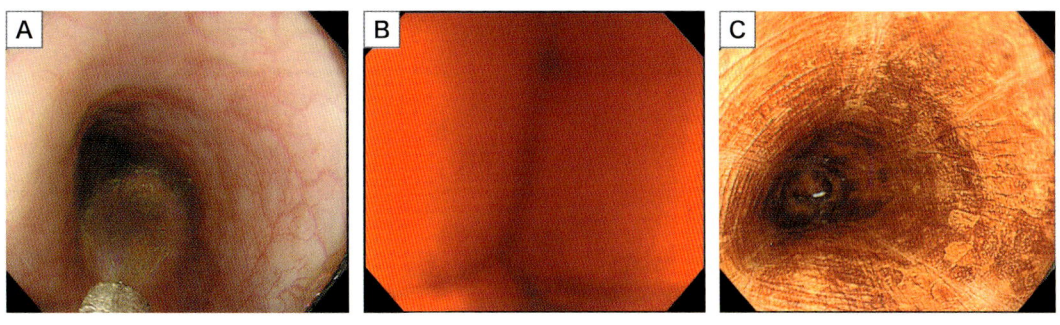

図4● ルゴール（ヨード）染色の方法

膜全体に変色しているのを確認したら，内腔の余分な色素液を吸引回収しながら粘膜を観察する（図4C）
- 20cmより近位側の胸部上部から頸部食道を評価する必要がある時はアタッチメントを用いて少しずつ撒布チューブまたは直接に色素液を注入し，染色状態を評価する．20cmから入口部にかけては反射が起こりやすいため，特に慎重なスコープ操作が必要である
- 検査終了後，食道や胃内に貯留したヨード液は胸やけや不快感などの原因となるため，可能な限り吸引除去する．2.5％チオ硫酸ナトリウム（デトキソール®）の撒布が不快感の軽減に有用である[5]

❖ 生検

- 発見・精査した食道病変の組織診断のために生検を行う
- 食道粘膜を生検する際，鉗子口の対側の場合は時に採取しにくいことがあるためスコープをねじって鉗子孔の方向に病変を持ってくるとよい（図5A），採取時は鉗子の出し入れ操作をあまり用いず病変部に開いた鉗子をあてがい（図5B），脱気して鉗子を閉じる（盲目的になる，図5C）とよい（図5D, E）

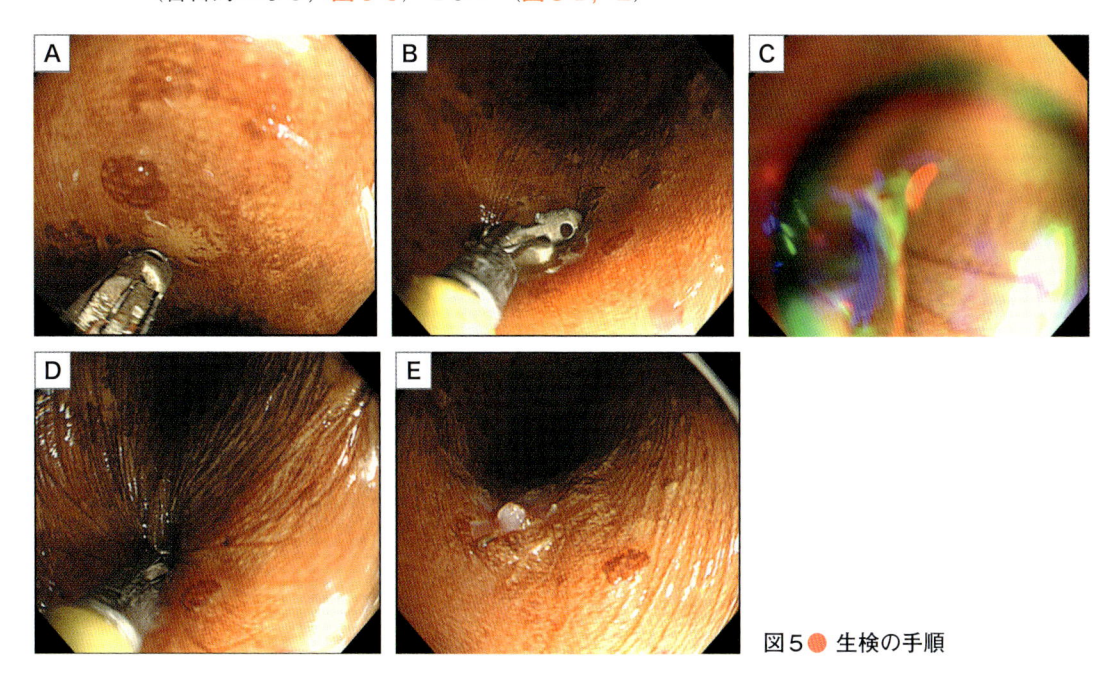

図5● 生検の手順

読影，画像診断の方法，注意点

❖ 内視鏡観察・診断の注意点

- 病変の病型，占居部位，大きさ，推定深達度について診断し所見を記録する．病変の占居部位は上切歯列からの距離と周在で記録する．周在については時計軸での記載ではスコープがねじれていた場合に実際の位置がわからないため，前後・左右壁での記述が望ましい．左側臥位で水や色素液の溜まる方向が左壁である
- 異型上皮や癌ではグリコーゲンの含有量が少ないため，ヨウ素グリコーゲン反応による変色が起こらずに黄白色の不染部となる
- ヤツデの葉状の不整形の不染部（図6A）は腫瘍性病変のことが多く，5mm以下の円形の不染部（図6B）は非腫瘍性病変のことが多い．またさらに，異型上皮または非腫瘍性の不染部は黄白色のままであるが，癌の不染部は経時的にピンク色に変色（ピンクカラー・サイン：図6C）し，癌の診断に対する特異度が高い所見である[6]
- 癌や異型上皮以外に食道の背景粘膜に多発してまだら状の染色不良部が多発していることがあり（多発ヨード不染），多発食道癌や咽頭癌の高危険因子である．同時性多発癌の有無に注意し，初回検査後も慎重な経過観察を行うことが望ましい
- 幼弱な再生上皮はヨード染色性に乏しいため，時に粘膜障害やびらんが不染部となる．通常観察の所見も加味して診断する必要がある

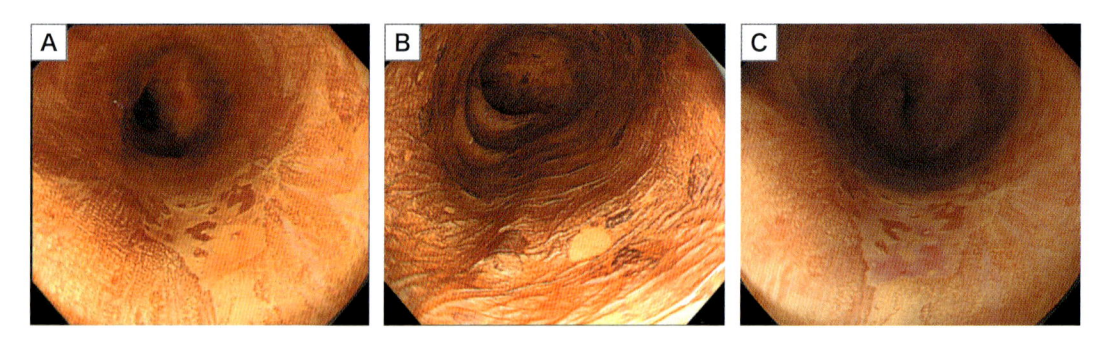

図6 ● ルゴール（ヨード）染色後の病変の観察
A）ヤツデの葉状の不整形な不染部（腫瘍性病変のことが多い），B）5mm以下の円形の不染部（非腫瘍性病変のことが多い），C）癌の不染部は経時的にピンク色に変化する

❖ 肉眼形態による深達度診断

- 癌の深達度が固有筋層以深に及ぶと推定される病変は「進行型」とされ，粘膜下層までと推定される病変は「表在型」で0型と表記される．「表在型」は形態により0-Ⅰ，0-Ⅱ，0-Ⅲに亜分類される（p.142参照）
- 0-Ⅰ型は丈の高い隆起性病変で，有茎性あるいは亜有茎性で基部より高さが目立つものを0-Ⅰp型，広基性で高さよりも基部の広さ（大きさ）が目立つ病変を0-Ⅰs型とさらに分類される．通常0-Ⅰ型はSM癌である
- 0-Ⅱ型は概ね平坦な病変で，0Ⅱa（表面隆起型）はごく軽度の隆起でその高さの目安は約1mmまでとされる．単独ではM癌のことが多く，0-Ⅱcなどの中心に混合する場合

- は粘膜下層癌の可能性を考える
- 0-Ⅱb型は全くの平坦で，淡い色調変化や血管透見の消失，またはヨード染色をして初めて診断されるような病変である．単独では通常観察で認識困難な微小M癌であるが，他病型に随伴するものでは広がり診断に注意を要する
- 0-Ⅱc型はごく浅い陥凹性病変で，発赤していることが多い．0Ⅱaや0Ⅱbは基本的にM癌であるが，0-Ⅱcと分類される病変の中には，SMへ浸潤する病巣が含まれる．陥凹面の凹凸不整，発赤の強いものなどは深達度の診断に注意が必要である
- 0-Ⅲ型は0-Ⅱcより深い陥凹性病変で，陥凹底が粘膜筋板を越えると推定される病変である．陥凹の辺縁部に低い周堤状の隆起を伴うことがある．基本的にSM癌であるが頻度は稀である
- 深達度診断に関してはヨード染色後よりも通常観察の方が軽微な凹凸の変化を捉えやすい場合があるため注意が必要である．腫瘍の浸潤を直接評価するには超音波内視鏡所見を参照する必要がある

インジゴカルミン法

検査の目的と適応，禁忌

❖ 目的
- 胃癌の治療方針決定のために病変の性状を詳細に評価し，診断する
- 胃癌症例において多発病変の有無を診断する
- 胃癌発生の高危険群において，通常検査では形態・色調変化の乏しい癌を発見する
- 病変の形態・色調を強調し，良悪性を鑑別しやすくする

❖ 適応
- 胃癌の発見，性状の精密診断（広がり・深達度）を要する症例

禁忌・リスクは，一般的な上部消化管内視鏡検査の禁忌・リスクに準ずる．

検査方法とポイント

説明と同意の取得についてはヨード法と同様．

❖ 機種の選択と色素液の調整
- 前方直視鏡によるパンエンドスコピーが第一選択となる．体部後壁や胃角小彎，噴門部などで近接しすぎる，正面視困難な場合は，前方斜視や側視鏡を適宜用いる．精密検査には高解像度の電子内視鏡が望ましい

- 良好な効果を得るためにはインジゴカルミンの濃度は検査の目的に応じて適宜調整した方がよい．病変本来の色調も加味して診断する場合や癌の発見には薄い濃度が，拡大観察を併用して粘膜の微細構造を評価するには濃い濃度が適している
- 色素液調整の具体例を以下に示す．①機能検査用として販売されている0.4％インジゴカルミン注射液（5 mL/1A）10Aを精製水450 mLに溶解する（0.04％）．②インジゴカルミン（試薬特級）3.0gを適量の精製水に溶解する．溶解液を濾紙で濾過する．濾紙が白くなるまで精製水で洗い流し，全量を2,000 mLとする（0.15％）
- 色素液は安全性の面からもそのつど調製することが望ましいが，やむを得ない場合は，冷蔵庫に保存し数日以内に使用する

❖ 粘液除去

- あらかじめ粘膜表面に付着した残渣や粘液・滲出物は十分に洗浄除去することが重要である．粘液が十分に除去できていないと表面を覆う粘液が染色されるため，かえって粘膜表面の詳細な観察は妨げられる
- 特に胃では粘液が多いため，検査前に粘液除去のためにプロナーゼ・重層混和液を服用させる．服用後5〜10分間体位変換を行うと最も効果的である．体位変換はベッド上で臥位になって10〜20秒毎に腹臥位から背臥位にと5〜6回体位を変える．簡易的に座位のまま10分間経過後検査を行っても粘液除去は概ね可能である
- プロナーゼ溶液：プロナーゼ（プロナーゼ®MS）2万単位に重曹1.0gを加え，10倍希釈ジメチコン液（ガスコン®ドロップ）80〜100 mLに溶解する．タンパク溶解酵素の指摘pHを保つため重曹は必ず混和する
- 検査時，色素噴霧前に粘膜・病巣表面に粘液が残っている場合は，20〜30 mLのディスポーザブル注射器を用いて10倍希釈ジメチコン液を鉗子孔から注入し洗浄する．強く洗浄しすぎて出血させないよう注意する

❖ 検査のポイント

- 胃癌を含む病変の形状を精密に観察するためには色素内視鏡は必須である
- 病変の発見，多発病変の有無の確認のためには胃全体に色素を撒布する必要がある．撒布チューブを使用する場合は，内視鏡画面に先端が少し見えるくらいの長さにチューブを調節し，前庭部から反転して体部，スコープを抜きながら体部の見下ろしで色素を撒布する．撒布チューブを用いず鉗子孔から直接注入する場合は，濃いめの色素液を前庭部全体に注入し，脱気して胃を虚脱させ体部を含めて粘膜全体に色素液が浸るようにする．いずれの場合も通常，約20〜40mLを使用する
- すでに多発病変の有無が確認されており，病変局所の性状を評価する際はディスポーザブル注射器先端を鉗子孔に挿入し，直接色素液を注入してもよい．病変に直接撒布すると出血する場合があるため，必ず周囲粘膜から病巣に撒布する
- 病変の性質を可能な限りとらえることができるように多角的な画像を撮影するよう心がける．遠景像によって病変の占拠部位（全体のオリエンテーション，背景粘膜の萎縮の程度，腺境界との位置関係）と，広がりを診断する（癌のみならず必ずその外側の非癌粘膜

が写るように画像を記録する)．近接像によって病変の形態から組織学的構築を推測する

内視鏡観察・診断の注意点

- インジゴカルミンによって強調された形態的特徴をもとに，病変の病型，占居部位，大きさ，推定深達度について診断し所見を記録する
- 占居部位と大きさについて，外科手術予定例では幽門側切除が可能か否かを判断するために，病変の最も口側が噴門部からどのくらいの距離があるかどうかを診断する必要がある．色素内視鏡でも境界が不明瞭な病変については，時にステップワイズ生検，周囲の陰性生検によって広がり診断をする必要がある
- 深達度については，M癌か進行癌かの区別は比較的容易であるが，M癌かSM癌かの鑑別には限界がある
- 隆起型（0Ⅰ型）：基部から癌が隆起しているものと，基部が正常粘膜に覆われながら隆起しているものとを区別する．前者の深達度は基部の性状（茎やくびれの有無）と大きさによって規定される．後者はSM深層以深に浸潤した癌であることが多い
- 表面隆起型（0Ⅱa型）：単独では多くがM癌である
- 表面平坦型（0Ⅱb型）：単独では内視鏡的に視認されない微小M癌である．他病型に随伴するもので広がり診断に注意する必要がある
- 随伴Ⅱbの広がりは血管透見の消失やわずかな退色などの所見が手がかりになることがある
- 表面陥凹型（0Ⅱc型）：硬さと厚みから深達度を診断する．空気量の変化による振る舞い，内腔の弧に対する硬化像などが参考となる所見である．すなわち，M癌は空気量が少ないと変形して盛り上がるが，送気するとよく伸展して平坦になる．SM癌は空気量が少ないと周囲の粘膜に埋もれて平坦になるが，送気すると腫瘍の厚みから内腔より突出して盛り上がる
- ひだ集中を伴う0Ⅱc癌はひだ先端の性状から深達度を推測しうる．ひだ先端の細まりはM癌．途絶はM/SMが50％ずつ．腫大はSM深層以深が多い．融合（周堤形成）はMP以深が多い
- 陥凹型（0Ⅲ型）：良性潰瘍との鑑別，進行癌との鑑別に注意する
- 潰瘍性病変の良悪の鑑別：潰瘍の辺縁にⅡc部分があるかないかがポイントとなる
- 活動期には周囲の浮腫性変化によって不明瞭なことがあるので，必ず治癒期に再検する（悪性サイクル：図7）

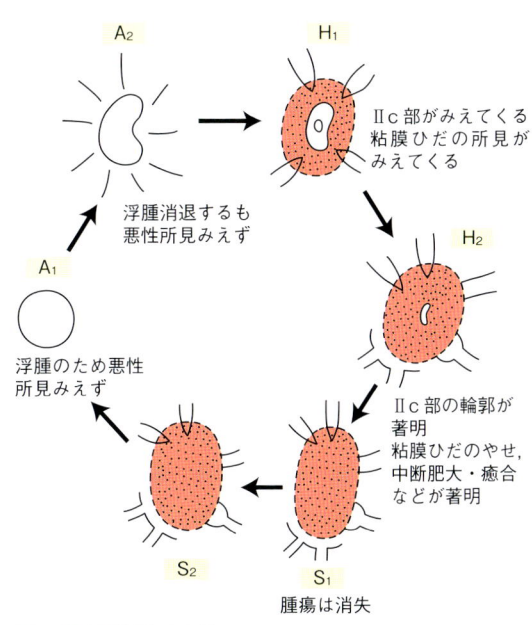

図7 ● 悪性サイクル

- 0Ⅲでは辺縁のⅡcより生検する必要があるが，周堤が非癌粘膜に覆われた進行癌では潰瘍底から生検しないと癌と確診できないことがある．ただし，腫瘍血管からの出血は止血困難なことがあるので慎重に行う

文 献

1) Yokoyama A, Omori T : Genetic polymorphisms of alcohol and aldehyde dehydrogenases and risk for esophageal and head and neck cancers. Jpn J Clin Oncol 33 : 111-121, 2003
2) Yokoyama A, Yokoyama T, Kumagai Y et al : Mean corpuscular volume, alcohol flushing, and the predicted risk of squamous cell carcinoma of the esophagus in cancer-free Japanese men. Alcohol Clin Exp Res 29 : 1877-1883, 2005
3) Yokoyama A, Omori T, Yokoyama T, et al : TEsophageal melanosis, an endoscopic finding associated with squamous cell neoplasms of the upper aerodigestive tract, and inactive aldehyde dehydrogenase-2 in alcoholic Japanese men. J Gastroenterol 40 : 676-684, 2005
4) Muto M, Hironaka S, Nakane M, et al : Association of multiple Lugol-voiding lesions with synchronous and metachronous esophageal squamous cell carcinoma in patients with head and neck cancer. Gastrointest Endosc 56 : 517-521, 2002
5) Kondo H, Fukuda H, Ono H, et al : Sodium thiosulfate solution spray for relief of irritation caused by Lugol's stain in chromoendoscopy. Gastrointest Endosc 53 : 199-202, 2001
6) Ishihara R, Yamada T, Iishi H, et al : Quantitative analysis of the color change after iodine staining for diagnosing esophageal high-grade intraepithelial neoplasia and invasive cancer. Gastrointest Endosc 69 : 213-218, 2009

2. 消化管癌の画像検査法

2）内視鏡検査
b. Dye-based image enhanced endoscopy：下部消化管

坂本 琢, 斎藤 豊, 松田尚久

Point

❶ 大腸内視鏡における色素観察には, インジゴカルミンによるコントラスト法とクリスタルバイオレットによる染色法が主に用いられている

❷ 非拡大観察でも, 拡大観察前に得るべき病変情報（硬さ・陥凹面の有無や腫瘍の増殖形態など）は多くあり, これらも見落とさないように留意する

❸ 拡大観察では, pit pattern観察が基本であり, pit pattern所見を正確に解釈するには病理学的知識を習得しておく必要がある

検査の目的と適応

❖ 目的

本検査の目的は病変の表面模様や肉眼形態を詳細に観察し, 質的診断（腫瘍/非腫瘍の鑑別）ならびに腫瘍性病変の量的診断（深達度診断）を行うことにある. さらに, 拡大内視鏡を用いたpit観察により, さらに高精度にその診断を行うことができる. 時に, 非腫瘍粘膜と高さがほとんど変わらない, 特に**非顆粒型**のlaterally spreading tumor（LST-NG）などでは通常観察での病変指摘あるいは, 腫瘍境界を認識しづらいことがあり, この際の視認性の改善に寄与しうる.

❖ 適応

内視鏡観察時に発見された病変に対して, 選択的に色素撒布を行うことが一般的である. 一方で, 潰瘍性大腸炎患者に対する"dysplasia"の発見率向上のため"pancolonic indigo carmine dye spraying"という方法[1]や, カプセルを内服して全結腸を観察する方法[2]も報告されている.

❖ 禁忌・リスク

色素内視鏡においては, 特に禁忌やリスクは報告されていない.

検査方法とポイント

❖ 色素観察の前提条件

　色素内視鏡観察において，まず重要なことは**病変表面の粘液を十分に除去すること**である．粘液除去には，ジメチコン（ガスコン®）を加えた水で十分に洗浄している．それで不十分であればプロナーゼ（プロナーゼMS®）溶液を追加する．その際，病変周囲より愛護的に洗浄するようにし，病変より出血しないように留意しなければならない．また，クリスタルバイオレット染色を要するような病変の観察は，スコープとの接触による出血を避けるため盲腸までの挿入を行う前に観察するべきである．

❖ 使用薬剤と使用法の実際

　当院においては，コントラスト法では0.4％インジゴカルミンを使用している．具体的には20 mLシリンジにインジゴカルミン5 mLとエア15 mLを入れ，鉗子口より直接撒布している（図1）．一方，染色法では0.05％クリスタルバイオレット溶液を用いている．染色前には必ずプロナーゼ溶液により十分に粘液を除去し，過剰な染色を避けるために，**non-traumatic tube**を使用しながら少量ずつ病変に滴下している（図2）．原則的に1分以内の染色時間としており，適切な染色状態となったことを確認し，再度プロナーゼ溶液を用いて洗浄する．洗浄の際には，病変に近接し，送水ボタンを押すことで行うレンズ洗浄も効果的である．

❖ 観察時のポイント

　観察は，病変全体像（遠景像）と近接像，弱拡大から強拡大へと順次移行するわけだが，評価したい部分を全体像で把握し，系統的に撮影をしていく必要がある．これにより，病変の内視鏡像と病理組織像の対比を正確に行うことができ，そのようにして行う病変のレビューは，初学者にとって如何なる書物よりも実りある教材となる．また，拡大観察は病変に対し可能な限り**正面視して行う**ことが望ましく，接線方向となる際には，non-traumatic tubeを用いて，病変の手前を押さえたり，空気量の調節をしたりすることにより，正面視を心がける（図3）．

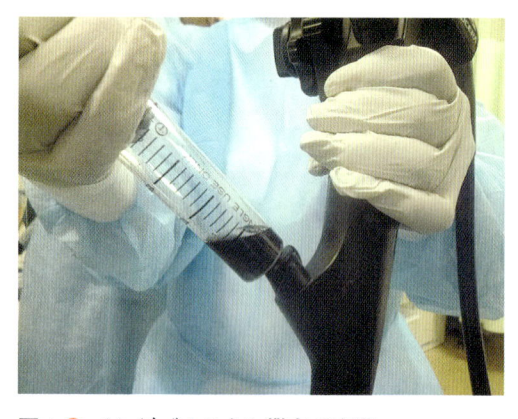

図1 ● インジゴカルミン撒布の実際

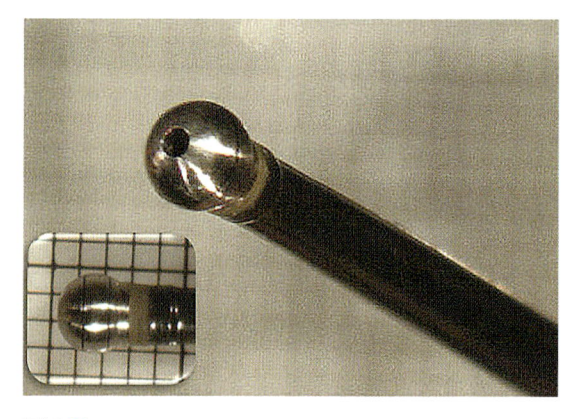

図2 ● non-traumatic tube

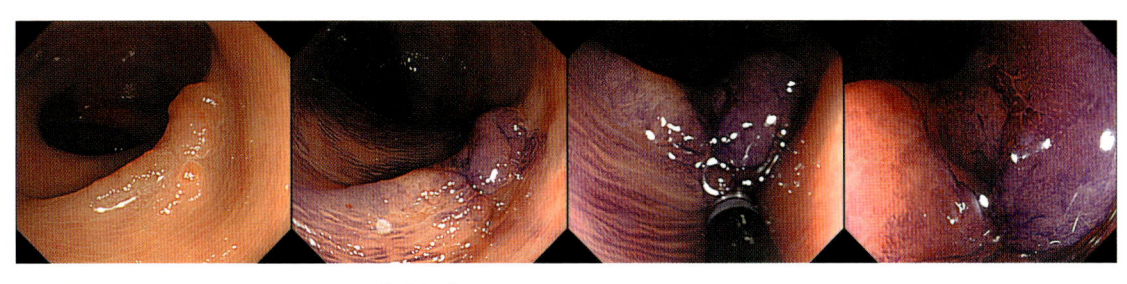

図3 ● non-traumatic tube を用いた病変観察
接線方向の平坦型病変の場合，その表面模様を十分に観察するのが困難なことがある．non-traumatic tube を用いることで，腫瘍表面を正面視することができ，空気量やチューブ先端長の調節により病変との距離を自在に変えることができる

読影・画像診断の方法，注意点

❖ 非拡大観察

1）粘液の付着状態の観察

　　コントラスト法においては，拡大内視鏡を用いなくても重要な情報を得るように心がけなくてはならない．まず，病変指摘時点での粘液の付着状態を観察することから評価は始まる．過形成性ポリープやsessile serrated adenoma/polyp（SSA/P），villous featureを有する病変，粘液癌などでは粘液の付着が比較的多い．粘液が固着し頻回の洗浄を要する場合には，それだけでもある程度病変の絞り込みができる．

> **memo**
> **sessile serrated adenoma/ polyp（SSA/P）**
> 大腸癌の発育過程の一つとして，"serrated neoplasia pathway"が注目されている．その過程において注目されるのが，SSA/Pである．SSA/Pは右半結腸に多く，腺底部での鋸歯状変化や内腔拡張，増殖細胞帯の幅の拡大や同部位の核異型などが組織学的特徴とされている．従来のhyperplastic polypと臨床的には重複する病変ながら，癌を合併するものがあることが重要な点である．今日までに得られたコンセンサスからは，右半結腸の多発例や10 mm以上の病変などは，治療適応と考えて切除する必要がある．

2）上皮性腫瘍かの鑑別

　　次いで，粘液の除去後に色素撒布をするわけであるが，まず病変が上皮性腫瘍なのかそれ以外かを大きく鑑別する．上皮性腫瘍であれば，色素撒布後に非腫瘍粘膜との間に不規則な境界を明瞭に認識することができることが多い．例えば，粘膜下腫瘍様の隆起性病変について，上皮性腫瘍が粘膜下層以深でmassiveな浸潤増殖を来したことによる形態変化なのか，転移性腫瘍などの非上皮性腫瘍なのかを鑑別する上で重要な所見となる．

3）腫瘍・非腫瘍の鑑別

　　腫瘍・非腫瘍の鑑別については，後述する拡大観察を用いることで高精度に診断可能である．しかしながら，拡大内視鏡を用いなくても色素撒布後の腫瘍表面の模様を観察し，「**分葉溝が確認できれば腫瘍性病変，分葉溝が視認されず滑らかな形態を呈していれば過形成性ポリープ**」と大別することは可能である．

4）腫瘍性病変の観察

腫瘍性病変の観察では「病変の硬さ」「周囲ひだのひきつれ」「緊満感」「壁の硬化像」「陥凹局面の有無」「表面形態の不整性」「空気変形」「分葉」などの所見を，空気量の調節により確認することも必要である．これは色素撒布せずとも確認できる所見ではあるが，色素撒布により，より病変の量的診断に重要なポイントに絞った観察が可能となるため，可能であれば色素撒布後にも確認したいところである．

さらに，近年内視鏡治療の対象病変として注目されているLST病変においては，その亜分類は治療選択を決定する上で非常に重要な情報であり，コントラスト法により顆粒型と非顆粒型の区別・粗大結節の有無・陥凹局面の有無を正確に判定しなければならない．

❖ 拡大観察

拡大色素内視鏡は，大腸病変の質的診断・量的診断においては現在の内視鏡診断学においては最も信頼性の高いツールであり，それは病変の腺管開口部の観察をすることで直接的に病変の組織学的構築を表面から視認していることに起因する．すなわち，腫瘍性病変の診断学においては，narrow-band imaging（NBI）やflexible spectral imaging color enhancement（FICE）が注目されてはいるが，組織像との対比が明確に行える点では，内視鏡診断のゴールドスタンダードはやはり色素内視鏡である．

色素拡大観察においては，**pit pattern分類**（工藤・鶴田，2001）が基礎となっている[3]（p.260参照）．円形のほぼ同じ大きさのpitが等間隔で分布しているⅠ型，星芒状または乳頭状でⅠ型よりやや大型のパターンを呈するⅡ型は，非腫瘍性病変を示唆する．Ⅲ型は正常腺管との大きさの比によりⅢ$_L$型とⅢ$_S$型に亜分類されており，Ⅲ$_L$型は正常より大型の管状型，Ⅲ$_S$型は正常よりも小型の管状あるいは類円形を呈すると定義されている．Ⅲ$_L$型の場合，病理組織学的には管状腺腫がほとんどである一方，Ⅲ$_S$型は陥凹型または非常に丈の低い平坦型腫瘍で観察されることが多く，管状腺腫のみならずde novo型癌の可能性もあるため，注意が必要である．Ⅳ型は溝紋型，樹枝状，脳回転状を呈する．特に，脳回転状を呈するものは，正確にはpitではなく被覆上皮を反映したものであるが，villous tumorとしての組織構造を示すものに多く認められる．Ⅴ型は組織学的な構造異型の出現を反映し，種々の不規則性（大きさ，配列，分岐など）を呈するもので，高度異型腺腫ならびに癌を示唆することが多い．Ⅴ型pitの解釈は腫瘍性病変の量的診断上非常に重要であり，次に詳しく述べる．

❖ Ⅴ型pitの解釈

2004年の箱根ピットパターンシンポジウムにおいて，Ⅴ型pitは以下のような判定の統一が提言された．

  Ⅴ$_N$型 ：明らかな無構造領域を有する
  Ⅴ$_I$型 ：不整腺管構造を有する

さらにⅤ$_I$型は以下の所見を示す高度不整群とそれ以外の軽度不整に亜分類されている．

  〔Ⅴ$_I$型pitの高度不整群〕
  ① pitの内腔狭小 ② 辺縁不整 ③ 輪郭不明瞭
  ④ stromal areaの染色性の低下・消失 ⑤ scratch sign

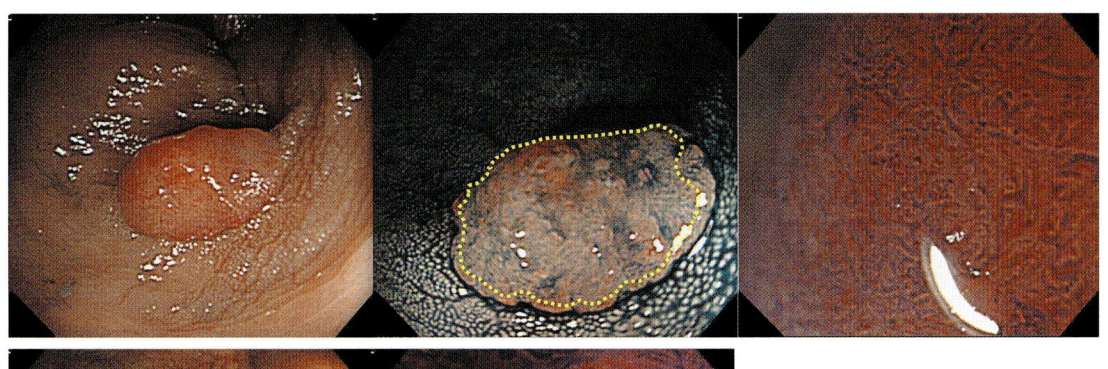

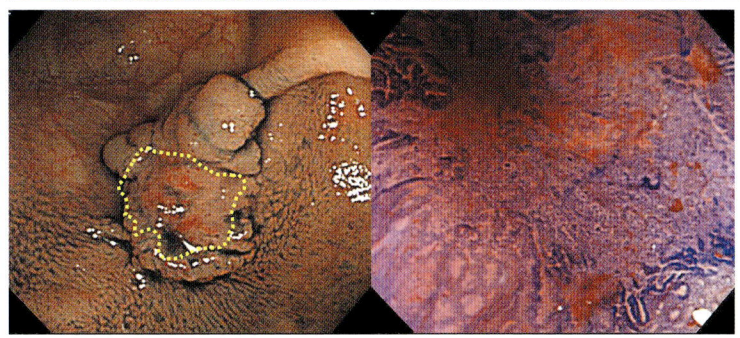

図4 invasive pattern
上段の症例では発赤した結節（陥凹内隆起）部に，下段の症例では陥凹面に一致してV$_I$型pitを認め，"invasive pattern"と診断される

　この亜分類は，病変の組織構築を内視鏡的に正確に捉え，その所見を表現することが可能で，量的診断においてはV$_N$型とV$_I$型高度不整の一部がSM深部浸潤癌の指標として諸家より報告されている．

　しかしながら，臨床的に重要なことは，内視鏡または外科治療とするかである．臨床分類としては二者択一であればシンプルかつ明確に判断しやすくなる．そこで藤井らは，V$_I$型の一部とV$_N$型に相当するものに領域性を加味することで，外科的治療適応病変を鑑別することを目的に"invasive pattern（不整形なpit構造が，ある領域性に一致して認められるもの）"を定義した（図4）[4)5)]．太田らの実体顕微鏡写真を用いた検討で，表面型病変で3 mm，隆起型病変では6 mmの領域性が，M-SM1とSM2とのボーダーラインであることが報告され，最近では深達度診断におけるこの領域性の重要性が再度クローズアップされてきている．実際にこの分類を用いた治療方針決定において良好な成績を報告されているため，有用な分類の一つと考えられる[5)]．

文献

1) Rutter MD, et al. Pancolonic indigo carmine dye spraying for the detection of dysplasia in ulcerative colitis. Gut, 53：256-260, 2004
2) Mitooka H, et al. Minute flat depressed neoplastic lesions of the colon detected by contrast chromoscopy using an indigo carmine capsule. Gastrointest Endosc, 41：453-459, 1995
3) 工藤進英：大腸pit pattern診断．医学書院，2005
4) 国立がんセンター内視鏡部，『国立がんセンター大腸内視鏡診断アトラス』医学書院，2004
5) Matsuda T, et al. Efficacy of the invasive/ non-invasive pattern by magnifying chromoendoscopy to estimate the depth of invasion of early colorectal neoplasms. Am J Gastroenterol, 103：2700-2706, 2008

基本編 消化管癌の画像検査に必要な知識

2. 消化管癌の画像検査法
2）内視鏡検査
c. Equipment-based image enhanced endoscopy：上部消化管

上堂文也

狭帯域内視鏡（narrow band imaging：NBI）

Point

1. NBI画像は粘膜表層の表面構造と血管構築を強調し描出する．拡大内視鏡を併用するとそれらの詳細な観察が可能となる．粘膜表面構造と血管構築はそれぞれ個別に評価する必要がある
2. 食道・咽喉頭では高危険群において扁平上皮癌のスクリーニングに有用である．拡大内視鏡で病変の質的診断（良悪性の鑑別，広がり，深達度の推測）に有用である
3. 胃では非拡大観察による病変の発見は困難で，拡大内視鏡が必須である．発見した病変の質的診断（良悪性の鑑別，分化型癌の広がり診断）に有用である
4. 癌の診断のために非腫瘍性病変の内視鏡像をよく理解することが重要である

原理

- 光の粘膜への深達距離は波長に依存する．通常の白色光観察では，粘膜浅層で散乱・吸収され反射する短波長の光から，深層に到達して散乱・吸収され反射する長波長の光までの広い帯域の光の情報を画像化している
- NBIは415nmと540nmの短波長光を狭帯域化することで，粘膜の表層で散乱・吸収・反射する光の情報を特異的にとらえて画像化している．また，415nmと540nmの光はヘモグロビンに強く吸収されるため，粘膜表層の血管の情報を強調してとらえることができる（図1）

検査の目的と適応

❖ 目的
- 食道または咽喉頭の扁平上皮癌の早期発見
- 拡大内視鏡を併用し，食道および胃の異常所見の良悪の鑑別と表在癌の精密診断（広がり，深達度，組織型の推測など）

❖ 適応
- 食道扁平上皮癌の高危険群のスクリーニング

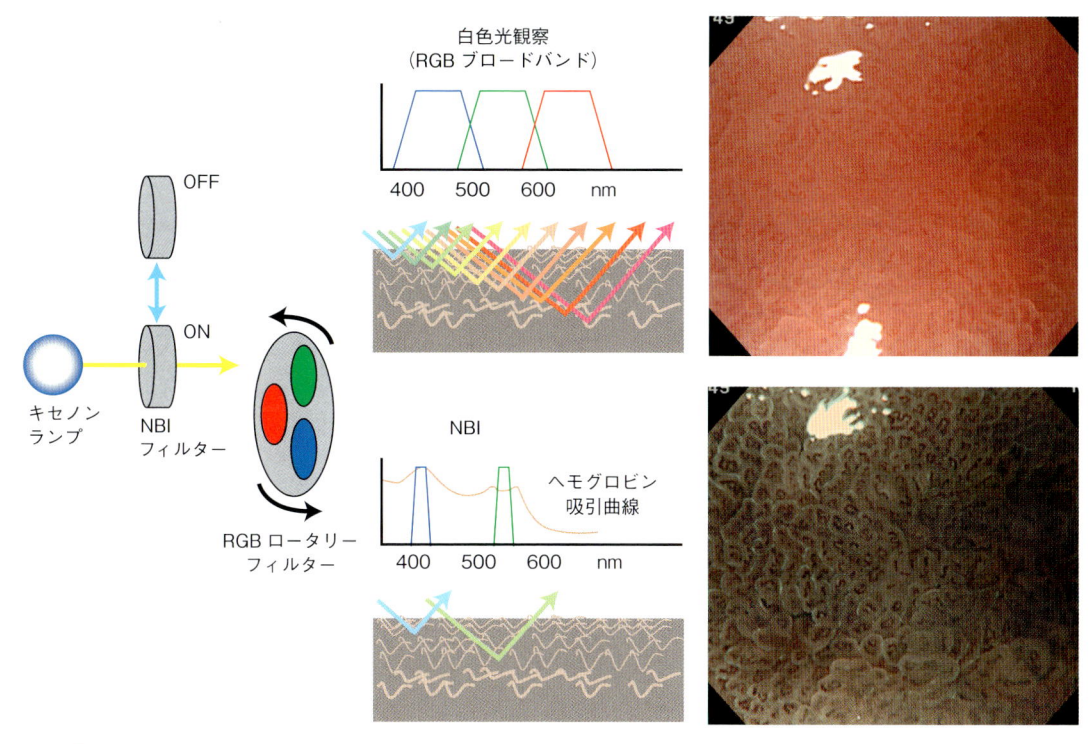

図1 ● NBIの原理

- 食道・胃病変の精密診断を要する症例
- 食道扁平上皮癌の高危険群においてNBIは通常観察に比べて，有意に多数の頭頸部または食道表在癌を発見できることが実証されている[1]
- 胃は管腔が広く，なおかつ粘膜の血流が豊富なため，遠景観察の画像は暗くスクリーニング（病変の拾い上げ）は困難なため，通常観察や色素内視鏡で発見した病変の精査に主に用いる
- NBIなどのequipment-based image enhanced endoscopyが普及しつつあるが，最終的な治療方針決定のための精密診断には従来の色素内視鏡検査も併せて評価する必要がある
- Equipment-based IEEは色素内視鏡よりも簡便に通常観察を上回る診断情報が得られるため，特にスクリーニング検査における補助診断法としての有用性に期待が持たれる

検査の禁忌・リスクは一般的な上部消化管内視鏡検査の禁忌・リスクに準ずる．

検査方法とポイント

説明と同意の取得については，一般的な上部消化管内視鏡検査の説明に準ずる．

❖ 機種の選択

- 精密検査には拡大内視鏡との併用が有効である
- 拡大観察の際に最大倍率で安定した画像を得るにはアタッチメントや透明フードの装着が必須である（図2）

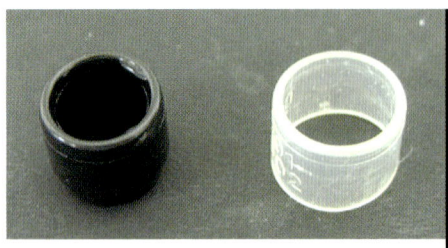

図2● 拡大観察時のアタッチメント

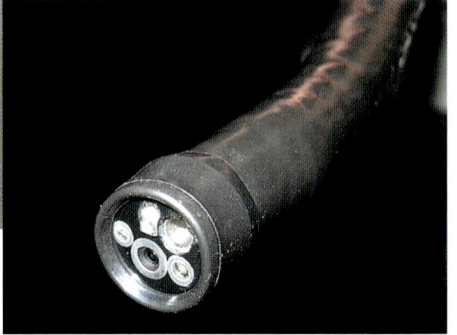

❖ 検査のポイント

- 食道扁平上皮癌の高危険群においては内視鏡挿入時に咽喉頭部，内視鏡抜去時に食道入口部も観察する．同部はヨード染色ができないため，NBIの有用性が高い
- アタッチメントを付けると粘膜を固定して正面視することができるため，画面全体に焦点の合った画像を得ることができる（図3）．評価に堪えうる画像を記録することは正確な診断を得るための第一歩である．特に微細血管構築は最大拡大倍率でないと詳細な評価が困難である
- 拡大観察時に送気したままスコープを近づけても粘膜の正面視は困難で，接触によりこすれて出血する．粘膜に近接するコツは，アタッチメントで病変手前の粘膜を固定し，脱気して粘膜を軟らかくし，粘膜自体を近づけて正面視することである
- 拡大内視鏡で，観察時に診断しようとするあまり検査に長時間を費やすことがある．迷った場合は静止画像を記録し，生検を採取する．評価しうる画像が記録できていれば後で複数医によって十分な評価が可能である

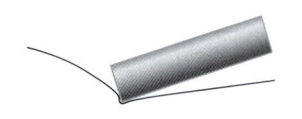

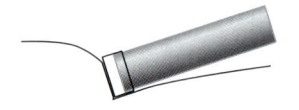

アタッチメントなし　　　　　　　　　アタッチメントあり

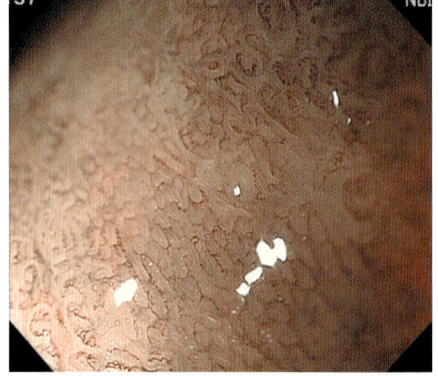

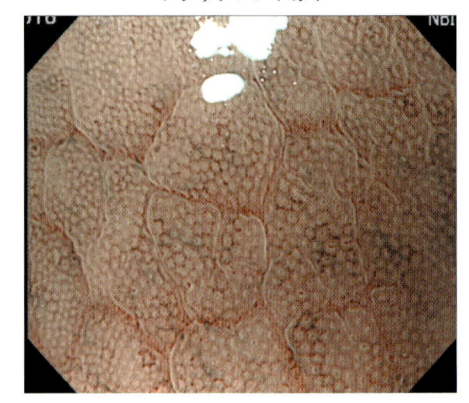

図3● 拡大観察におけるアタッチメントの効果

読影，画像診断の方法，注意点

❖ NBI 画像診断のポイント

NBI 画像は粘膜表層の表面構造と血管構築を強調し描出する．拡大内視鏡を併用するとそれらを詳細に観察することができる．粘膜の表面構造と血管構築はそれぞれを個別に評価する必要がある．

❖ 食道

- 食道の粘膜の表面構造は上皮の色調変化として認識できる．微細血管構築は主に乳頭内毛細血管ループ（intrapapillary capillary loop：IPCL）の変化を評価する[2]
- 腫瘍における IPCL の変化は，非拡大観察では明瞭な境界を持つ上皮の茶色変化（brownish area）とドット状に拡張した血管として認識される
- 拡大観察では IPCL の拡張，蛇行，口径不同，形状不均一をより詳細に評価することが可能である．炎症でも IPCL の拡張・蛇行などの変化は生じるが，口径不同は少なく，方向性が一定で配列（粘膜固有層の樹枝状血管に沿っている）が保たれていることが多い（図4）
- 食道扁平上皮癌の深達度と IPCL の形状との関連性が示唆されている（表1）

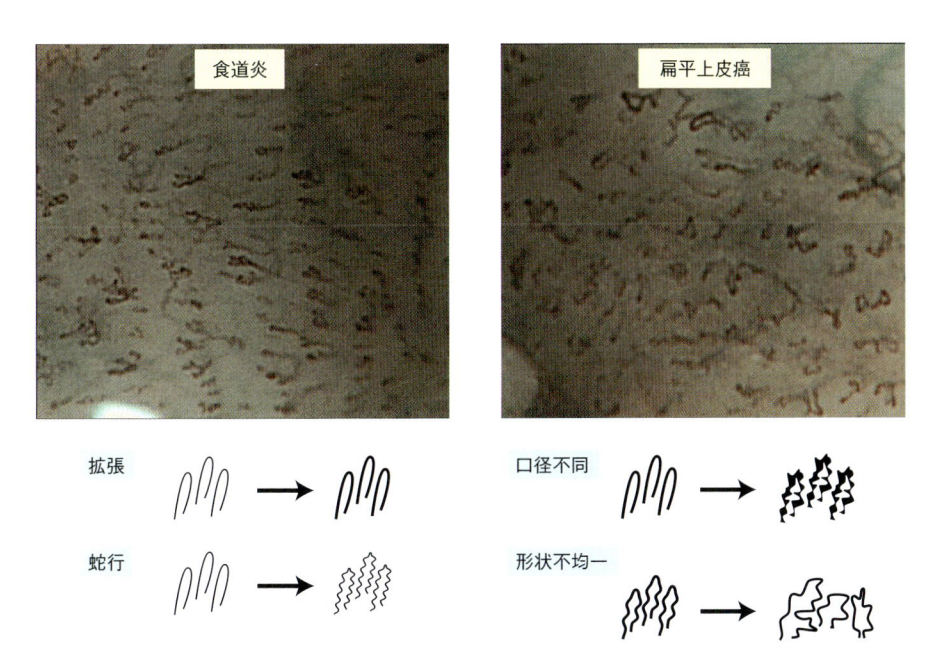

図4 ● 食道炎と扁平上皮癌の IPCL の違い

表1 ● 食道扁平上皮癌の深達度と IPCL の形状との関連性

上皮内（M1）・粘膜固有層（M2）	IPCL のループ構造が保たれる
粘膜筋板（M3）・粘膜下層表層（SM1）	ループ構造が破壊され，細い木の枝状の血管となる
粘膜下層深層（SM2）	ループ状の IPCL が消失し太い新生血管が観察される

❖ 胃

- 胃粘膜のNBI拡大像は粘膜表層の組織構築との対比から，①腺窩開口部（crypt opening：CO）と腺窩辺縁上皮（marginal crypt epithelium：MCE）の周囲を網目状に茶色い上皮下毛細血管（subepithelial capillary：SEC）が取り囲むパターン：組織学的に表層部でまっすぐな管状腺管が存在し，表面は平滑なもの（図5A）と，②腺窩開口部が深い凹部となり，畝〜乳頭状の白色の腺窩辺縁上皮の内部に茶色い上皮下毛細血管が囲まれたパターン：組織学的に腺管は蛇行・分枝し，窩間部が広く表面が凹凸を示すもの（図5B）に大別される[3]

- *Helicobacter pylori*（*Hp*）陰性の正常な胃底腺粘膜はヒトデ状の集合静脈（collecting venule：CV）が整に配列し，その間に円形の腺窩開口部が規則正しく配列している（図6A）[4]．また，*Hp*陰性の幽門腺粘膜は線状の開口部がスリット状に規則正しく並んでいる（図6B，矢印）

- **胃底腺の萎縮**が進むに従って，集合静脈が不明瞭となり（図7A），円形の腺窩開口部が

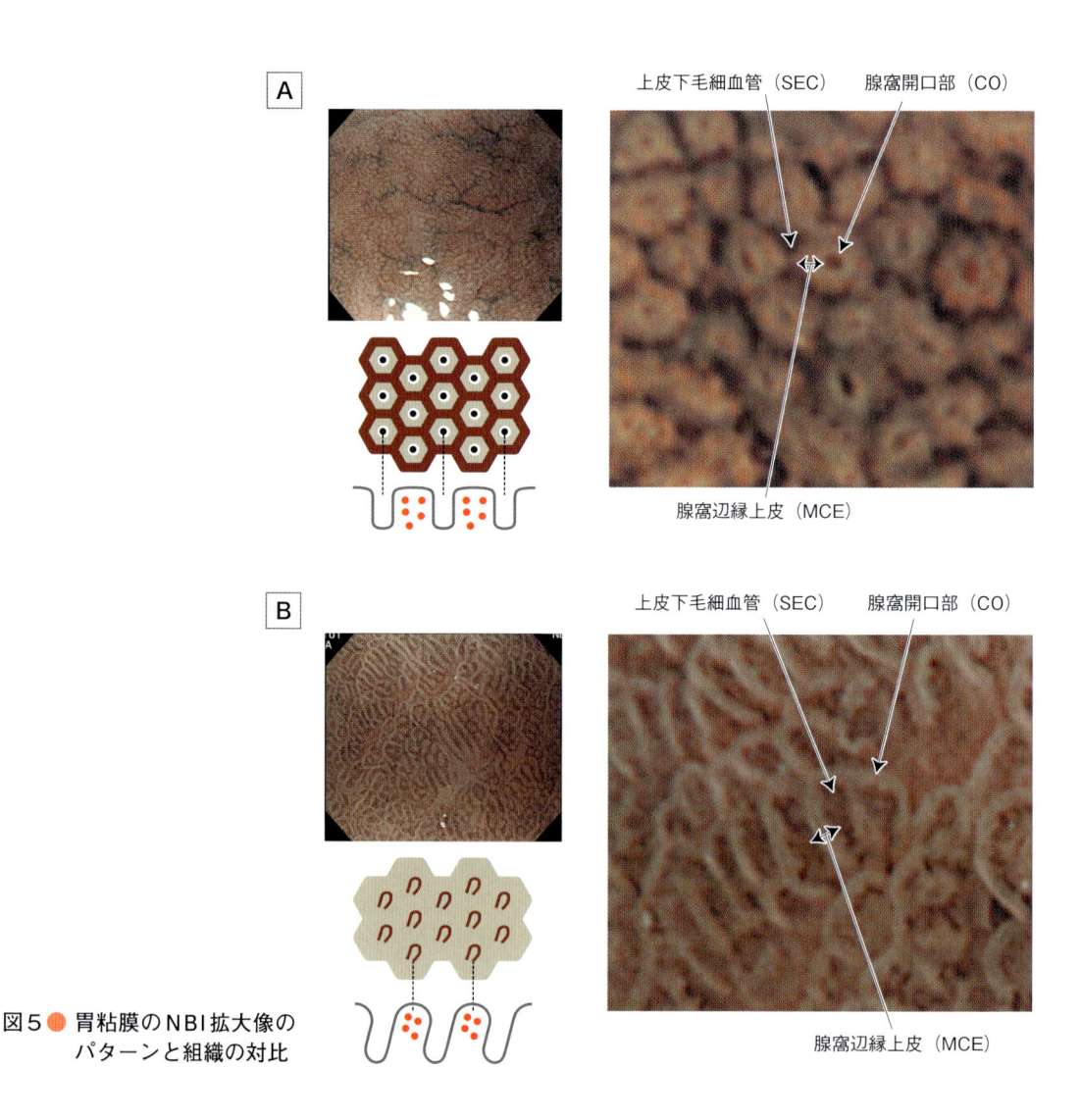

図5 ● 胃粘膜のNBI拡大像のパターンと組織の対比

徐々に開大し線状となり，つながりあって胃小溝を形成し（図7B），線状の腺窩開口部はさらにつながりあって全体に畝状の構造となり幽門腺に類似した形態となる（図7C）．さらに腸上皮化生が生じると乳頭・絨毛状の表面構造を示す（図7D）[5]．胃炎粘膜ではこれらの変化がモザイク状に生じ，徐々に領域性の変化となっていく

- また，**腸上皮化生粘膜**は非拡大観察で青白い斑状の領域として観察され（図8A），同部を拡大観察すると腺窩の表層部に青白い縁取り（light blue crest：LBC）を認める（図8B）[6]．同所見は組織学的な刷子縁の存在と密接に関連しており，腸上皮化生の内視鏡診断に有用である
- 癌を診断する上で，非腫瘍性病変の内視鏡像を理解することは重要である．特に胃癌は萎縮性胃炎を背景に癌が生じるため，胃炎の内視鏡像を理解していないと思わぬ誤診につながる．また，広がり診断は必ず周囲粘膜との対比しながら診断する
- 早期胃癌は上記のような胃炎による背景粘膜表層の形態変化に対して，癌に伴う**不整な**

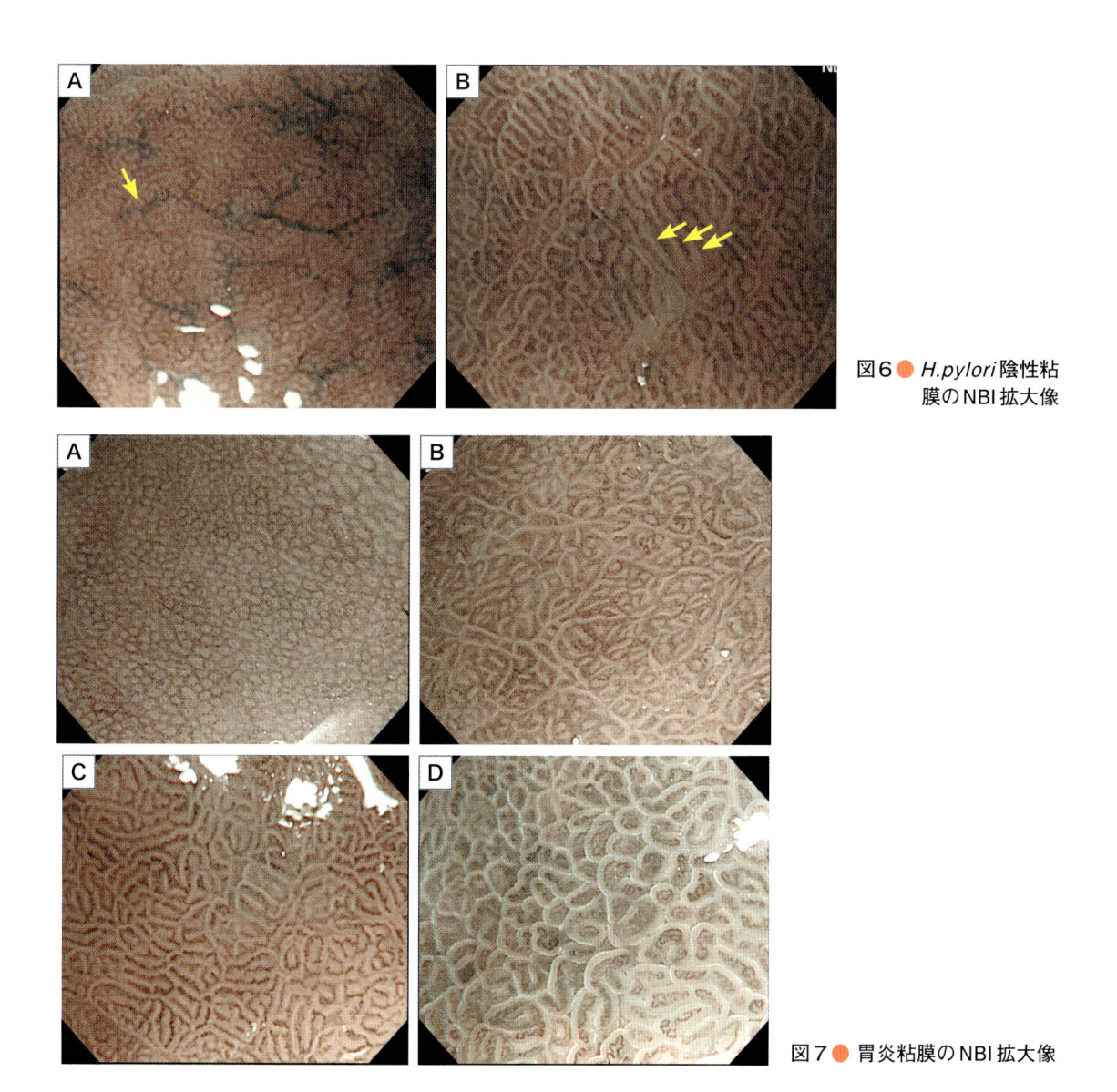

図6● *H.pylori* 陰性粘膜のNBI拡大像

図7● 胃炎粘膜のNBI拡大像

表面構造（irregular micro-surface pattern）と異常血管（irregular micro-vessel pattern）が，明瞭な境界線（demarcation line）を形成しているのが観察される[7]．このような所見をもとに小陥凹性病変の腫瘍と非腫瘍の鑑別や（表2），腫瘍の境界診断を行うことが可能である

- 分化型早期胃癌では不整な網目状の微細血管（fine network pattern，図9A）が，未分化型早期胃癌では微細表面構造が消失し不整なコークスクリュー状の微小血管（Cork screw pattern，図9B）が，非癌上皮と明瞭な境界を形成して観察される[8]

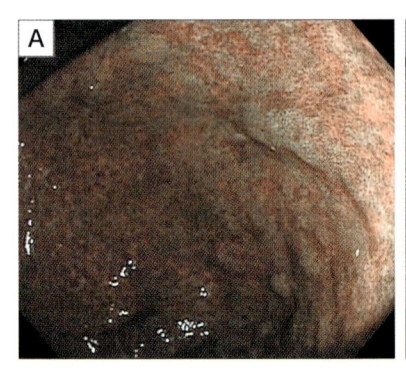

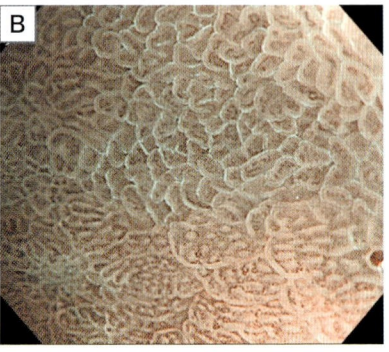

図8● 腸上皮化生のNBI拡大像とLBC

表2● NBI拡大観察による陥凹型小胃癌と良性陥凹との鑑別

	早期胃癌	胃びらん
腺管模様	小型・密，不整	同・大型，整
微小血管	口径不同，走行異常	周囲と同様
境界	明瞭	不明瞭

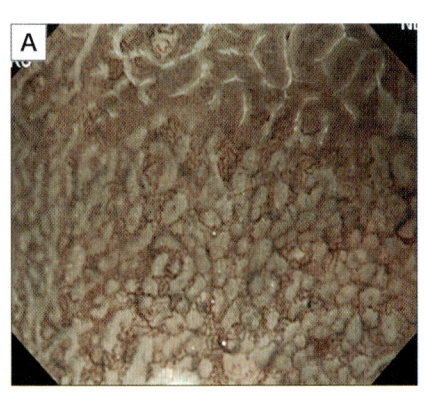

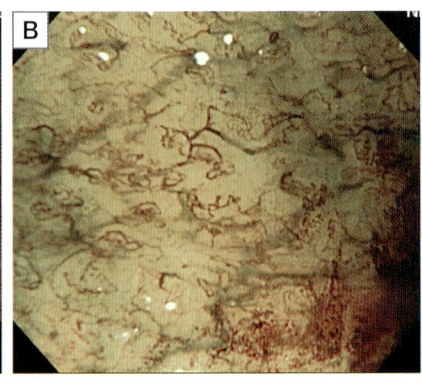

図9● 分化型（A），未分化型（B）胃癌のNBI拡大像

自家蛍光内視鏡（autofluorescence imaging：AFI）

Point

1. 腫瘍では粘膜の肥厚，血管密度の増加や組織構築の差などにより，一般的に自家蛍光は減弱している
2. 病変の精査よりも，スクリーニングに主に用いられる
3. 専用内視鏡が必要である

原理

- 蛍光物質に短波長の励起光を照射すると，照射光とは異なる波長の光（蛍光）を発する．生体内分子（コラーゲン，NADH，ポルフィリンなど）も蛍光物質として作用するため，消化管粘膜に励起光を照射すると微弱な自家蛍光が生じる．これを内視鏡で捉え，異なる蛍光特性をモニター上に疑似カラー表示するのが自家蛍光内視鏡である
- 腫瘍では粘膜の肥厚，血管密度の増加や組織構築の差などにより，一般的に自家蛍光は減弱している（図10）

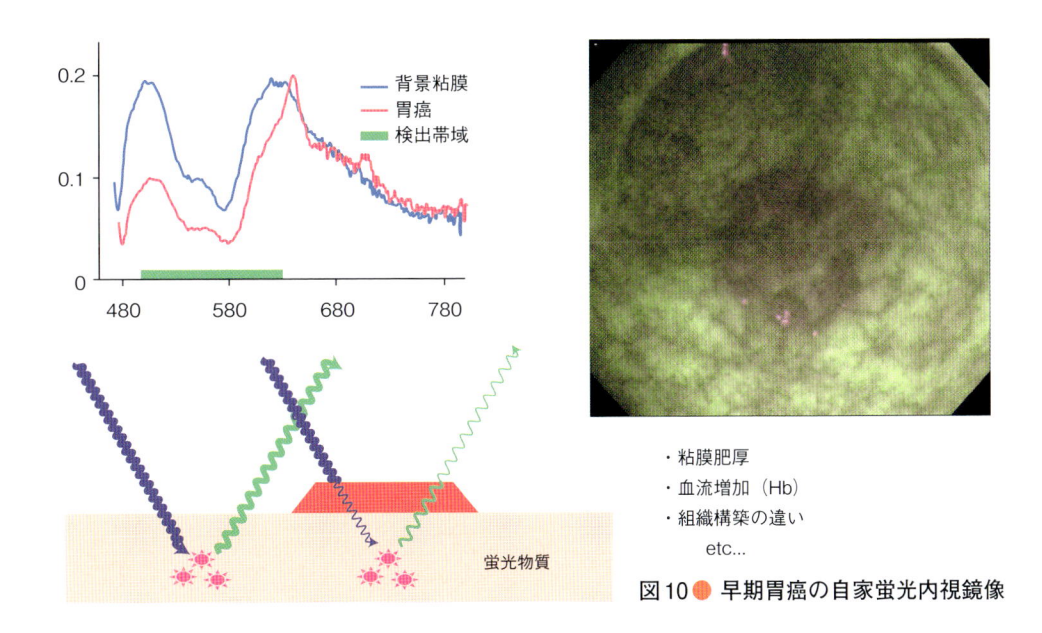

・粘膜肥厚
・血流増加（Hb）
・組織構築の違い
　etc...

図10 早期胃癌の自家蛍光内視鏡像

検査の目的と適応

❖ 目的

- 食道または咽喉頭の扁平上皮癌の早期発見と広がり診断
- 萎縮性胃炎の診断と胃癌の早期発見と広がり診断

❖ 適応

- 食道扁平上皮癌の高危険群のスクリーニング
- 食道ではNBIのスクリーニング・質的診断の有用性が示されており，画質の問題や拡大観察が不可能なことなどからのNBIを上回るメリットは少ないと思われる
- NBIより画像が明るいため，咽喉頭領域において遠景での異常の拾い上げや，広範な表在性病変の広がりを概観する際に用いることができる
- 萎縮性胃炎の診断，高度萎縮例や早期胃癌内視鏡治療後例における早期胃癌のスクリーニング
- AFIによる蛍光観察は，進行癌では炎症や浮腫などの影響により評価困難なため，早期癌が観察の主な対象となる

検査の禁忌・リスクは，一般的な上部消化管内視鏡検査の禁忌・リスクに準ずる．

検査方法とポイント

説明と同意の取得は，一般の上部消化管内視鏡検査に準ずる．

❖ 機種の選択

- 蛍光観察用の専用電子内視鏡（EVIS GIF-FQ260Z，オリンパス・メディカルシステムズ社）が必要である．NBI観察も可能で拡大機能をもつ
- アタッチメントまたは透明フード装着時，蛍光観察に切り換えてもフード先端が画面にかからないようアタッチメントを調節する必要がある

❖ 検査のポイント

- AFIは弱い自家蛍光を増幅して画像化するため，近接観察では過度に明るい画像となってしまう．また，接線観察でも病変と周囲粘膜との蛍光特性の差をとらえにくい．そのため，やや遠景で可能な限り正面に近い条件で観察する必要がある
- 拡大観察を行った後ではスコープ先端が触れた部位に浮腫性変化が生じ，AFI画像での色調を変化させる．また，色素撒布もAFI画像での色調差を低下させることがあるため，AFIによる広がり診断はNBIや色素観察の先に行うべきである

読影，画像診断の方法，注意点

- 食道癌は緑色の背景粘膜内の紫〜深緑色の領域として描出される
- 逆流性食道炎は縦走性の紫色の色調変化としてとらえられる
- 萎縮のない胃底腺粘膜は紫色に，萎縮性胃炎の粘膜は緑色に描出される[9]

- AFIの色調には病変の形態が強く関与し，基本的に**隆起型の病変は紫色**に，**陥凹型の病変は緑色**に描出される[10]
- AFIは他の画像診断法と異なった視点の情報が得られるという点で有意義であるが，解像度が通常観察に劣る点や特異度が低い点など，今後さらに画質や診断能の改善が望まれている

FICE（flexible intelligent chromoendoscoy）

Point

① FICEは対象物の任意の波長の分光画像を電気的に演算処理して，RGBで疑似カラー表示することができる
② FICEは表在食道癌・早期胃癌の発見・質的診断に有用な可能性が示唆されている
③ FICEではNBIのようにフィルタを用いないため光量の減弱がなく，遠景像でも明るく，色調コントラストにより微小血管の視認性が向上することが特徴である

原理

- 白色光の反射光情報をもとに，対象物の任意の波長の分光画像を電気的に演算処理して，RGBカラー・チャンネルに割当てて疑似カラー表示する．そのためあらゆる波長の画像を抽出可能で，それらの組合わせパターンは膨大である
- NBIでは照射光から特定の波長の光をフィルタで抽出することで分光画像を得ているが，FICEは通常光で得られた画像をもとにコンピュータで画像処理して分光画像を得ている点が異なる点である．通常光画像がもとになるため画像は全体に明るい．反面，照射光の狭帯域化による画像の尖鋭化や微小血管の視認性の向上などの光学的効果は得にくい

検査の目的・適応

❖ 目的

- 食道・咽喉頭の扁平上皮癌と早期胃癌の発見
- 拡大内視鏡を併用し微小血管からみた表在食道癌・早期胃癌の深達度診断

❖ 適応

- 表在食道癌，慢性胃炎，早期胃癌

禁忌は，一般的な上部消化管内視鏡検査の説明に準ずる．

検査方法とポイント

説明と同意の取得については，一般的な上部消化管内視鏡検査の説明に準ずる．

❖ 機種の選択と検査のポイント

- 精密検査には拡大内視鏡との併用が有効である
- 拡大観察の際に最大倍率で安定した画像を得るにはアタッチメントや透明フードの装着が有用である
- FICEは任意の波長をRGBの各チャンネルに割り当てることが可能であるため設定の自由度が非常に大きい反面，至適設定値の決定が困難というデメリットもある．出荷時には0から9までの10通りのデフォルト設定が提供されている．このうち0，3，4，6，9が食道で，0，1，2，3，4，5，9が胃で主に用いられる（表3）．デフォルト値は変更可能で，今後さらなる検討により至適設定値が明らかになると思われる

表3 ● FICEデフォルト設定値の波長と使用臓器例

No.	波長 [nm]（ゲイン値）			使用例		
	R [赤]	G [緑]	B [青]	食道	胃	十二指腸
0	525 (3)	495 (4)	495 (3)	○	○	
1	550 (2)	500 (4)	470 (4)		○	○
2	550 (2)	500 (2)	470 (3)		○	
3	525 (4)	495 (3)	495 (1)	○	○	
4	520 (2)	500 (2)	405 (3)	○	○	
5	560 (4)	500 (5)	475 (3)		○	
6	580 (2)	520 (2)	460 (3)	○		
7	540 (1)	490 (5)	420 (5)			
8	540 (2)	505 (4)	420 (5)			
9	550 (2)	500 (2)	400 (3)	○	○	

❖ 検査のポイント

- 画像が明るいため，やや離れても十分な光量がある．中等度拡大で全体の色調と粘膜模様を評価しながら診断するのが効果的とされている
- 微細表面構造や微小血管構築像の判定には高倍率での拡大観察が有用である

読影・画像診断の方法と注意点

❖ 食道

- 微細血管像によって良悪性の鑑別と深達度の推測を行う．すなわち，上皮下乳頭内の細く線状の血管（type 1）は主に正常粘膜に見られ，拡張・伸長されているが正常の上皮

下乳頭内血管の形態が保たれている血管（type 2）は炎症で認められる．それに対して，らせん状で拡張し，口径不同で形状が不均一な血管（type 3）は粘膜内（M1，M2）癌でみられ，多層化し不整に分枝した太い網状の血管（type 4）は粘膜筋板（M3）以深に浸潤した癌で見られる．引き伸ばされたtype 4血管によって囲まれた血管のない領域（avascular areas：AVAs）は癌の下方発育（downward growth）を示し，その大きさは深達度と関連している[11]．

❖ 胃

- 設定値：R 550 nm，G 500 nm，B 470 nmで，陥凹型早期胃癌は黄色調の背景粘膜に赤色調に描出され，拡大観察なしで96％の症例で腫瘍の境界を同定可能であったとの報告がある[12]
- 記録画像を用いた検討で，非習熟者においても病変の視認率がFICE画像で白色光観察に比べて向上するという報告がされている[13]

文　献

1) Muto M, Minashi K, Yano T : Early detection of superficial squamous cell carcinoma in the head and neck region and esophagus by narrow band imaging: a multicenter randomized controlled trial. J Clin Oncol 28 : 1566-1572, 2010
2) Yoshida T, Inoue H, Usui S, et al : Narrow-band imaging system with magnifying endoscopy for superficial esophageal lesions. Gastrointest Endosc 59 : 288-295, 2004
3) Yao K, Oishi T, Matsui T, et al : Novel magnified endoscopic findings of microvascular architecture in intramucosal gastric cancer. Gastrointest Endosc 56 : 279-284, 2002
4) Yagi K, Nakamura A, Sekine A : Comparison between magnifying endoscopy and histological, culture and urease test findings from gastric mucosa of the corpus. Endosopy 34 : 376-381, 2002
5) Yagi K, Honda H, Yang J M, et al : Magnifying Endoscopy in Gastritis of the Corpus Endoscopy 37 : 660-666, 2005
6) Uedo N, Ishihara R, Iishi H, et al : A new method of diagnosing gastric intestinal metaplasia: narrow band imaging system with magnifying endoscope. Endoscopy 38 : 819-824, 2006
7) Yao K, Anagnostopoulos GK, Ragunath K : Magnifying endoscopy for diagnosing and delineating early gastric cancer. Endoscopy 41: 462-467, 2009
8) Nakayoshi T, Tajiri H, Matsuda K, et al : Magnifying endoscopy combined with narrow band imaging system for early gastric cancer: correlation of vascular pattern with histopathology (including video). Endoscopy 36 : 1080-1084, 2004
9) Inoue T, Uedo N, Ishihara R, et al : Autofluorescence imaging videoendoscopy in diagnosis of chronic atrophic fundal gastritis. Journal of Gastroenterology 5 : 45-51, 2010
10) Kato M, Uedo N, Ishihara R, et al : Analysis of the color patterns of early gastric cancer using an autofluorescence imaging video endoscopy system. Gastric Cancer 12 : 219-224, 2009
11) Arima M, Tada M, Arima H : Evaluation of microvascular patterns of superficial esophageal cancers by magnifying endoscopy. Esophagus 2 : 191-197, 2005
12) Osawa H, Yoshizawa M, Yamamoto H, et al : Optimal band imaging system can facilitate detection of changes in depressed-type early gastric cancer. Gastrointest Endosc 67 : 226-234, 2008
13) Yoshizawa M, Osawa H, Yamamoto H, et al : Diagnosis of elevated-type early gastric cancers by the optimal band imaging system. Gastrointest Endosc 69 : 19-28, 2009

基本編　消化管癌の画像検査に必要な知識

2. 消化管癌の画像検査法

2）内視鏡検査
c. Equipment-based image enhanced endoscopy：下部消化管

鈴木晴久，斎藤　豊，松田尚久

狭帯域内視鏡（narrow band imaging：NBI）

Point

❶ 大腸ポリープの存在診断（病変の発見），質的診断（腫瘍・非腫瘍の鑑別），量的診断（深達度診断）を目的にNBI併用拡大観察を行う

❷ NBI観察は十分な送気により腸管を伸展した上で，腸管壁に近づき行う

❸ NBIによる存在診断に関しては依然有用性について見解が分かれていること，またNBIのみで質的・量的診断を行うのではなく，pit pattern診断などとの併用が重要である

検査の目的・適応・禁忌

目的：大腸ポリープ（大腸限局性病変），特に大腸腫瘍性病変の存在診断，質的診断，量的診断（深達度診断）を目的にNBI併用拡大観察を行う[1)～6)]。

適応：大腸過形成性ポリープ，大腸腺腫と大腸癌を含む大腸腫瘍．

禁忌：特にNBI観察の禁忌はないが，前処置が不十分な場合，通常観察以上にNBI観察は困難となる．また，メラノーシスが強い大腸では病変とのコントラストがつきにくく病変を見逃してしまう可能性があるので，NBIは不適当である．

検査方法とポイント

❖ 使用機器と設定

内視鏡システムはEVIS LUCERA SPECTRUM（オリンパス社）を用いる[4)～6)]．スコープはPCF-Q240ZIよりも高解像度のCF-H260AZIの方がよい．構造強調と色彩の設定は，構造強調A-5，適応型IHb色彩3が大腸の観察には推奨される．

❖ 観察方法

NBIは通常観察と比べ離れた部位の画像が暗くなるため，腸管壁に近づいてなめるように観察する．空気量に関しては，通常観察と同様にある程度腸管を伸展した状態でないと，特に表面型病変の発見は困難と考えられる．観察中の適切な体位変換，腸管内容液や残渣の吸

引も必要で，前処置も通常観察時よりも十分に行わなければならない．

読影・画像診断の方法と注意点

❖ 大腸ポリープの存在診断の方法

　正常粘膜と過形成性ポリープでは表層部の微小血管は非常に細いため，NBIで微小血管を認識することは困難である．これに対し腫瘍性病変では組織学的な異型度や悪性度が進むにつれて血管新生が亢進するため，周囲の正常粘膜と比べて腫瘍はNBIでbrownish areaとして認識される（図1）．一般にスコープ抜去時にこのbrownish areaを指標に病変の発見を行う．

　なお，NBIによる存在診断に関しては肯定的な報告と否定的な報告の両方が国内外で散見されており，有用性については依然見解が分かれているが，我々の施設で行ったprospective pilot studyの結果では，特に右側結腸の観察において通常観察では見逃しやすい腫瘍径の小さい表面型腫瘍の発見率が向上していた[3)4)]．このため，現在多施設による無作為割付大規模前向き研究が進行中であり，その結果が待たれる．

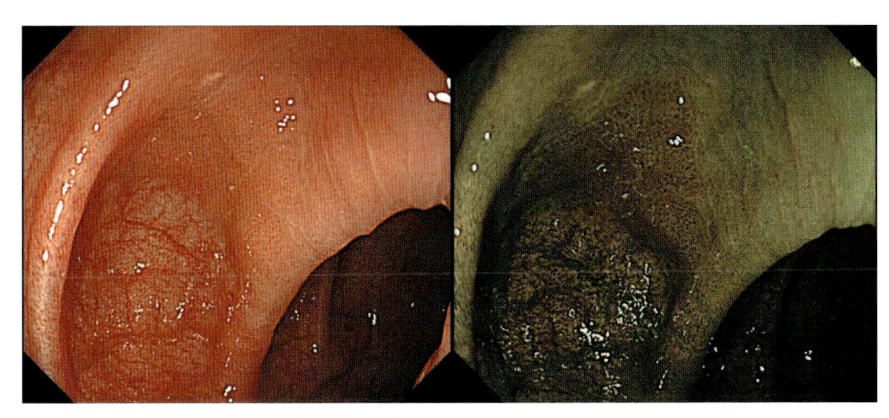

図1 ● Ⅱa，8 mm，腺腫（高度異型）

❖ 大腸ポリープの質的診断と量的診断の方法

1）pit patternによる質的診断

　NBIによる大腸腫瘍の質的診断と深達度診断の分類はいくつかあるが，ここでは佐野らのcapillary pattern分類（図2）を用いて解説する．腺管周囲を取り巻く網目状血管を以下のcapillary pattern（CP）type Ⅰ-Ⅲの3つに分類している[4)〜6)]．

　CP typeⅠ：腺管周囲に規則的に取り巻く六角形，もしくは蜂の巣様形態（honeycomb-like pattern）の毛細血管．正常（図2A），過形成性ポリープ（図2B）のパターンで，現状の内視鏡の分解能では血管が認識しにくい．

　CP typeⅡ：正常と比較して太い血管径を有し，管状/卵円形に拡大した腺管周囲を取り巻く毛細血管．蜂の巣様形態が部分的に残存している場合もある．基本的に腺腫のパター

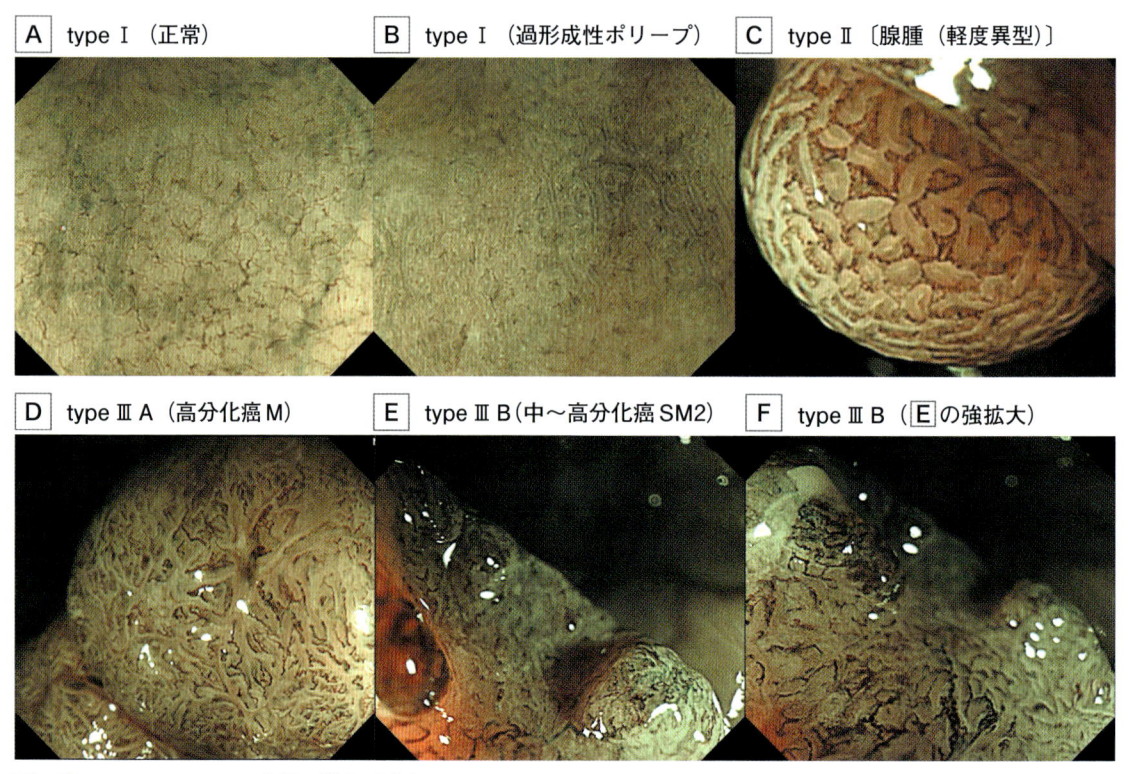

| A | type Ⅰ（正常） | B | type Ⅰ（過形成性ポリープ） | C | type Ⅱ〔腺腫（軽度異型）〕 |

| D | type ⅢA（高分化癌M） | E | type ⅢB（中～高分化癌SM2） | F | type ⅢB（Eの強拡大） |

図2● Capillary pattern分類（佐野分類）

ンで，現状の内視鏡の分解能でも血管の認識が可能である．血管径は均一である（図2C）．
CP type Ⅲ：正常と比較し太い血管径を有し，不規則に腺管周囲を取り巻く毛細血管．毛細血管の口径不同，途絶，蛇行，密度の増加を認める．蜂の巣様形態は破壊されている．基本的に癌のパターンで，現状の内視鏡の分解能で血管の認識が可能である．CP type Ⅲを血管が密に存在するⅢA（図2D）と血管が疎になり血管の規則性が崩れたⅢB（図2E，F）と亜分類し，ⅢAはSM1までの病変，ⅢBをSM massiveの病変の指標としている．

2）pit patternによる量的診断

近年NBIによる微細血管構築パターンの観察により，質的診断のみならず量的診断もpit patternに匹敵する情報が得られると報告がなされている．国立がん研究センター東病院の池松らは，2005年10月から2008年7月までに色素拡大内視鏡とNBI拡大観察が行われた1,130の大腸病変を対象に検討を行っている[5)6)]．まず，pit pattern診断とcapillary pattern診断の腫瘍・非腫瘍の質的診断については，それぞれの正診率，感度，特異度，PPV（positive predictive value）かつNPV（negative predictive value）が98.6％，99.0％，93.9％，99.4％と90.2％（pit pattern診断），96.8％，97.3％，91.8％，99.2％と76.3％（capillary pattern診断）であり，両診断とも正診率，感度，特異度とPPVは高かったが，capillary pattern診断のNPVは76.3％と低かった．この理由として血管の認識できる過形成性ポリープの存在の関与を考察している．

また，量的診断（深達度診断）についてはV$_I$（高度不整）・V$_N$型pit pattern，capillary patternのtype ⅢBをSM2・3癌の指標とすると，それぞれの正診率，感度，特異度，PPV

かつNPVが98.0％，77.6％，99.1％，80.9％と98.9％（pit pattern診断），97.7％，77.6％，98.7％，76.0％と98.8％（capillary pattern診断）であり，両診断とも正診率，感度，特異度とNPVはほぼ同等であったが，capillary pattern診断のPPVは76.0％と低かった．この理由を検討するためにcapillary patternのtype ⅢBを詳しくみてみると，組織で間質反応（desmoplastic reaction）を認めたものは56％で，粘膜下層が露出していたものが64％であり，粘膜病変が残存していた例，特に腺管密度の密の病変をcapillary patternのtype ⅢBと診断していた．そこでcapillary patternのtype ⅢBを認めた病変にpit pattern観察を加えたところ，正診率，感度，特異度，PPVかつNPVが98.0％，73.5％，99.3％，83.7％と98.6％となり，pit pattern診断のみとほぼ同等の成績となった．

さらに，当院でpit pattern診断とNBI拡大診断による確信度を加味した量的診断をそれぞれ単独で行った際の成績と，評価者間での一致率により信頼性を検討したところ，各モダリティー間での精度に有意差はなかったが，信頼性においてはpit pattern診断が優れており，質的診断においては現時点ではpit pattern診断を優先すべきと考えられた[7]．

❖ 注意点

NBI観察の注意点としては，腸管内容液，残渣かつ部分的な粘膜内血管の怒張を消化管出血のような赤色や，brownish areaとして誤認したりすることがあるため，このような場合にはいったん通常観察に変更してから再度詳細な観察をするべきである．また，腸管が虚脱した状態では観察ができないため，十分送気し腸管を伸展した上で腸管壁に近づいて観察すべきである．さらに，これらのポイントを十分に理解し，NBI画像に目を慣らしNBI観察に習熟する必要がある．

NBI診断の注意点としては，まず存在診断に関しては依然その有用性について見解が分かれていること，またNBIのみで量的診断を行うことについても現時点では確立した診断学ではないことを理解しておく．なお，現段階での大腸ポリープ発見後のNBI capillary pattern観察のストラテジーとしては，まず病変発見後にNBI観察にて血管の有無から腫瘍・非腫瘍の鑑別を行い，さらに腫瘍性病変に関してはcapillary patternのtype ⅢAを内視鏡治療適応病変に，capillary patternのtype ⅢBは色素内視鏡による詳細なpit pattern観察を行った上で治療方針を決定すべきであると考えている（図3）．

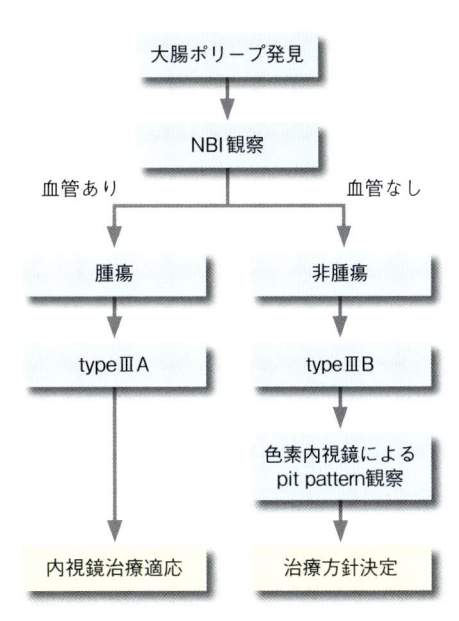

図3 ● NBI capillary pattern観察のストラテジー

自家蛍光内視鏡（auto-fluorescence imaging：AFI）

Point

1. 大腸ポリープの存在診断を目的に AFI 観察を行う
2. AFI 観察は十分な送気により腸管を伸展した上で，腸管全体をゆっくりと見渡すように行う
3. 現時点では存在診断に関してのみ有用性が期待されているため，質的診断と量的診断については NBI，色素内視鏡と拡大内視鏡などとの併用が必要であると考える

検査の目的・適応・禁忌

目的：大腸ポリープ，特に大腸腫瘍性病変の存在診断を目的に AFI 観察を行う[8]．AFI による質的診断に関しては依然として議論の余地があり，一定の見解が得られていない．

適応：大腸過形成性ポリープ，大腸腺腫と大腸癌を含む大腸腫瘍．

禁忌：AFI 観察に特に禁忌はないが，前処置が不十分な場合，通常観察以上に AFI 観察は困難となる．

検査方法とポイント

❖ 使用機器と設定

光源は EVIS-CLV260SL（オリンパス社）を，スコープは AFI 電子スコープ CF-FH260AZL/I（オリンパス社）を用いる．なお，通常白色光から AFI 画像の切り換えはスコープのグリップ部分についているボタンを押して行う．

❖ 観察方法

通常観察と同様にある程度腸管を伸展した状態で，腸管全体をゆっくりと見渡すように観察する．腸管粘膜にスコープを近接しすぎると画面全体が過度に明るくなり観察困難となるため，適度な距離が必要である．また，フレームレートの関係で，画像の追従性が悪いため，スコープはゆっくりと動かすことが重要である．さらに，蛍光観察では残渣や気泡が偽陽性所見となるため，洗浄と十分な吸引が必要で，前処置も十分に行わなければならない．ウォータージェット機能が付加されているためそれを有効利用する．

読影・画像診断の方法と注意点

❖ 大腸ポリープの存在診断の方法

AFI は青色励起光と緑色光を照射し，腫瘍と非腫瘍からの自家蛍光の違いを異なる色調で強調表示する診断技術である．正常組織は自家蛍光の減弱はなくグリーン調に，腫瘍性病変は腫瘍の厚みやヘモグロビン量の増加などで自家蛍光が減弱するためマゼンダ調に表示され，正

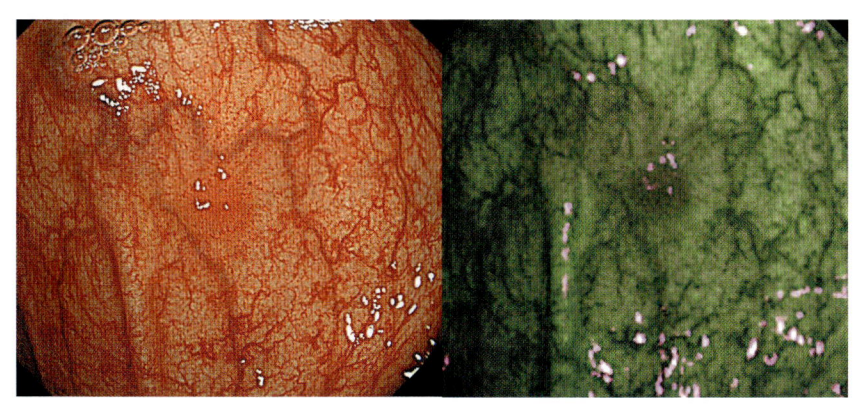

図4 ● Ⅱa, 3 mm, 腺腫（軽度異型）

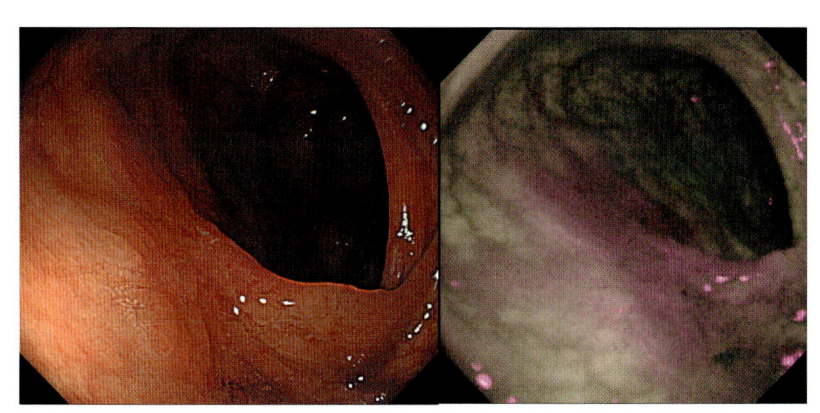

図5 ● Ⅱa, 35 mm, 腺腫（高度異型）

常と病変組織が識別可能となる．一般にスコープ抜去時にこの**マゼンダ調のエリアを指標に病変の発見を行う**．

　なお，我々の施設で行ったprospective pilot studyの結果では，AFIは通常観察に比べて，右半結腸において有意に大腸ポリープの見逃し率が低く，より多くの大腸ポリープを検出していた[8]．また，微小病変や平坦な病変のような通常観察では検出できない病変に対しても，AFIは診断に有用である可能性が考えられた（図4, 5）．このため，現在当院を含む多施設で，複数の内視鏡医による無作為割付大規模前向き研究が進行中であり，その結果が待たれる．

❖ 大腸ポリープの質的診断

　腺腫と非腫瘍である過形成性ポリープのAFIによる鑑別診断については，McCallumらは"背景粘膜と比較した病変部のAFI画像強度を算出すると，腺腫性ポリープと過形成性ポリープの鑑別診断が可能であった"と報告している[9]．ただし，この報告で用いられているAFIは旧型の機種であったこと，また益子らの報告によると，現行型のAFIと通常白色光による腫瘍・非腫瘍の鑑別診断能を検討したが，有意差はなかったとしており[10]，現時点ではAFIによる大腸ポリープの質的診断に関しては依然議論の余地のあるところである．

❖ 注意点

　　AFI観察の注意点としては，蛍光観察では残渣や気泡が偽陽性所見となるため，**洗浄と吸引を十分行ってから観察**する必要がある．また，腸管粘膜とスコープとは適度な距離が必要である．さらにAFIは画像の追従性が悪いため，**スコープはゆっくりと動かすことが重要**である．これらのポイントを十分に理解し，AFI画像に目を慣らしAFI観察に習熟する必要がある．

　　AFI診断の注意点としては，存在診断に関しては有用性が期待されているものの，質的診断については現時点では一定の見解が得られていないため，NBI，色素内視鏡と拡大内視鏡などの診断モダリティとの併用が必要である．

Flexible spectral-imaging color enhancement (FICE)

Point

❶ FICEは特に大腸ポリープの存在診断において有用である
❷ FICEの特長として，FICE画像と通常画像が瞬時に切り替わること，遠景像が明るいこと，微小血管の視認性が向上することが挙げられる
❸ FICEによる大腸ポリープの質的診断と深達度診断については，さらなる検討が必要である

検査の目的・適応・禁忌

　目的：大腸ポリープ，特に大腸腫瘍性病変の存在診断を目的にFICEによる観察を行う[11)～13)]．
　適応：大腸過形成性ポリープ，大腸腺腫と大腸癌を含む大腸腫瘍．
　禁忌：特にFICE観察の禁忌はないが，前処置が不十分な場合にはFICEによる観察が困難となる．

検査方法とポイント

❖ 使用機器と設定

　　直接方式の電子内視鏡では，光をCCDにより電気信号（RGBシグナル）に変換し，display上に内視鏡画像を投影するが，最近の画像処理技術の進歩により，このRGBシグナルを"特定の波長の光に応じた画像情報（分光画像）"に分離することが可能となった．各分光画像はモノクロ画像にすぎないが，FICEではRGBシグナルに割り当てることにより擬似カラー化して表示する[12) 13)]．NBIとの違いは，NBI画像は特定波長の分光波を被検体に照射することによっているが，FICE画像では通常光で得られた画像をコンピューター上で画像処理している点である．

　　FICE画像の自由度は非常に大きく，理論上2,700万通りの設定が可能であり，出荷時に10

通りのデフォルト設定（0〜9）が提供されている．このうち0，4，5，7，8が大腸に用いる設定である．なお，デフォルト設定はカスタマイズすることが可能である．

❖ 観察方法

　通常画像では全体をよく見渡して観察しないと病変の存在を見落とす可能性があるが，FICEでは遠景でも画像が明るいため，遠景・近景に関わらず正常粘膜との色調の違いから病変が容易に認識され，見逃す危険は少ないと考えられている．また，通常画像からFICE画像への切り替えを瞬時に行うことが可能である．

読影・画像診断の方法と注意点

❖ 大腸ポリープの存在診断の方法

　FICEによる大腸ポリープの存在診断の有用性については，2009年にドイツのPohl Jらが多施設共同試験の結果を報告した[11]．この報告によると，764人の大腸内視鏡検査受診者を，インジゴカルミンを用いた色素内視鏡群とFICE群とに無作為に分け，大腸腺腫の発見率を比較したところ，色素内視鏡群の発見率は35.4％，FICE群は35.6％であり，FICEは存在診断において色素内視鏡と同等であったとしている（この際のFICEの設定はR500・G480・B420であった）．また，冨樫らによると，FICEをR540・G490・B420の設定7にし，大腸ポリープの存在診断に関して，通常内視鏡とFICEとの比較試験を行ったところ，FICEにより有意に多くのポリープが発見されており，FICEは存在診断において有用性であると報告している[13]．なお，我々の施設で行ったprospective pilot studyの結果では，FICEは通常観察に比べて，右半結腸において有意に大腸ポリープの見逃し率が低く，より多くの大腸ポリープを検出していた．

　以上の報告から，FICEは大腸ポリープの存在診断に有用である可能性が示唆されたが，2つの報告はFICEの設定が異なっており，どのFICEの設定が最も拾い上げ診断において効果的であるかは明らかになっていないため，今後詳細な検討を行う必要があると考える．なお，FICEの設定により多少色調は異なるものの，一般に病変は褐色調に描出される．

❖ 大腸ポリープの質的診断と量的診断の方法

　FICE画像では，腫瘍性ポリープの表層には微小血管模様がみられるが，過形成性ポリープではこのような微小血管模様は観察されない[13)14)]．この微小血管模様に注目し，5mm以下のポリープを対象に，腫瘍性ポリープと非腫瘍性ポリープの鑑別診断（質的診断）にFICEが有用かどうかを検討したところ，90％以上の正診率で腫瘍性ポリープと非腫瘍性ポリープが鑑別されたと報告されている[14]．同一病変で色素撒布によるpit pattern診断も実施されたが，正診率は同等であった．この結果から，小ポリープの鑑別診断においてFICEが十分に活用されうることが示された．しかし，FICE診断における検者間・検者内のばらつき（inter/intra observer variability）はpit pattern診断よりも大きく，さらに症例を積み重ねる必要があると考えられた．

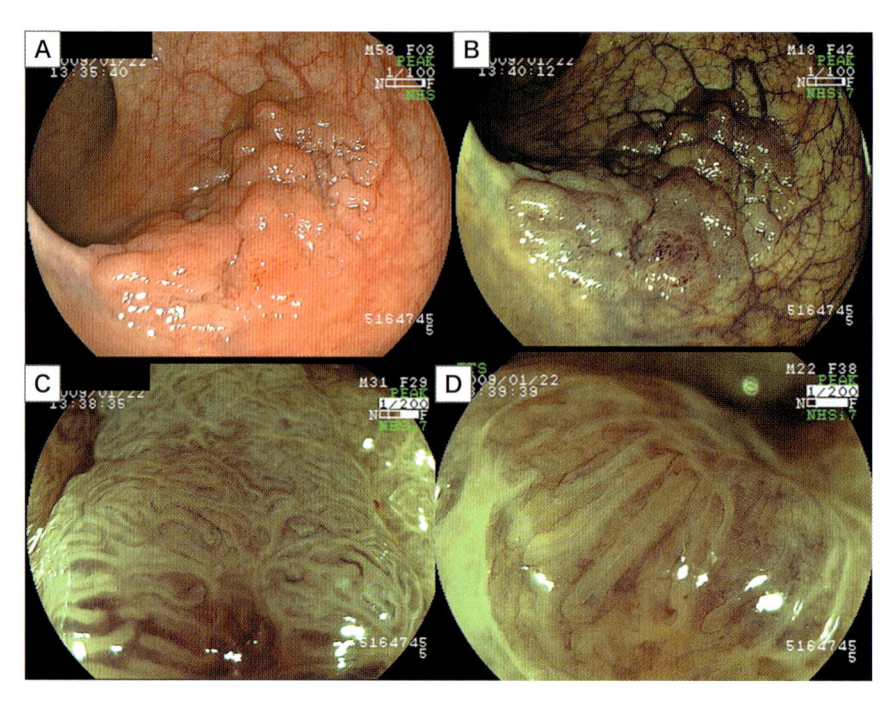

図6 Ⅰs+Ⅱa（LST-G），38 mm，高分化腺癌，深達度M
通常内視鏡像（A），FICE像（B）（R540・G490・B420の設定7），FICE拡大像〔弱拡大（C），強拡大（D）〕

　また，Pohl JらもFICEによる腫瘍性ポリープと非腫瘍性ポリープの鑑別診断に関する検討を行っているが，この検討ではpit pattern診断と血管パターンの両方の観察を行い，総合的に腫瘍と非腫瘍の鑑別を行っている[13)15)]．その結果，FICEは良好な鑑別診断能を有していたとしているが，pit pattern診断と血管パターンの診断が異なった場合の取り扱いに関しては明言しておらず，どちらのパターン診断が有用であるのかの判定が困難である．

　図6に38mmの表面型腫瘍〔Ⅰs＋Ⅱa（LST-G），高分化腺癌，深達度M〕の通常内視鏡像（A），FICE像（B）（R540・G490・B420の設定7），FICE拡大像〔弱拡大（C），強拡大（D）〕を示す．通常で発赤調の丈の低い隆起性病変として認識されるが，FICE像で境界明瞭な褐色調の病変として認識された．FICE拡大像では，pit様模様に加えて微小血管模様も明瞭に観察され，腫瘍性病変と考えられた．

　なお，FICEによる早期癌の深達度診断においては，冨樫らによると，腫瘍表面のpit様模様と無血管野の存在に着目する必要があるとしている[13)16)]．FICE画像ではpit patternそのものが強調されることに加えて，pit周囲のpericryptal spaceに存在する細血管が濃染することにより，pitが間接的に観察される（図6D）．腫瘍表面のpit様模様とは，増幅された血管に裏打ちされたpitを間接的に見ているものである．SM微小浸潤癌では，FICE拡大像でこのpit様模様が明瞭に観察されるが，SM高度以深浸潤癌では，pit様模様が荒廃し観察できないとしている．また，無血管野が領域をもって存在する場合にもSM高度以深浸潤癌である可能性が高いとしている．ただし，FICEによる血管診断学を含んだ深達度診断学には確立されたものがないため，今後のさらなる検討が必要である．

❖ **注意点**

　FICEによる観察の注意点としては，FICEは大腸ポリープの存在診断に有用である可能性が示唆されたものの，FICEの設定は多彩であり，最も大腸ポリープを拾い上げることのできる設定は明らかでない．病変の形態や色調，組織所見に応じた設定が必要かもしれないが，なかでも臨床上重要性が高いLST-NG（laterally spreading tumor, non-granular type）や表面陥凹型腫瘍を効率的に発見できるような設定が望まれる．FICEによる診断の注意点としては，FICEで質的診断や量的診断を行うことについては，現時点では確立したものがないため，今後さらなる検討の上で診断法を確立していく必要がある．

文　献

1) Machida H, Sano Y, Hamamoto Y, et al：Narrow-band imaging in the diagnosis of colorectal mucosal lesions: a pilot study. Endoscopy 36：1094-1098, 2004
2) Sano Y, Ikematsu H, Fu KI, et al：Meshed capillary vessels by use of narrow-band imaging for differential diagnosis of small colorectal polyps. Gastrointest Endosc 69, 278-283, 2009
3) Uraoka T, Saito Y, Matsuda T, et al：Detectability of colorectal neoplastic lesions using a narrow-band imaging system：A pilot study. J Gastroenterol Hepatol 23：1810-1815, 2008
4) 浦岡俊夫，斎藤　豊，東　玲治，他：大腸癌の存在診断 NBIによる大腸腫瘍性病変の存在診断の現状と可能性．「大腸癌画像診断の最先端」Intestine13：128-134, 2009
5) 池松弘朗，依田雄介，金子和弘，佐野　寧：大腸癌の質的・量的診断 NBI拡大観察 佐野分類capillary patternとpit pattern診断の比較検討．「大腸癌画像診断の最先端」Intestine13：195-201, 2009
6) 佐野　寧，豊田昌徳，蓮池典明，他：NBI 大腸．「内視鏡イメージングの進化」消化器内視鏡 21：195-203, 2009
7) 坂本　琢，斎藤　豊，松田尚久，他：大腸の色素内視鏡 NBIと色素内視鏡とを比較した読影試験．「色素内視鏡を見直す 画像強調観察法との比較」臨床消化器内科，24：1401-1409, 2009
8) Matsuda T, Saito Y, Fu K, et al：Does autofluorescence imaging videoendoscopy system improve the colonoscopic polyp detection rate？ – A pilot study. Am J Gastroenterol 103:1926-1932, 2008
9) McCallum AL, Jenkins JT, Gillen D, et al：Evaluation of autofluorescence colonoscopy for the detection and diagnosis of colonic polyps. Gastrointest Endosc 68：283-290, 2008
10) 益子貴博，今津博雄，斎藤彰一：大腸腫瘍性病変に対する自家蛍光観察内視鏡システム Autofiuorescence Imaging (AFI) Videoendoscopy System の有用性．慈恵医大誌，122：143-153, 2007
11) Pohl J, Lotterer E, Balzer C, et al：Computed virtual chromoendoscopy versus standard colonoscopy with targeted indigocarmine chromoscopy：a randomized multicentre trial. Gut 58：73-87, 2009
12) 冨樫一智，志村国彦，宮倉安幸，他：大腸癌の存在診断 Flexible spectral Imaging Color Enhancement（FICE）による存在診断．「大腸癌画像診断の最先端」Intestine13：162-166, 2009
13) 冨樫一智，砂田圭二郎，歌野健一，他：早期大腸癌の精密画像診断 画像強調・拡大観察 FICE．「早期大腸癌2010」胃と腸，45：842-848, 2010
14) Togashi K, Osawa H, Koinuma K, et al：A comparison of conventional endoscopy, chromoendoscopy, and the optimal-band imaging system for the differentiation of neoplastic and non-neoplastic colonic polyps.Gastrointest Endosc 69：734-741, 2009
15) Pohl J, Nguyen-Tat M, Pech O, et al：Computed virtual chromoendoscopy for classification of small colorectal lesions：a prospective comparative study. Am J Gastroenterol 103：562-569, 2008
16) 冨樫一智，志村国彦，濱田徹，他：NBI/FICE拡大観察によるpit pattern診断（6）pit pattern診断におけるFICEの位置づけと今後の展望．「NBI/FICEとpit pattern」早期大腸癌，12：395-399, 2008

基本編　消化管癌の画像検査に必要な知識

2. 消化管癌の画像検査法

2）内視鏡検査
d．小腸内視鏡，カプセル内視鏡

新畑博英，砂田圭二郎，山本博徳

Point

① 近年のカプセル内視鏡と小腸内視鏡の開発により小腸全域にわたる内視鏡検査が可能となり，小腸腫瘍が診断される頻度が高まってきた
② それぞれの検査の特性を十分に理解し，適切な検査を選択する必要がある
③ カプセル内視鏡で腫瘍の存在を疑った場合，小腸内視鏡による生検を含む精査を実施すべきである

小腸内視鏡

検査の目的と適応

目的：小腸腫瘍の存在診断，生検による組織診断，化学療法後の治療効果判定，内視鏡治療．
適応：病歴，身体所見，血液検査，小腸X線検査やCTおよびカプセル内視鏡所見等から，小腸疾患の存在が疑われる場合で，消化管穿孔等の一般に内視鏡検査の禁忌と考えられる場合と全身状態等から検査実施困難な場合を除いたすべての症例である．小腸の悪性腫瘍としては，小腸癌，悪性リンパ腫，GIST（gastrointestinal stromal tumor），カルチノイド，転移性小腸癌等が挙げられる．良性腫瘍としては脂肪腫，Peutz-Jeghers症候群等が適応となる．

検査方法とポイント

❖ 小腸内視鏡（ダブルバルーン内視鏡，シングルバルーン内視鏡）

プッシュ式小腸内視鏡検査では，小腸深部への内視鏡挿入および検査は困難であったが，カプセル内視鏡の開発とほぼ時を同じくして富士フィルム社より**ダブルバルーン内視鏡（double balloon endoscopy：DBE）** が開発された[1]．DBEは，内視鏡本体と親水潤滑処理がなされたオーバーチューブ，バルーンコントローラーからなる内視鏡システムである（図1）．これにより深部小腸への内視鏡の挿入性が著明に改善し，これまでアプローチ困難であった小腸病変に対する内視鏡検査および処置が上下部消化管と同様に可能となった．従来の内視鏡で，小腸への深部挿入が困難であった理由は，小腸には固定点が存在せず，スコープの挿入により

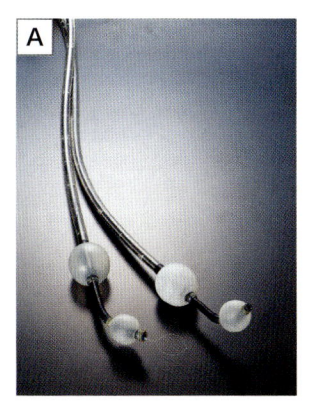

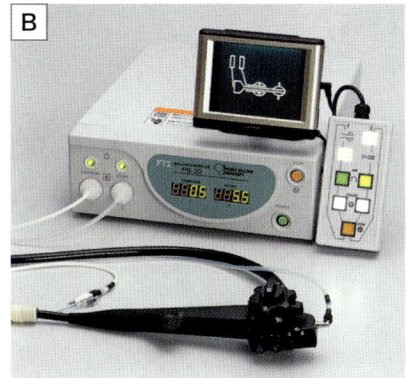

図1● DBEの本体（A），バルーンコントローラー（B）

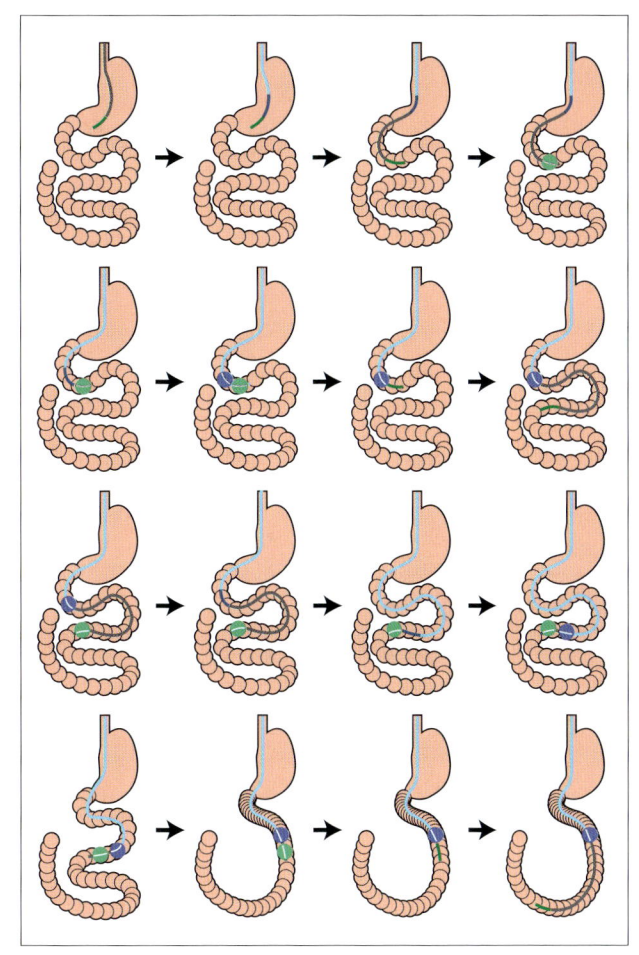

図2● DBEの経口的挿入法 （文献2, p37図2より引用）

　小腸が伸展してしまうことにあった．DBEは，オーバーチューブ先端および内視鏡シャフト先端に独立して拡張・収縮を行えるバルーンを装着している．オーバーチューブ先端バルーンにより小腸内腔から腸管を把持し小腸の伸展を防止し，オーバーチューブバルーンを固定点とした挿入法とすることで，内視鏡シャフトの挿入力が小腸の腸管の伸展に費やされることなく，有効に内視鏡先端に伝えられるようになった．さらに内視鏡バルーンとオーバーチューブバルーンの両方で腸管を把持し，小腸を短縮していくことで，内視鏡シャフトの有効長（200cm）を最大限に利用した挿入を可能とした．DBEの挿入原理について詳細は成書に譲るが，挿入の概念図（図2）を提示する．

　ついでオリンパス社よりシングルバルーン内視鏡（single balloon enteroscopy：SBE）が開発された．前述のDBEと異なる点は，内視鏡先端にバルーンが装着されていない点にある．そのためSBEでは，内視鏡の先進部において，内視鏡のアングル操作で腸管を把持し，内視鏡先端までスライディングチューブを進め，バルーンを拡張させ内視鏡アングルを解除し，小腸の短縮操作を行う．この一連の操作の繰り返しにより，小腸深部へ内視鏡を挿入する方法である．またこれらバルーン内視鏡では，検査途中で適宜，スコープの挿入形状をX線透視で確認することも有用である．

❖ 検査法の選択

　小腸の解剖学的特徴から内視鏡を目的病変により効率的に到達させ検査の目的を達成するためには，内視鏡挿入ルート（経口的挿入，経肛門的挿入）を内視鏡前の情報から十分に検討する必要がある．その情報源としては小腸X線造影，CT，カプセル内視鏡検査等が有用である．全小腸観察を予定する場合には，経肛門ルートから可能な限り深部小腸までの観察を行い，最深部にクリップ等でマーキングを行い，その後，経口ルートからマーキングまでの挿入を目指す方が，被検者の負担を軽減できる．

　特別の理由もなく，下部回腸に存在が疑われる病変の精査として，経口ルートを選択するようなことは避けなければならない．

❖ 検査前処置

　内視鏡の挿入経路により検査前処置も以下のように異なってくる．
　経口的内視鏡挿入：基本的には上部消化管内視鏡検査と同様の前処置でよい（p.54参照）．具体的には検査前日午後9時以降の食事を禁ずる．水分摂取に関しては特に必要ではないが，誤嚥等の危険性を減らすため，必要な服薬のための最小限の飲水のみとする．
　経肛門的内視鏡挿入：大腸を経由し，回盲弁より内視鏡を小腸に挿入していくため，下部消化管内視鏡検査に準じた腸準備を行う（p.60参照）．具体的には，検査前1～2日前からの低残渣食の摂取および前夜の大腸刺激性下剤投与（プルセニド®，ラキソベロン®等）および検査当日の経口腸管洗浄剤（ニフレック®）やクエン酸マグネシウム（マグコロールP®）の服用が一般的である．小腸狭窄および通過障害が疑われる場合は，これらの投与によりイレウス症状を来す場合があるので，適応に注意し，投与する場合においてもゆっくりと時間をかけて内服させるなど慎重に対応する必要がある．

❖ 鎮静薬，鎮痛薬，鎮痙薬

　小腸内視鏡による小腸検査は，処置まで行うと1～2時間を要することもあり，適切なsedationを選択する必要がある．具体的には，鎮静薬として，ジアゼパム（ホリゾン®等）やミタゾラム（ドルミカム®）を使用することが多い．また鎮痛薬としては塩酸ペチジン（オピスタン®）が適している．鎮痙薬としては，抗コリン薬あるいはグルカゴン等を用いるが，小腸内視鏡の経口的挿入時においては，内視鏡の深部挿入に対し順方向に働く腸蠕動は制御すべきではないと考えるため，鎮痙薬を投与せずに目的部位まで挿入し，観察開始時に鎮痙薬を投与する．

読影・画像診断の方法，注意点

　観察対象の腫瘍性病変を内視鏡にて発見しえた場合は，通常の上下部消化管内視鏡と同様に腸液や残渣等を十分に吸引・洗浄し，遠景観察および近景観察を行う．さらに必要に応じてインジゴカルミン撒布等による色素内視鏡検査や細径プローブによる超音波内視鏡検査等

を行う．また出血傾向や抗血小板薬内服等の禁忌がなく，上皮性腫瘍であれば組織生検を実施し，手術を予定する患者であれば，点墨を行う（図3）．

また小腸内視鏡の特性を利用し，水溶性造影剤による小腸の選択的造影も可能である．

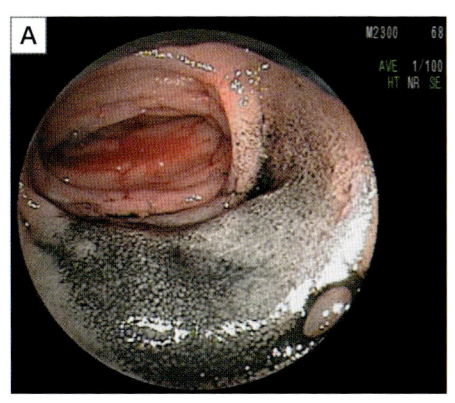

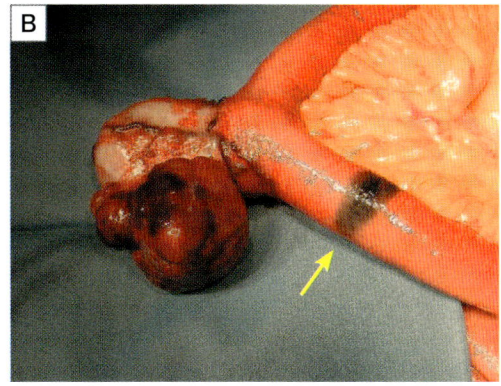

図3● 小腸GIST（DBE）点墨（A），術中写真（B）

検査の禁忌・リスク

全身状態の著しく不良な患者，消化管穿孔の疑われる患者，呼吸状態の不良な患者（経口的挿入の場合）等が禁忌と考えられる．上下部消化管内視鏡検査で発生しうる偶発症の他に，小腸バルーン内視鏡検査に特徴的な偶発症として，内視鏡の外筒（オーバーチューブ，スライディングチューブ）による**粘膜損傷や出血**が挙げられる．また必要以上の力を加え，小腸の短縮操作を繰り返した際には，**検査後膵炎**を来す場合もあり注意を要する．いずれにせよ小腸壁は薄く，容易に損傷させうるという意識を持ち慎重に内視鏡および外筒の操作を行う姿勢が肝要である．

カプセル内視鏡

検査の目的と適応

目的：小腸疾患の存在診断，治療効果判定．
適応：現在，本邦では**通常の上下部消化管（内視鏡）検査で出血源の同定が不可能な原因不明の消化管出血（obscure gastrointestinal bleeding：OGIB）のみが保険適応**であることをまず念頭におく必要がある．OGIBの精査としてカプセル内視鏡（CE）検査を実施した患者において9％に小腸腫瘍が発見されたとする報告がある[3]．腫瘍性病変に対してCE検査を実施する場合は，腫瘍による内腔狭小部において，CEの通過障害を生ずる危険性があることに注意する必要がある．

検査方法とポイント

❖ カプセル内視鏡

　先述のように本邦では，OGIBを適応とし2007年よりギブン・イメージング社，2008年よりオリンパス社よりカプセル内視鏡（図4）が発売されている．

　被検者は8時間以上の絶食の後，センサー，データレコーダを装着し，長さ26mm，幅11mmのカプセルを嚥下する．カプセルの中には小型イメージセンサーが内蔵されており，カプセルが消化管内を蠕動により移動しながら1秒間に2コマずつ撮像する．撮像された画像はカプセル内のアンテナから送信され，患者に装着されたデータレコーダ内のハードディスクに記録される．検査中も被検者はMRI等の強い磁場および電磁場の発生するものを避けること以外には，特に制限なく自由に日常行動を行うことが可能である．

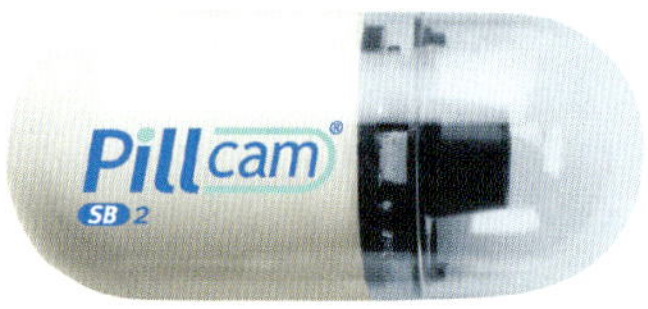

図4 ● カプセル内視鏡本体
PillCam® SB2（ギブン・イメージング社）

❖ 検査前処置

　カプセル内視鏡検査前の腸準備として，検査前日の午後9時以降および当日朝の食事摂取を禁止とする．高齢者や糖尿病患者等の腸蠕動が低下した患者では，時に回腸に多くの残渣を認め不十分な観察となる場合もあるため，前処置として当日起床時にマグコロールP®の内服をすると有用である．基本的にまったく苦痛のない検査であるので，鎮静・鎮痛薬等の投与は行わない．また前項のようにCEの腸管内の移動は蠕動に依存するため，鎮痙薬は投与しない．
　なお，通常はCE嚥下後，2時間後より飲水，4時間後より軽食摂取を許可する．

読影・画像診断の方法，注意点

　画像の読影・解析は，レコーダーに記録された画像を専用のワークステーション（図5）にダウンロードした後読影する．およそ8時間の検査で約55,000〜60,000枚の画像が撮像される．ダウンロードされた画像をワークステーション上で，任意の速度でコマ送りし読影する．読影に要する時間短縮，病変見落とし軽減のためにワークステーションの読影ソフトウェアには様々な読影モードが搭載されている．また検査中の腸管内の状態をリアルタイムに確認可能なリアルタイムビューアの使用も可能である．

　カプセル内視鏡で腫瘍の存在を疑う所見としては，**隆起性病変**，**粘膜障害の存在や出血等**が挙げられる．また小腸内腔の腸管外からの圧迫や小腸の屈曲狭窄または腫瘍性病変の存在等を示唆する副所見として同一部位での60分以上のカプセル内視鏡の停滞をRTA（regional transit abnormality）と呼び，何らかの病変が存在する可能性を考慮し，さらなる精査として小腸内視鏡検査の実施を検討する必要がある．

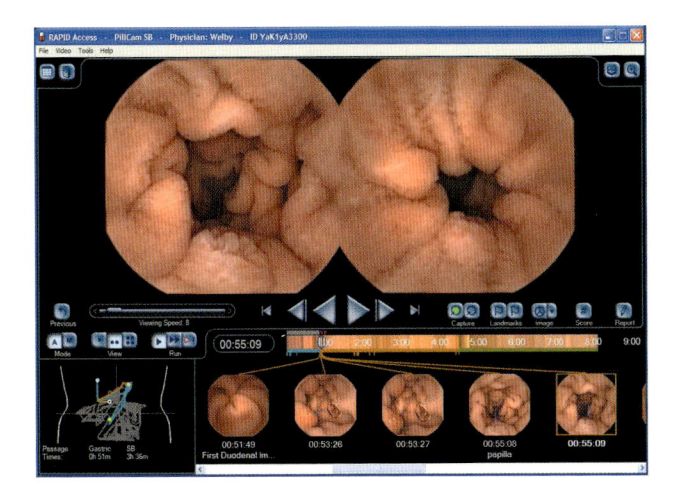

図5 ワークステーションの読影画面
RAPID® 5Access（ギブン・イメージング社）

検査の禁忌・リスク

カプセル内視鏡検査を実施する場合，禁忌となるのは，**嚥下障害のある患者やカプセルが通過不能な消化管狭窄が存在する患者**などである．カプセルを嚥下してから2週間以上の期間カプセルの排出が確認できず，X線検査でカプセル内視鏡が腸管内に残っている状態を**カプセルの滞留（retention）**と呼び，本邦の多施設共同研究報告では1.6％に生ずると報告されている[4]．滞留時には下剤などによる排出の促進を検討し，それでも排出されない場合はバルーン内視鏡あるいは開腹手術でのカプセル回収を要する（図6）．

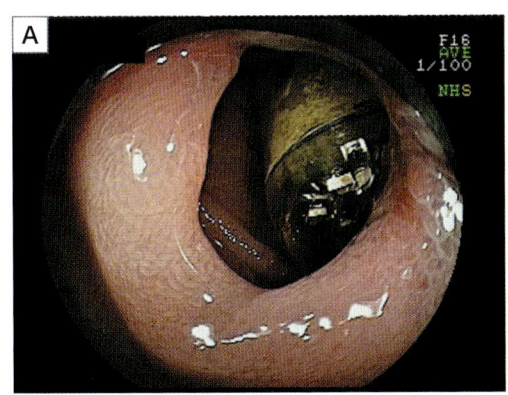

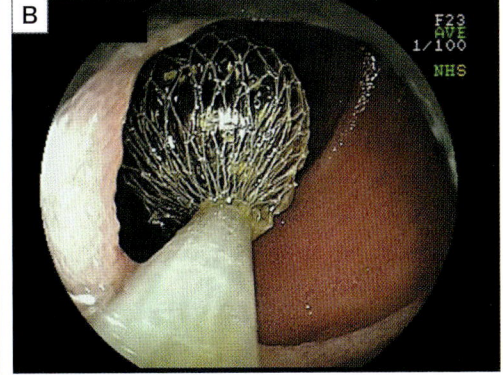

図6 滞留を来したカプセル内視鏡のDBEによる回収

> **memo**
> **小腸内視鏡検査・カプセル内視鏡のコツ**
> ① バルーン内視鏡の挿入原理を十分理解する
> ② バルーンで腸管を把持し，腸管を短縮すると同時に形状を整えながら必要最小限の挿入力で内視鏡を効率的に進めていく
> ③ 小腸内視鏡検査においては，適切な内視鏡挿入ルートを選択する
> ④ 小腸腫瘍では，カプセル内視鏡の通過障害を生じる可能性があり，RTAは腫瘍が存在する可能性を疑う

文 献

1) 『ダブルバルーン内視鏡 理論と実際』（菅野健太郎監修／山本博徳，喜多宏人編），南江堂，2005
2) 中村正直，大宮直木，他：小腸用カプセル内視鏡の検査法と読影法の工夫．消化器内視鏡，22：295-302，2010
3) Cobrin GM, Pittman RH, Lewis BS：Increased diagnostic yield of small bowel tumors with capsule endoscopy. Cancer 107：22-27, 2006
4) 中村哲也，荒川哲男，他：小腸用カプセル内視鏡の日本人における多施設共同研究報告—原因不明の消化管出血症例を中心に．Gastroenterol Endosc 49：324-334, 2007

2. 消化管癌の画像検査法
3）CT検査

白神伸之

Point

1. 三次元再構成画像の取得には検査直前に，目的の消化管を発泡剤や空気，二酸化炭素で拡張させる
2. 抗コリン剤は可能な限り使用する
3. 経静脈造影が可能な患者はできればdynamic enhancement studyを施行する
4. 造影剤アレルギーの患者には造影剤使用は禁忌
5. 放射線被曝のリスクがある

検査の目的と適応

目的：胃癌，大腸癌患者の局所の深達度診断とリンパ節転移，肝転移や腹膜播種の評価
　　　外科手術症例の腹部血管解剖の把握
適応：上部消化管造影や胃内視鏡で胃癌が疑われたあるいは組織学的に診断された症例
　　　大腸内視鏡施行が困難な患者あるいは大腸癌のスクリーニング

オーダー内容とポイント

- 局所の評価を行うのか否か：明確にオーダーする必要がある
- 深達度診断を要するか：必要な場合は三次元再構成用の前処置が必要となる．また，経静脈造影もほぼ必須となる
- 転移の有無だけでよい場合：消化管を気体で拡張させる必要はないが，経静脈造影は必要
- オーダー時に必要なポイント
  造影剤アレルギー歴のない患者には全例経静脈造影が行われるので，アレルギー歴の問診後，患者から造影剤使用の承諾書を取得すること，また近年造影剤腎症が問題となっているので腎機能はeGFR（糸球体濾過量の推定値）を含め検査しておくことが必要となる．三次元画像が必要な場合は抗コリン剤やグルカゴンを用いるので，心臓疾患の有無，前立腺肥大の有無，糖尿病の有無についての問診が必要となる．

検査方法とポイント

❖ 前処置

- 三次元再構成を行わない場合：検査直前に水を約400 mL飲ませてCTスキャンを行うこ

とで，上部消化管病変の部位やある程度の深達度診断が可能となる
- **三次元再構成を行う場合**：抗コリン剤を筋注した後，目的とする消化管を発泡剤，空気，二酸化炭素ガスで拡張させる

❖ CTスキャン

- 最近のMDCT（multi detector row CT）では多列化が進んでいるためより短時間での画像取得が可能となっている．そのために最小のcollimationでの撮影が推奨されるが，検出器幅やピッチ，線量設定などはメーカ，機種により様々であり，被曝を考慮したプロトコールが望まれる（図1）
- **撮影体位**：気体で拡張させる場合には病変が過不足なく拡張される体位が望ましい．例えば穹窿部病変であれば右側臥位が最も穹窿部が拡張する体位であるが，体下部や前庭部の拡張の消失につながり，これらの部位の観察ができなくなる．経験からは第1斜位（左前30〜45度斜位）がほぼすべての部位に対応できる体位である（図2）．大腸の場合には仰臥位，腹臥位の2体位で撮影することでほぼすべての部位が拡張した像が得られる
- **dynamic enhancement study**：早期動脈相，実質相，平衡相の三相の撮影が望まれる．動脈相では病変部の濃染の有無である程度の組織学的な類推ができ，また正常胃壁の3層構造が描出できることが多い．実質相から平衡相にかけては病変部の経時的な染まり

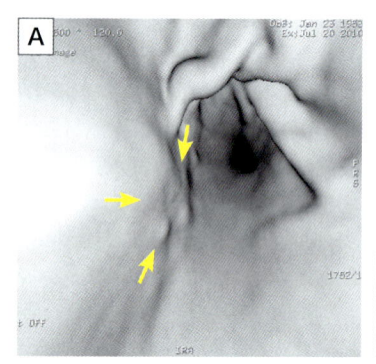

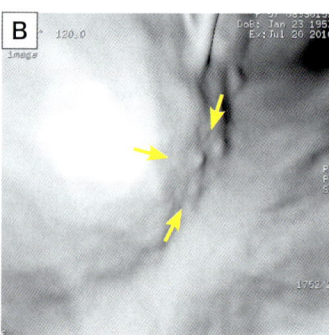

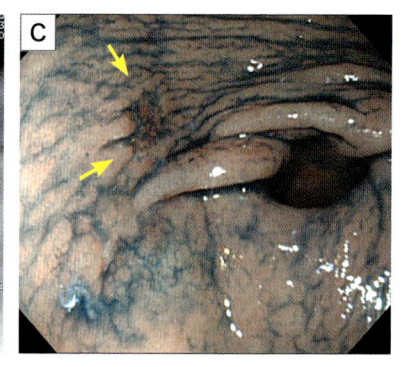

図1●再構成幅の違いによる三次元画像の差（前庭部前壁の早期胃癌 por, m）
最新のDSCT（dual source CT）で撮影された早期胃癌のデータ．Aは1.0mm，Bは0.6mm幅の軸位画像を再構成したもの．Aに比べ，Bの方が胃壁の細かな凹凸や陥凹が明瞭に描出されている．Cは色素撒布した内視鏡像であるが，前庭部前壁に浅い陥凹が認められる

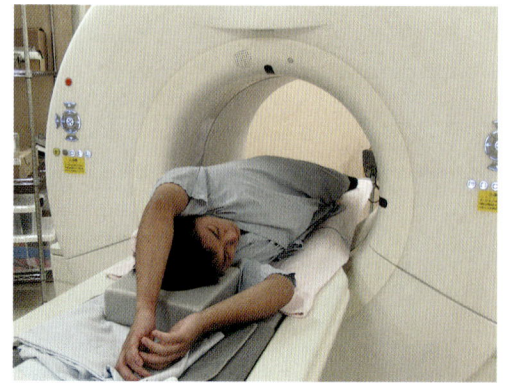

図2● CT撮影時の体位（左前斜位：第1斜位）
体位を維持するために背中側にタオルやウレタンマットを入れて患者にもたれかかるようにしてもらうと，撮影時に体位の移動が抑えられる．前庭部や幽門部病変は第2斜位（右前斜位）が適切なように思われるが，右を上にすることにより空気が十二指腸に流れていくため，拡張が不十分になりやすい．このような場合にはさらに空気や発泡剤を追加する必要がある．また，発泡剤を飲ませる際の少量の水や胃内に残存する胃液は三次元画像再構成の妨げになるので，病変部がこれらに水没しないように気をつけなくてはならない

を観察することで線維化の多寡を評価でき，また，消化管以外の臓器の観察，すなわち転移や腹膜播種の評価を行うことができる．外科的処置が必要な症例では動脈相からCT angiographyを再構成することで，腹部の血管解剖が術前に把握できる（大腸では仰臥位か腹臥位のどちらかで行うが，被曝の観点から平衡相は省いてもかまわない）

❖ 三次元再構成

- いわゆる仮想内視鏡モードで再構成する．最近のワークステーションではCT colonographyとしてソフトウェアが搭載されていることが多い．大腸に比べて胃は壁が厚いので，再構成画像のウインドウレベルの閾値はマイナス500程度で十分である

読影，画像診断の方法，注意点

❖ 胃

- 多くの場合は内視鏡や上部消化管透視で病変の位置がわかっているので，三次元（CT gastrography：CTG）画像で病変を描出することができる．読影はほかの検査と同じように隆起や陥凹，ひだの集中の様子で良悪性の鑑別を行い，悪性の場合には深達度診断をまず三次元的に行う．CTGには内視鏡に比べ様々な角度から病変を観察でき，また粘膜の色調変化がわからない代わりに表面の凹凸の検出に優れるという特徴があるので，特に早期胃癌の場合には角度を変えて病変を観察することがポイントになる（図3）．深達度の評価基準はX線上部消化管透視と同じであり，陥凹の深さ，性状，ひだの太まりの程度などから深達度判定を行う．dynamic enhancement studyが行えた症例では次に二次元的に病変の深達度を評価する

- 正常胃壁はdynamic enhancement studyで三層に描出されることがある[1]（図4）．これはすべての患者，胃壁のすべての範囲に見られるものではなく，特に気体で胃を拡張させている本検査の場合にはむしろ通常は見られないことの方が多い．胃の粘膜下層は固有筋層，粘膜固有層に比べ間質が疎であるためdynamic enhancement studyの早期相で粘膜，筋層に比べて低吸収の線状構造として描出されることがあり，このような場

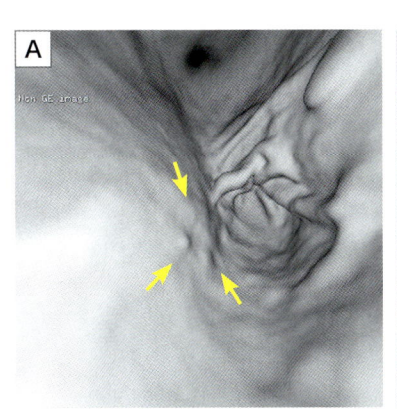

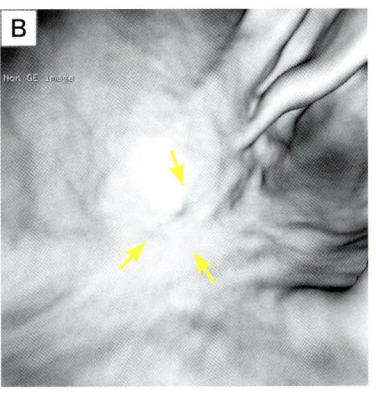

図3● 観察方向による病変描出の差異
A）約45度斜め上方から観察した画像，B）ほぼ90度上方から観察した画像．Bでは陥凹がほとんど描出できておらず，病変の検出は困難だが，Aでは浅い陥凹面がはっきりと描出されている

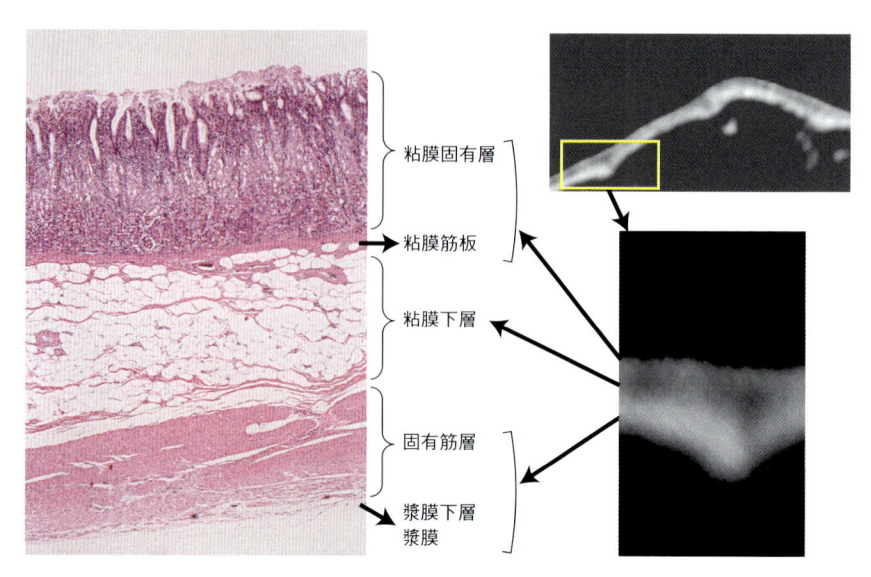

図4 ● CTでみられる胃壁の三層構造
正常胃壁にみられる三層構造は内膜面から高吸収，低吸収，高吸収であり，それぞれ粘膜固有層と粘膜筋板，粘膜下層，固有筋層と漿膜に相当するとされている

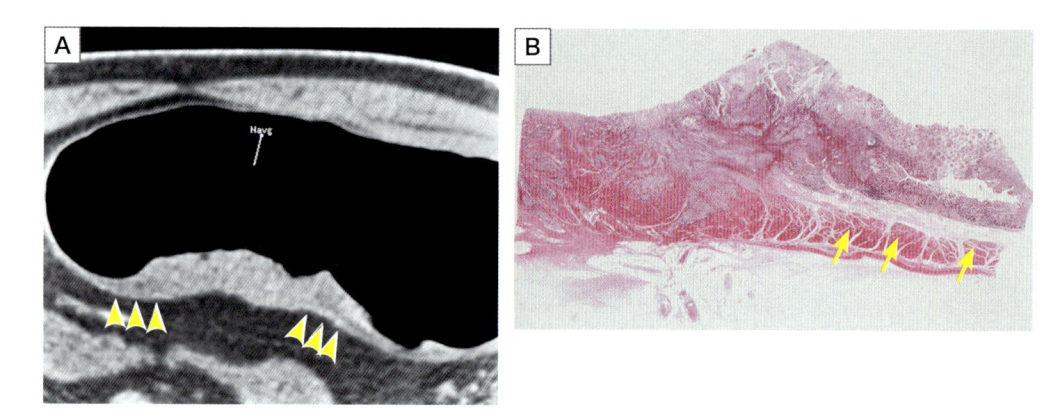

図5 ● 進行胃癌での二次元CT画像（A）と病理（B）の対比
胃体部後壁の3型胃癌である．固有筋層に浸潤する腫瘍により三層構造のうちの中心の低吸収域が拡大されている．Bの病理像と対比して低吸収域が粘膜下層であることが認識できる（矢頭，矢印）

合に胃壁は高吸収に挟まれた低吸収という三層構造を呈する．従って**病変が中心の低吸収域を超えて漿膜側に進展していれば進行癌（T2以深）となる**[1)~3)]（図5）．壁の肥厚がはっきりしないものや三層構造がはっきりしないものについては三次元診断を優先させて深達度診断を行う

- 進行癌では壁肥厚が二次元的に観察できるので，漿膜外への進展，他臓器浸潤の判定が容易である．特に空気で消化管を満たしてCTを行う方法（air CTと呼んでいる）では病変の描出が二次元的にも容易であり，陰性経口造影剤としての有用性は高い（図6~9）
- 早期胃癌の場合には二次元的に病変を同定できない場合も比較的多いので，三次元的検索を行い，病変部を同定した後に，同部位を二次元的に観察し，三層構造がある場合には粘膜下層に注意して深達度診断を行う．また三層構造がはっきりしない場合の多くは

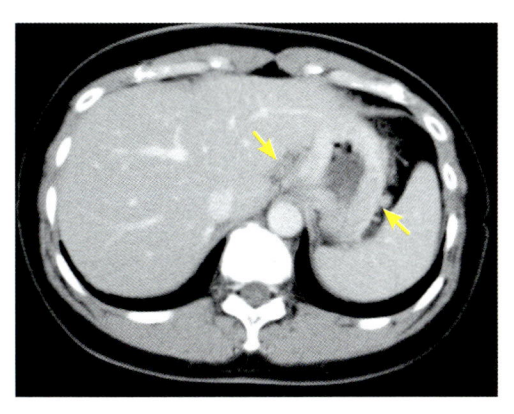

図6 4型進行胃癌の造影CT像
胃壁の肥厚が疑われるものの断定はできない

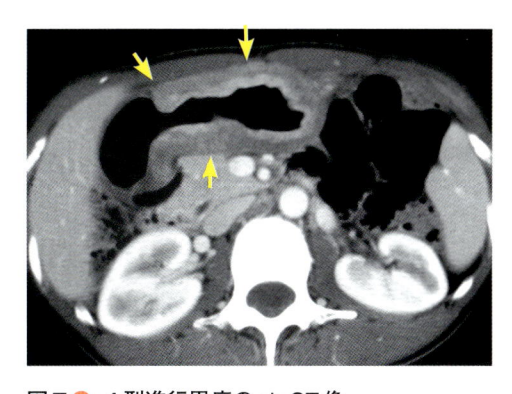

図7 4型進行胃癌のair CT像
正常部と比較して胃壁の肥厚および造影剤投与による胃壁の染まりの差がよくわかり，低吸収の領域が目立つことから線維化の強い病変であることがわかる

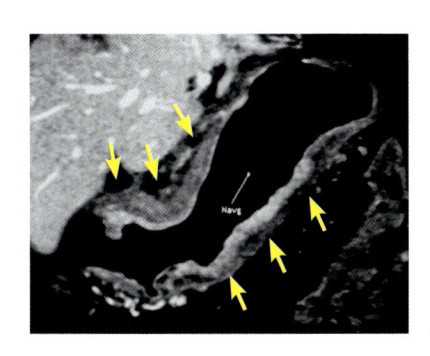

図8 MPR（maximum intensity projection）法による再構成画像
肥厚している胃壁の範囲が明瞭に描出されている

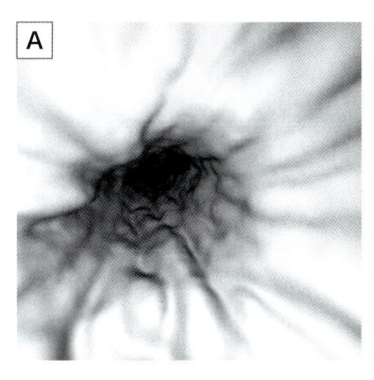

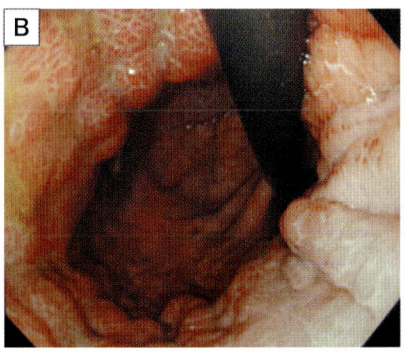

図9 CTG（A），内視鏡画像（B）
内視鏡に比べCTGの方が広い範囲を描出することができるため，全体像がつかみやすい

　　粘膜下層への浸潤はないか，あっても軽微な場合が多いので，三次元的画像を合わせ（変形など），深達度を類推する（図10～12）
- 深達度診断の注意点であるが，これもほかの検査と同じく，潰瘍瘢痕が合併している場合には正確な診断が困難である[4]．三次元画像で瘢痕の存在を認めた場合には，その旨をレポートする必要がある．また，このような場合には二次元画像で漿膜外脂肪織内にstrandsが見られることがあるが，壁肥厚に乏しい場合にはほとんどが潰瘍による変化と考えてよい

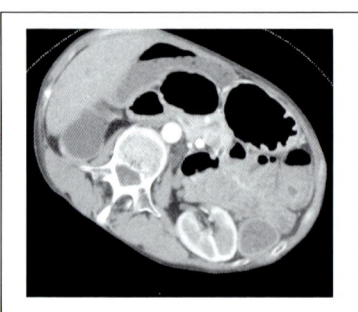

図10 ● 最新式のDSCTで撮影された早期胃癌（M）症例（図1, 3と同一症例）
病変部が前庭部前壁に存在しているため，軽い第2斜位で撮影されている

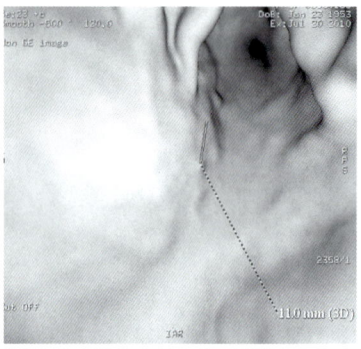

図11 ● CTG
CTGでは三次元画像上で病変部の大きさを直接測定できる（図1も参照）

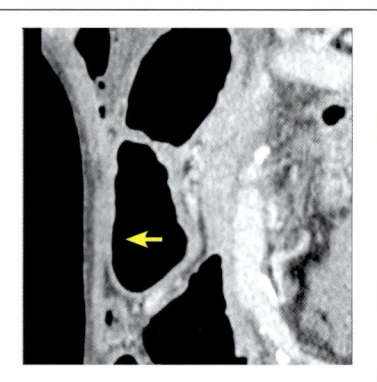

図12 ● 矢状断像
三次元画像から病変部の二次元画像での部位が正確に表示，評価できる．明らかな壁肥厚は見られず，早期胃癌（M）と診断できる

❖ 大腸

- 大腸癌はほとんどが組織学的には高分化腺癌であるのでいわゆる enteric phase と呼ばれている造影剤注入後40秒前後の相で濃染される．従って通常の造影検査でも比較的早めの撮影を心がける必要がある（図13）
- 陰性造影剤としての空気や液体の注入の利点は胃の場合と同じである（図14, 15）

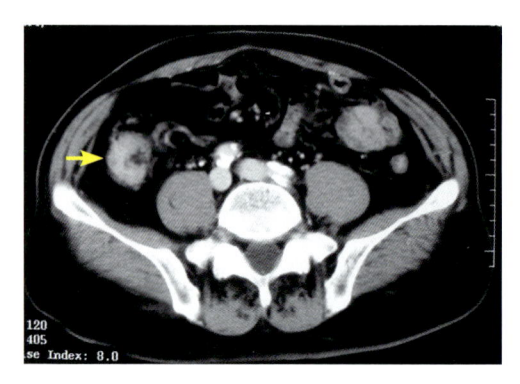

図13 ● enteric phaseで撮影されたCT画像
上行結腸に濃染される腫瘤の存在がはっきりとわかる（矢印）．漿膜外脂肪織の濃度上昇がみられ，進行大腸癌と診断された

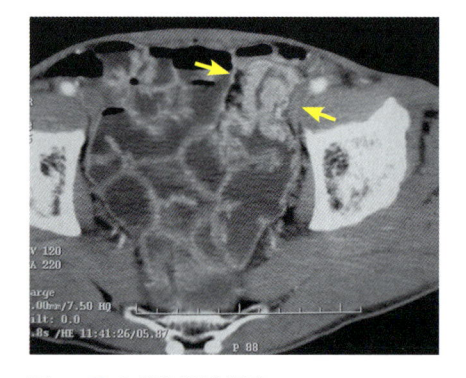

図14 ● S状結腸進行癌
ニフレック®飲用後造影CT像．S状結腸の壁肥厚と濃染がはっきりとわかる

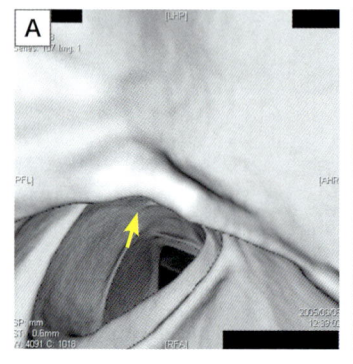

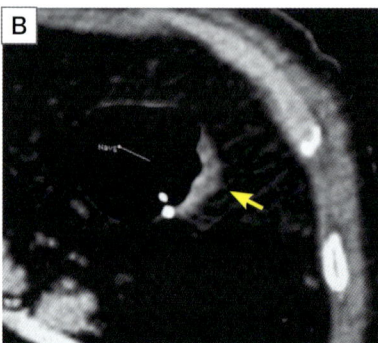

図15 ● S状結腸早期大腸癌（深達度SM），A）CT colonography像，B）air CT軸位拡大像
A）半月ひだの変形がはっきりと描出されており（矢印）悪性腫瘍の存在が示唆される
B）造影後濃染される限局性の軽度の壁肥厚がみられる．漿膜外脂肪織にstrandsは見られない．変形と壁肥厚の程度，漿膜外脂肪織の状態から早期大腸癌（SM）がCT上疑われた

- いわゆるⅡc型陥凹性病変は頻度としては少ないが，胃の場合と同じように角度をつけて三次元画像を観察することが必要である．また半月ひだの上に病変が見られることが比較的多いのでひだの変形や二次元的な太まりに注意する必要がある[5]（図15）

検査の禁忌，リスク

❖ 禁忌

単純CT撮影に対しての禁忌はないが，呼吸停止が困難な患者，胃を空気やガスで満たしておけない患者（すぐにゲップしてしまう患者）は診断に適さない画像となってしまうことがある．造影剤投与については，以前にCTで造影剤アレルギーを発症した患者や，腎機能低下症例には投与禁忌である．またMRIなどほかの画像診断で用いられた経静脈造影剤でのアレルギー歴のある患者も原則禁忌であり，抗生物質などにアレルギー歴のある患者には慎重に投与する必要がある

❖ リスク

造影剤投与に伴うアナフィラキシーショックのリスクがある．生命にかかわるような重篤な副作用は約4万検査あたり1件とされている．また患者によっては造影剤投与中に嘔気，嘔吐を起こすことがある

腎機能については造影剤腎症の発生のリスクがあるため，単なる血清クレアチニン値ではなく実効GFR（eGFR）で腎機能を評価する必要がある．透析を行っていないeGFR30 mL/分/$1.73m^2$以下の患者には造影剤投与は原則禁忌，30〜60 mL/分/$1.73m^2$の患者には造影剤投与前後でhydrationを行うなど注意して投与としている

CT検査であるので，被曝のリスクがある．機種，測定法によって値は異なるが単純，dynamic enhancement studyの三相撮影を行った場合，標準的な上部消化管透視，撮影の3〜5倍程度の被曝があると推察される．

> **memo**
> **CT撮影における経口造影剤**
> 初期のCT検査時には陽性造影剤（ヨードやバリウムなど）を用いて消化管をほかの臓器やリンパ節と分離していたが，近年ではCTのslice profileの向上や多列検出器登場により多方向からの断層画像をCTでも再構成できるようになったため，消化管病変検索のために水や空気などの陰性造影剤を用いることが多くなっている．

文献

1）Minam M, Kawauchi N, Itai Y, et al：Gastric tumors：radiologic-pathologic c orrelation and acculacy of T staging with dynamic CT. Radiology 185：173-178, 1992
2）白神伸之，小林成司，杉野吉則，他：Multidetector-row CTによる上部消化管悪性腫瘍（胃癌）診断の実際．画像診断，20：266-273, 2000
3）Kim JH, Eum HW, Goo DE, et al：Imaging of various gastric lesions with 2D MPR and CT gastrography performed with multidetector CT. Radiographics 26：1101-1118, 2006
4）白神伸之，樋口 睦，石橋了知，他：胃のvirtual endoscopyおよび三次元画像．外科治療，89：550-558, 2003
5）白神伸之，甲田英一，松川英彦，他：CT colonography．画像診断，22：857-863, 2002

基本編　消化管癌の画像検査に必要な知識

2. 消化管癌の画像検査法
4）MRI検査

磯田裕義

Point

① MRI検査は軟部組織のコントラスト分解能が優れているので，進行癌症例における病期診断，特に腫瘍が近接する他臓器浸潤の評価に有用である

② T1強調画像，T2強調画像，拡散強調画像といった様々なコントラストの画像から，病変の組織性状を推測するための多くの情報が得られる

③ MR検査が禁忌である体内金属があるので，必ず患者さんに十分な問診を行い，体内金属の有無とその種類をチェックしておく必要がある

検査の目的

❖ 基本的事項

　MRI検査は撮像時間が比較的長いため，消化管のMRI撮影においては腸管蠕動や呼吸性移動が大きな障害となっていた．しかし種々の高速撮影法の開発により，消化管領域のMRIにおいても良好な画像が得られるようになり，消化器癌の術前・再発症例における検査の一つとして，施行されることが多くなってきた．

　MRI検査の大きな特徴は，軟部組織のコントラスト分解能に優れるため，腸管壁と周囲組織の構造を明瞭に描出可能であり，**深達度診断が可能であること**，**周囲臓器浸潤の有無を診断できること**である．またコントラスト分解能の高い任意方向の断層像を得られることから，他臓器浸潤の有無やその解剖学的な位置関係を明瞭に描出可能である．

❖ CTとの比較

　MRI検査とCT検査は，同じ目的で施行されることが多いため，両者の違いを理解しておくことは重要である．MRI検査がCT検査より上回っているのは，①組織コントラスト分解能が高いこと，②T1強調画像，T2強調画像，拡散強調画像といった様々なコントラストの画像を取得することができるので病変の組織性状を推測するための多くの情報が得られること，③X線被曝がないことが挙げられる．逆にCT検査より劣っている点は，①空間分解能が低いこと，②検査時間が長く短時間で広範囲の情報が取得できないこと，③動き・ガス等が原因で生じるアーチファクトによる画質劣化が目立つ場合があることが挙げられる．

　MRI検査の最大の利点は，組織コントラスト分解能が優れていることで，一般的に肝臓および骨盤部に関しては，CT検査よりも優れていることが多い．特に他臓器への浸潤の診断に関しては，MRI検査の有用性が高い．また拡散強調画像は組織コントラスト分解能が最も高い撮像であり，病変の検出に優れている．拡散強調画像の空間分解能はそれ程高くないが，PET検査の空間分解能よりは高く，他の撮像法で得られた画像との融合像も簡単に作成でき，

正常構造との区別や性状診断も可能である場合が多いことから，播種性病変や再発腫瘍の同定に有用である．さらに後述するように，MRI検査では肝特異性造影剤による造影MRIができるので，肝腫瘍の存在・質的診断に関してもCT検査より上回っている．

空間分解能がCT検査よりも劣るという欠点があるが，直腸癌症例では，直腸内コイルも応用可能であり，消化器癌の深達度も高い精度で評価できるようになってきた．

❖ MRI検査の目的・適応

以上を踏まえて，他の検査法の役割も考慮して消化器癌におけるMRI検査の目的・適応をまとめると，

①進行癌症例における病期診断，特に腫瘍が近接する他臓器浸潤の評価
　〔軟部組織のコントラスト分解能が優れる〕
②進行癌症例における播種性病変や再発腫瘍の存在診断
　〔組織コントラスト分解能が最も高い撮像である拡散強調画像の応用〕
③転移性肝腫瘍の存在・質的診断
　〔肝特異性造影剤による造影MRIでのコントラスト分解能が優れる〕
④消化器癌以外の腫瘍性病変も疑われる際の性状診断
　〔T1強調画像，T2強調画像，拡散強調画像といった様々なコントラストの画像を取得することができる〕
⑤直腸内コイルを使用できる施設では，直腸癌の壁内浸潤およびわずかな壁外浸潤の評価
　〔直腸内コイルを用いたMRIでは正常腸管壁の層構造が描出可能〕

が挙げられる．

オーダー内容とポイント

❖ 撮像プロトコール

撮像プロトコールは，臓器ごと・検査目的ごとに細かく設定されている場合もあるが，多くの施設では消化管共通の基本プロトコールを設定し，これにいくつかの撮像（断面）を追加するといった具合に運用していると思われる．基本的な撮像法で，大半の症例で撮像されるのがT1強調画像とT2強調画像の横断像である．

- **食道癌症例**では，食道の長軸に沿った断面も多くの症例で撮像される．他臓器への浸潤が疑われる症例では，横断像以外の撮像断面を追加する必要がある．
- **胃癌の症例**では，横行結腸・結腸脾彎曲部への浸潤を評価するには冠状断像が，肝臓および膵臓への浸潤を評価するには矢状断像が有用であることが多い．
- **直腸癌の症例**では，骨盤壁への浸潤を評価するには冠状断像が，膀胱，精囊，前立腺および子宮，腟への浸潤を評価するには矢状断像が有用である．また肛門管の走行方向に合わせた冠状断像にて直腸癌と内外括約筋の位置関係が把握可能となるため，ISR（intersphincteric resection）±PESR（partial external sphincter resection）の適応と括約筋切除範囲の決定に有用である．

❖ 造影MRI

1）造影剤の選択

　　肝腫瘤の検出には肝特異性造影剤が有用であり，ダイナミック造影MRIも施行可能なガドリニウム造影剤であるGd-EOB-DTPAを用いることが多く，質的診断にも有用である（図1）．胃腫瘍のMRI検査では，肝臓を含めて撮像できることが多いので，転移性肝腫瘍の存在・質的診断も兼ねて，Gd-EOB-DTPAによる造影MRI検査を施行するとよい．撮像範囲に肝臓が含まれない他部位の造影検査では細胞外液性ガドリニウム造影剤であるGd-DTPAが使用される．気管支喘息患者等でGd-EOB-DTPAが使用できない患者において，肝腫瘤の検出・診断の目的で造影検査を施行する場合は，SPIO（superparamagnetic iron oxide）製剤を用いるとよい．

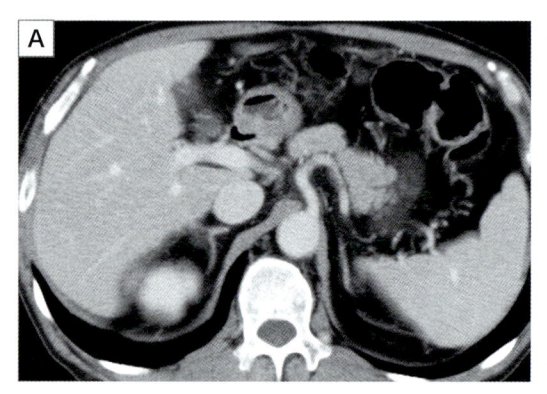

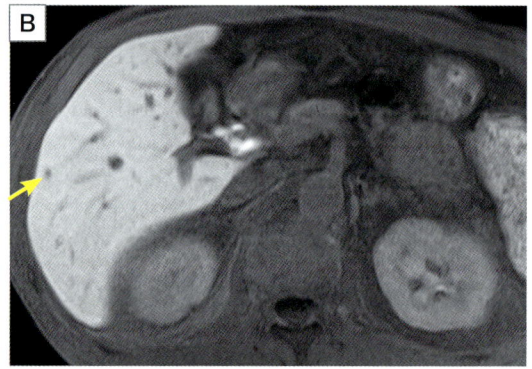

図1　造影CT（A）と造影MRI検査（B）
造影CT（A）で同定できない転移性肝腫瘍が，Gd-EOB-DTPAによる造影MRI検査（B）では，低信号を示す結節として容易に指摘できる

2）造影検査の適応

　　前述したMRI検査の目的に沿って，造影MRI検査の適応を以下に示す．
①進行癌症例における病期診断，特に腫瘍が近接する他臓器浸潤の評価
⑤直腸内コイルを用いた直腸癌の壁内浸潤およびわずかな壁外浸潤の評価
　　→造影検査が腫瘍範囲の評価（特に他臓器浸潤を診断する場合）に有用な情報を提供することが多く，造影検査も追加しておいた方がよい
②進行癌症例における播種性病変や再発腫瘍の存在診断
　　→必ずしも造影検査は必要ではないが，術後変化と再発腫瘍との鑑別が困難な症例では，造影検査も追加しておいた方がよい．また脂肪抑制併用の造影MRIでは播種性病変が同定しやすい
③転移性肝腫瘍の存在・質的診断
　　→肝腫瘍の検出能に関しては，造影CT検査よりも肝特異性造影剤を用いた造影MRI検査の方が高いので，**転移性肝腫瘍の検索目的のMRI検査では，肝特異性造影剤による造影MRI検査が必須**である
④消化器癌以外の腫瘍性病変も疑われる際の性状診断
　　→造影効果の程度が腫瘍性病変の性状診断に有用な情報を提供することが多く，造影検査

も追加しておいた方がよい．また多血性腫瘍であるかどうかも，鑑別診断を絞る上で重要な情報となるので，可能な限りダイナミック造影検査も追加する．CTでもダイナミック造影検査は可能であるが，X線被曝を考慮すると，MRI検査の方が造影後に数回（多時相）撮像するのに適している．

❖ 検査オーダー時のポイント

検査の主目的および造影検査併用の有無を記載することは当然必要であるが，**腫瘍の部位や予想される局所進達度も併せて記載するとよい**．コントラスト分解能の高い任意方向の断層像を得られるのが，MRI検査の大きな利点であるが，それぞれの撮像には時間がかかる．腫瘍の部位に合わせて最も診断に有用な方向の断面に絞って撮像を追加すると効率がよい．

また壁外浸潤の有無を評価するにはT1強調画像が，周囲臓器への浸潤を評価するにはT2強調画像および造影後T1強調画像が有用なので，局所進達度がある程度予想できる場合は，最も診断に有用な撮像シークエンスに絞って撮像を追加すると効率がよい．

読影，画像診断の方法・注意点

まず病変が存在する場合は，特異的な信号を示していないかをチェックする．T1強調画像で高信号を示す場合は脂肪・血腫の存在が，T2強調画像で低信号を示す場合は古い血腫・線維化（細胞成分が乏しい状態）の存在が濃厚である．脂肪抑制画像を併用すれば，脂肪と血腫の鑑別も可能である．脂肪抑制画像で信号が低下すれば脂肪成分，脂肪抑制画像で信号が低下しなければ血腫であると診断できる．また腫瘍がT2強調画像で高度高信号を示す場合は粘液癌等の粘液成分を有する腫瘍の可能性が高い（図2）．

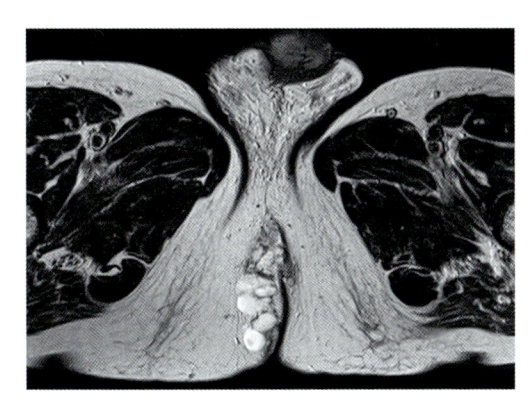

図2 ● 痔瘻から生じた粘液癌が，T2強調画像で高度高信号を呈している

1）T1強調画像

腸管壁，癌病巣とも低信号を呈するため，壁内の深達度診断は困難である．しかし，腸管周囲の脂肪組織が特徴的な高信号を示し腸管外側の辺縁が明瞭に描出されるため，周囲脂肪組織浸潤がない場合は，腸管壁の輪郭は整で，腫瘤突出像もみられない（図3A）．周囲脂肪組織に浸潤すると，腸管壁の輪郭は不整となり周囲脂肪組織内に低信号の小結節や索状構造

あるいは突出像が認められる（図3B，図4）．ただし不整な突出は必ずしも周囲脂肪組織浸潤を意味しない．癌病巣と隣接臓器の境界が消失していなければ浸潤の可能性はほとんどないと診断できるが，癌病巣と隣接臓器が接している場合は隣接臓器に浸潤している可能性がある（図3C）．T1強調画像にて高信号を呈する肝臓，膵臓および骨（骨髄）に腫瘍から連続する低信号域がみられる場合は腫瘍浸潤の可能性が高い（図3D，図5）．

2）T2強調画像

癌病巣は腸管壁より軽度高信号に描出されることが多い．T2強調画像で低信号を示す隣接する腸管壁，腟や膀胱壁に腫瘍から連続する高信号域がみられる場合（図3E，図6），高信号を呈する脾臓，前立腺辺縁領域や精嚢に腫瘍から連続する低信号域がみられる場合（図3F）

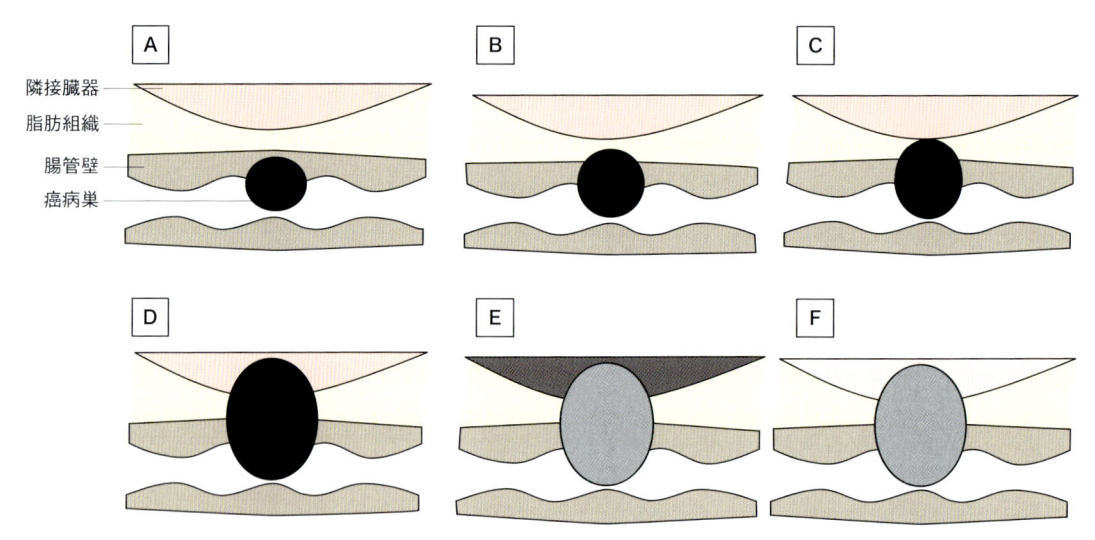

図3 ● MRIによる局所進達度診断

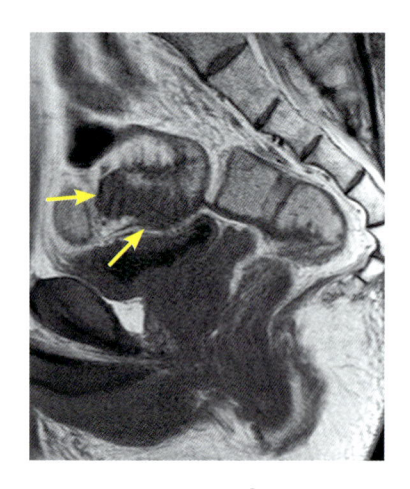

図4 ● T1強調画像例①
高信号を呈する周囲脂肪組織に腫瘍から連続する突出像が認められ（矢印），腫瘍の壁外浸潤ありと診断できる．一方癌病巣と膀胱壁間に脂肪が介在しており，膀胱への浸潤はない

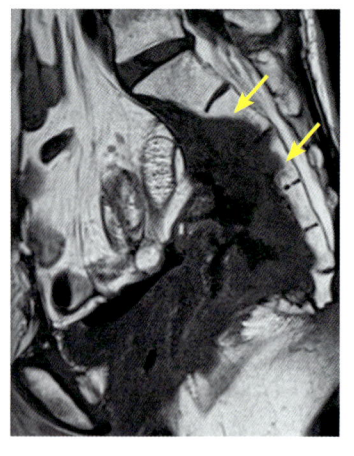

図5 ● T1強調画像例②
高信号を呈する仙骨骨髄に腫瘍から連続する低信号域がみられ（矢印），腫瘍浸潤ありと診断できる

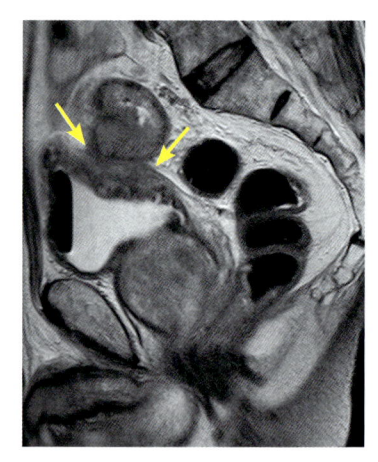

図6 ● T2強調画像例
低信号を示す膀胱壁に腫瘍から連続する高信号域がみられ（矢印），腫瘍浸潤ありと診断できる

は腫瘍浸潤の可能性が高い．ただし腫瘍周囲組織の間質反応，炎症細胞浸潤等により深達度を過大評価することがあるため，各種検査所見を総合的に判断することが望ましい．

3）拡散強調画像

組織コントラスト分解能が最も高い撮像で病変の検出に優れており，腫瘍性病変は高信号を呈することが多い．ただし良悪を必ずしも鑑別できないことに留意すべきである．

検査の禁忌・リスク

❖ MR検査における問診と同意

消化管領域の検査に限らず，心臓ペースメーカーを装着している患者ではMR検査は施行できない．その他にもMR検査が禁忌である体内金属があるので，必ず患者に十分な問診を行い，「体内金属があるのか」，「その種類は何か」を検査室入室前にチェックしておく必要がある．MRIの安全性に関する資料も参照するとよい[1]．

またMRI用造影剤でも，その副作用による死亡例が報告されており，腎機能障害の被検者および治療中の気管支喘息をもつ被検者への造影剤投与は原則禁忌である．造影検査の必要性と生じうる副作用を説明した上で同意をとっておく必要がある．リスクのある患者に対してやむを得ず造影MRIを施行する場合には，代替検査が本当にないのか，造影検査で得られる（患者にとっての）利益が，造影検査によるリスクを上回っているかを十分考慮した上で，適応を決定しなければならない．また腎機能障害の被検者および透析患者にGd（ガドリニウム）を含む造影剤を使用すると，腎性全身性線維症（memo参照）を発症させる可能性があることが報告されており，**腎機能障害の被検者および透析患者におけるGd含有造影剤の使用は原則禁忌である．**

❖ MRI検査室への入室に関する注意

MR装置からは，検査の有無や電源の入・切にかかわらず，常に非常に強力な磁場が発生しており，検査室内に輸液ポンプ・点滴架台・酸素ボンベや磁性体金属でできたストレッチャーや車いす等を持ち込むと，磁性体の質量に比例した力で引っ張られ，かなりの速度で飛翔し，患者に激突し重大な事故につながる危険性があるので，細心の注意が必要である．また，膿盆・はさみ・ナイフなどでも磁性体金属でできているものが多く，それらをMR検査室に持ち込むことも大変危険である．

> **memo**
> **腎性全身性線維症**
> 皮膚における結合組織の過形成を特徴とする稀な疾患であり，皮膚の肥厚と強直が特徴である．骨格筋，肺，肝，心などの臓器や組織の線維化も来す．患者の5％は急速に進行する劇症型の臨床経過をたどり，死に至る場合もある．重度の腎機能障害を有する患者や透析患者でGd（ガドリニウム）含有造影剤を投与した症例に多いと報告されている．

文 献

1）宮地利明：MRIの安全性．日本放射線技術学会雑誌，59（12）：1508-1516, 2003

基本編　消化管癌の画像検査に必要な知識

2. 消化管癌の画像検査法
5）FDG-PET検査

村上康二

Point

❶ PETは陽電子放出核種を含む薬剤を体内に投与し，放出された放射線をカメラで撮影する核医学検査の一種である．従来の核医学検査よりも空間分解能や定量性に優れている

❷ 現在PET検査で使用されている放射性薬剤 ^{18}F-FDG（2-[^{18}F]-fluoro-2-deoxy-D-glucose）はブドウ糖の一部に ^{18}Fを標識したものである．糖代謝の亢進した細胞に集積し，癌の画像診断として保険適用されている

検査の目的と適応

❖ 検査の概略

　　CTやMRI，超音波検査，内視鏡など，現在主流の画像診断は「腫瘍の形」を捉える形態診断である．それに対してPETは細胞の代謝や受容体などを画像化する検査であり，"機能診断"と呼ばれる．

　　腫瘍診断で用いられるFDGはブドウ糖の類似物質であり，その一部に ^{18}Fを標識したものである（図1）．糖代謝の亢進した細胞に集積する性質を利用したFDG-PETは癌の種類に依存しない非特異的な特徴を有し，多くの悪性腫瘍の診断に応用されている．

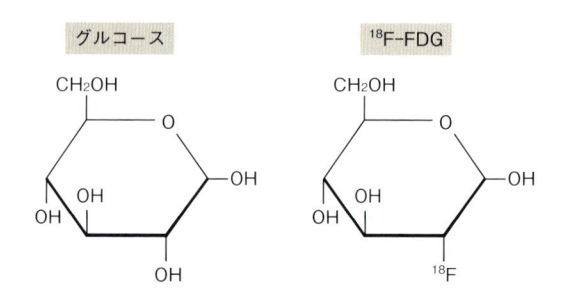

図1 ● グルコースと ^{18}F-FDGの構造式
^{18}F-FDGはグルコースの水酸基のひとつが置換されただけの類似した構造である

❖ 検査の特徴

　　PETは全身の検査が簡便にできる，病変をコントラストよく描出できる，そして腫瘍の種類によらずに検出できる点などが大きな長所である．つまり様々な悪性腫瘍において，全身の病巣を1回の検査で調べることができる．これらの特徴からPETをがん検診に応用している施設も多い．一方，空間分解能が低く，異常部位の解剖学的同定が困難であるが，最近はCTと一体型のPET/CTが普及し，ほぼこの欠点が克服された（図2）．

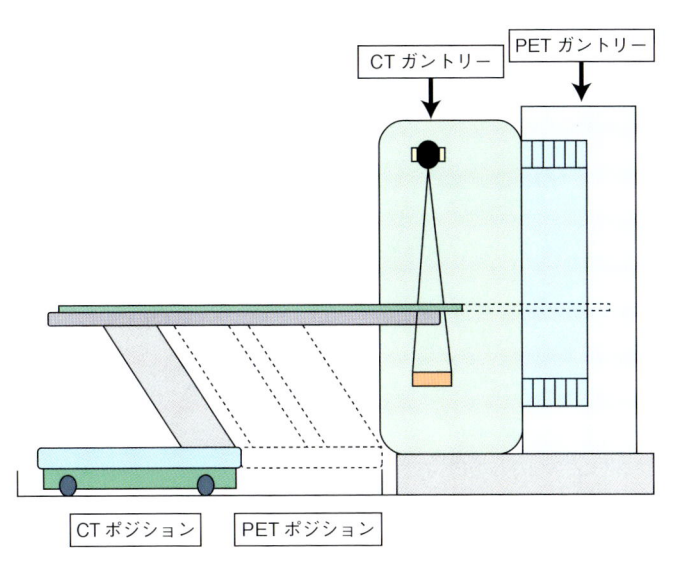

図2● PET/CTの構造
PETとCTのガントリーが直列に連結されており，寝台を移動させるだけで両者の解剖学的位置が同一の画像として得られる

❖ 検査の注意点

　FDG-PETは細胞の糖代謝を画像化するため，腫瘍や組織の集積には血糖値が影響する．従って検査前処置として最低でも4時間以上，通常は6時間以上の絶食が必須である．FDGは負荷のかかった骨格筋にも集積するため，注射後は安静状態で待機するが，検査前日の運動でも筋肉の集積に影響を及ぼす場合がある．従って検査前日から過激な運動は避けるように指示をする．耐糖能異常のある患者では組織-腫瘍コントラストが低下し，腫瘍の検出能が低下するが[1]，検出が不可能になるわけではない．検査のオーダーをする際には偽陰性の可能性が増えることを念頭に入れ，検査の必要性と糖尿病の程度を考慮して適応を決定する．

❖ 検査の適応

　PETはすべての悪性腫瘍に有用というわけではなく，重要なのは検査目的である．検査には，原発巣の評価・転移巣の評価・治療効果の評価・再発の評価・スクリーニングなど，様々な目的がある．このうち，原発巣の評価は主に解剖学的な進展度診断なので，形態画像だけで十分な場合が多い．**一般的にどの腫瘍においてもPETの有用性が高いのは転移や再発診断**といえる．従って**治療前評価であれば進行癌の転移検索，つまりリンパ節転移や遠隔転移の可能性が疑われる場合に適応**となり，早期がんや転移の有無が治療方針に影響を与えない場合にはPET検査を施行する意義は低い．

　治療後評価であれば，腫瘍マーカーの上昇や臨床的に転移や再発が疑われる場合に，PETの最もよい適応となる（図3）．特にPET/CTであれば診断用のCTも同時に撮影するので，小さな肺転移の診断も可能である．ただし脳転移の検索には造影MRIが第一選択である．また，全身が検査できるPETならではの特徴として，しばしば**重複がんの発見**があり，2～10％の

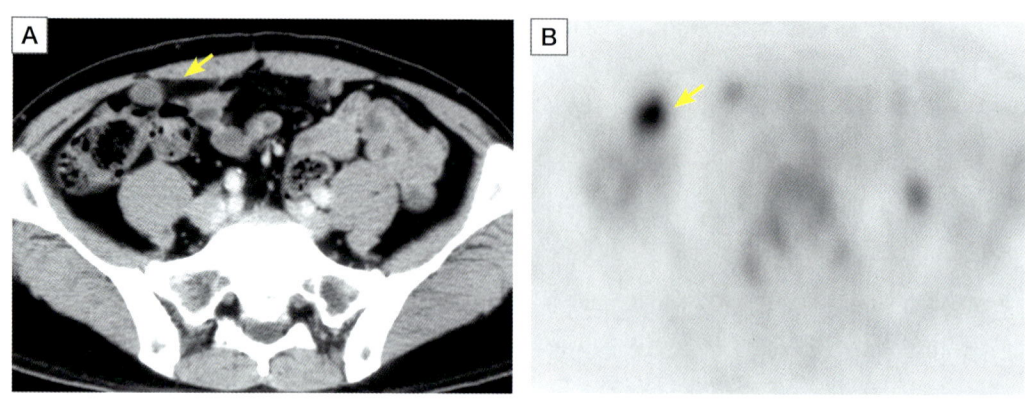

図3● 大腸癌術後の腹膜播種
造影CT単独（A）では病変を見落とされていたが（矢印），PET（B）では異常集積が明瞭であり（矢印），腹膜播種と診断された

がん患者に重複がんが発見されている．最近では悪性度診断や治療効果判定においてFDG-PETの有用性が注目されており，多くの報告が行われている．ただし本邦では効果判定目的にはまだ保険が適用となっておらず，今後の適用拡大が望まれる．

オーダー内容とポイント

　従来FDG-PET検査は限られた悪性腫瘍のみ保険適用となっていたが，2010年の診療報酬改正により「早期胃癌を除くすべての悪性腫瘍」に適用が拡大された．しかし原則として「ほかの画像診断で確定が困難な病期診断」という注釈がつく．この際に悪性腫瘍が確定診断されている必要はなく，「高い蓋然性をもって」悪性腫瘍が疑われる場合も適用となる．従ってPET検査の前に必ずしも病理診断が必要というわけではなく，高齢者や全身状態不良の患者などは生検を省略し，PET検査で診断の確信度を上げて治療を開始するというストラテジーが成立する．

　この他の注意点として，PET/CTで撮影されるCT画像は診断用の画質が保険算定の要件であり，同一月にCT単独の検査が事前に施行されているとPET単独分の検査としてしか計算されない．従って**PET/CTとCTを同一月に実施する際には造影検査や撮影部位などを考えてオーダーする必要がある**．なお，PET/CT検査は造影CTも実施可能であり，コスト的にも造影加算が適用される．従って造影CTと非造影PET/CTを分けて行うのではなく，**造影PET/CT検査をうまく施行すればCT単独の検査は省略可能となる**[2]．

読影・画像診断の方法，注意点

　PET単独では空間分解能が悪いので，たとえ異常があっても局在診断が困難な場合が多い．従って読影の場合には可能な限りCT，もしくはMRIなどの形態画像を参照する．ただし最近

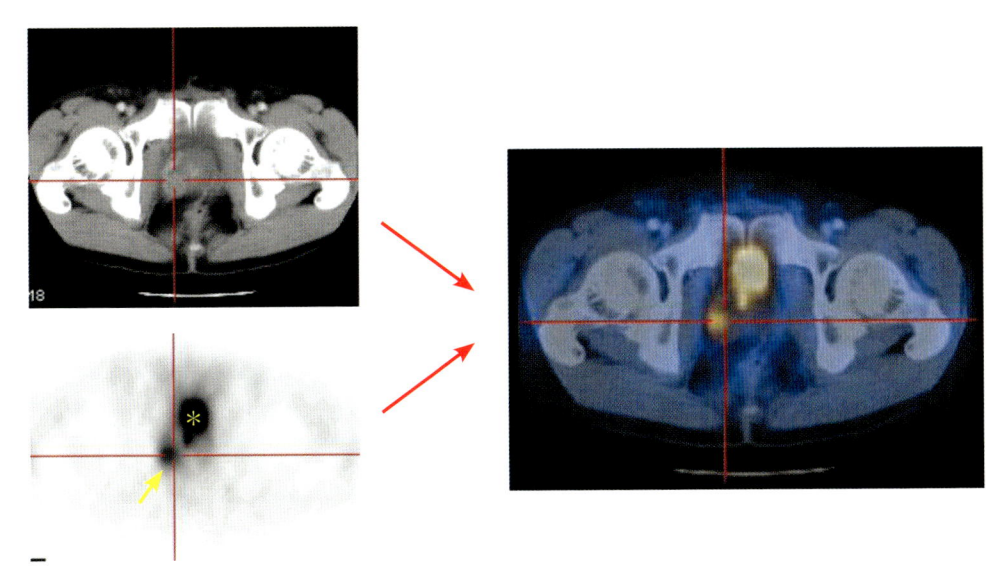

図4 ● PET/CTの有用性
CT単独では病変を見落とす可能性がある．PET単独では膀胱（＊）の右背側にある異常集積（矢印）が明瞭だが，解剖学的位置が不明である．PET/CTでは両者の合成画像が自動的に作成され（CTを白黒表示，PETをカラー表示で融合），病変とその位置が明瞭である

導入されるほとんどの装置はPET/CTとなっているため，自動的にCTとPETが参照でき，診断能が大きく向上した（図4）．

^{18}F-FDGは糖代謝の亢進した細胞・組織に集積するので，癌細胞だけでなく炎症細胞や一部の正常細胞にも集積する．つまりFDGの集積は悪性腫瘍に特異的ではない点に注意する．またFDGの集積が強ければ悪性，弱ければ良性と考えられがちであるが，これは例外が多く，むしろ**集積の強弱は病変の活動性を表す**と考えた方がよい．

良性の集積は大きく炎症によるものと生理的集積に大別され，これらは偽陽性の大きな原因である．集積の強さ・分布・形・部位などから総合的に悪性腫瘍と鑑別するが，臨床情報や画像診断以外の生理・生化学的検査も重要な判断材料である．PET検査のオーダーをする場合には，読影医になるべく多くの臨床情報を提供した方が，レポートも正確になる場合が多い．

FDGの代表的な生理的集積は脳と尿路系である．その他，咽頭，心筋（左心室），消化管などにも強い生理的集積が見られる場合があるが，個人差が大きい．**FDGの生理的集積が強い部位は病的集積が見落とされやすいので，特に注意してみる必要がある**．下部消化管の生理的集積を鑑別する方法として**二相撮影**がある．これは通常FDG注射後から1時間後に撮影される早期像に加えて，さらに30分〜1時間後にもう一度撮像する方法である．病的集積であれば後期相で位置が変わらず集積が上昇するが，生理的集積では位置が移動したり集積が減弱・消失する場合が多い（図5）．

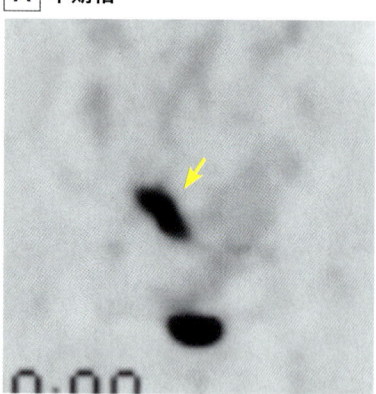

A 早期相　　**B** 後期相

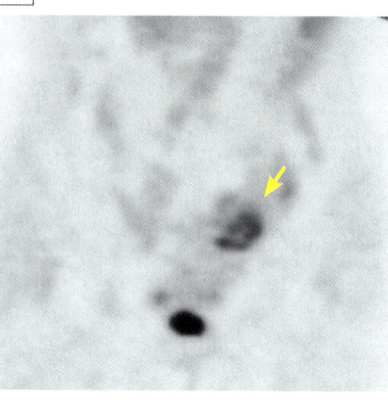

図5● PETの二相撮影
1時間後の早期相（A）では消化管の強い集積（矢印）が生理的か病的かの鑑別が難しい．2時間後の後期相（B）では集積が移動しており，生理的集積であることがわかる

検査の禁忌・リスク

　FDG-PET検査は基本的に禁忌がない．体内に投与する薬剤は極めて微量のため，副作用がほとんど皆無であり，腎機能や肝機能障害をもつ，あるいはアレルギー体質のある患者においても検査が可能である．なお，CT部分が加わると注意点はCT検査に準じる．

　PETの副作用として放射線被曝があるが，検査1回あたりの被曝線量はおよそ2〜10mSv（ミリシーベルト）程度である（RIの投与量により異なる）．これは自然放射線による被曝線量の1〜4年分に相当し，すなわち全く生体に影響のないレベルといえる．

　ただしPETと同時に撮影されるCTではかなりの被曝線量があり，通常の条件で全身を撮影すると20〜30mSvに達する．つまり検査目的によりCTの撮影条件を最適化し，無用な被曝を軽減させる必要がある．若年者や妊婦などでやむを得ずPET検査を施行する場合には，FDGの投与量やCTの曝射線量を必要最低限としなければならない．

memo
SUV
FDGの集積の強さを表す指標としてSUV（standardized uptake value）という数字がしばしば用いられるが，これは次式で計算される．

$$SUV = 組織放射能（cpm/g）\div [投与放射能（cpm）\div 体重（g）]$$
＊cpm：count/minute

つまり体重と同じ重さの水に，投与した放射性薬剤を均一に分布させた場合のSUVが1となる．
SUVはあくまで目安であり，絶対的な数字でない．撮像時間や測定機器，血糖値など様々な要因によって変動する．一般的にSUVが2.5〜3.0以上の場合を悪性腫瘍と判断する場合が多いが，臨床診断はSUVではなく，視覚的評価で行っても診断能に有意差はないといわれている．

文　献
1) Lindholm P, Minn H, Leskinen-Kallio S, et al : Influence of the blood glucose concentration on FDG uptake in cancer- a PET study. Journal of Nuclear Medicine 34 (7) : 1-6, 1993
2) 村上康二．4) 造影PET-CT総論．『PET-CT画像診断マニュアル』（村上康二 編）pp.39-45, 中外医学社，2008

応用編
消化管癌の画像診断のポイント

1. 咽頭癌の画像所見と鑑別診断
　〜見逃し，誤りを防ぐ 咽頭癌の画像診断のポイント〜 ……………… 126

2. 食道癌の画像所見と鑑別診断
　〜見逃し，誤りを防ぐ 食道癌の画像診断のポイント〜 ……………… 141

3. 胃癌の画像所見と鑑別診断
　〜見逃し，誤りを防ぐ 胃癌の画像診断のポイント〜 ………………… 179

4. 十二指腸癌の画像所見と鑑別診断
　〜見逃し，誤りを防ぐ 十二指腸癌の画像診断のポイント〜 ………… 225

5. 小腸癌の画像所見と鑑別診断
　〜見逃し，誤りを防ぐ 小腸癌の画像診断のポイント〜 ……………… 239

6. 大腸癌の画像所見と鑑別診断
　〜見逃し，誤りを防ぐ 大腸癌の画像診断のポイント〜 ……………… 257

1. 咽頭癌の画像所見と鑑別診断　A. 基本知識と典型例

咽頭癌の基本知識と典型例

武藤　学

疾患の基本知識

❖ 病態・病理

　2002年の統計では，咽頭癌は世界中で21万人が罹患し，13万4千人が亡くなっている．咽頭癌といっても，咽頭領域は，上咽頭，中咽頭，下咽頭に分けられ（p.13参照），男性では，中・下咽頭癌の方が上咽頭癌より頻度が高いが，女性では中・下咽頭癌と上咽頭癌の発生頻度はほぼ同等である．発癌物質は，飲酒，喫煙に加え，ウイルス感染やbetel quid（ビンロウの実）などが挙げられる．

　わが国の頭頸部癌学会の2001年の統計によると，2001年には1,335例の頭頸部癌が登録され，うち上咽頭癌が51例（3.8％），中咽頭癌が162例（12.1％），下咽頭癌が218例（16.3％）であった．肉眼型は，隆起型，潰瘍型，内向浸潤型に分けられ，これまでの多くの咽頭癌は進行癌で発見されたが，最近の内視鏡診断技術の向上により，表在性の癌が発見できるようになり，今後，咽頭癌の分布や総数が大きく変わることが予想される．また，これらの表在性癌の肉眼型や病期などを新たに取り決める必要が出てきた．現時点では，肉眼型は，食道癌取扱規約に準じて表記するとなっているが，消化器内視鏡画像と耳鼻咽喉科画像との整合性をとる必要がある．また，表在癌では病期もTNM分類や頭頸部癌取扱規約では対応できない．

　咽頭癌の組織型はどの部位でも扁平上皮癌が優位である．他の組織型には，疣状癌（verucous carcinoma），移行上皮癌（schuneriderian carcinoma），基底細胞癌（basaloid carcinoma），神経内分泌癌（neuroendcrine cell carcinoma），紡錘細胞癌（spindle cell carcinoma）がある．頭頸部領域のメラノーマは稀であるが，生物学的に異なる性質を有するため，頭頸部の粘膜メラノーマとして別に取り扱われる．上咽頭癌はWHO分類（keratinizing squamous cell carcinoma, nonkeratinizing squamous cell carcinoma, basaloid squamous cell carcinoma）を使用することが推奨されている．

❖ 分類・病期

　咽頭癌を含む頭頸部癌の分類・病期は，UICCのTNM分類（第7版，2009年）と，これに準拠した日本頭頸部癌学会の「頭頸部癌取扱規約（改訂第4版）：2005年10月」がある．咽頭癌の中でも，経口アプローチおよび経鼻アプローチともに内視鏡検査で遭遇する可能性がある中咽頭癌と下咽頭癌のTNM病期分類を示す（表1，2）．頭頸部癌のTNM分類は画像診断が発達する以前より視診，触診をもとに作成されたものであるため，T分類は消化管癌における壁深達度とは異なり，大きさが判断基準となる．先述したように，わが国では表在性癌の発見が多くなされるようになり，これまでのT分類では，TNM分類や頭頸部癌取扱規約と

表1 ● 中・下咽頭癌のTNM分類

中咽頭	
T1	≦2cm
T2	2cm＜当該腫瘍≦4cm
T3	＞4cm
T4a	喉頭，舌深層の筋肉（外舌筋），内側翼突筋，硬口蓋，下顎骨への浸潤
T4b	外側翼突筋，翼状突起，上咽頭側壁，頭蓋底への浸潤，または頸動脈を全周に取り囲む
下咽頭	
T1	≦2cmおよび1亜部位
T2	2cm＜当該腫瘍≦4cm，または2亜部位以上
T3	＞4cm，または片側喉頭の固定
T4a	甲状軟骨，輪状軟骨，舌骨，甲状腺，食道，頸部正中軟部組織への浸潤
T4b	椎前筋膜，縦隔への浸潤，または頸動脈を全周に取り囲む
中・下咽頭	
N1	同側単発≦3cm
N2	a）3cm＜同側単発≦6cm
	b）同側多発≦6cm
	c）両側または対側≦6cm
N3	＞6cm

表2 ● 中・下咽頭癌の進行度（TNM分類）

Stage	T	N	M
0	Tis	N0	M0
Ⅰ	T1	N0	M0
Ⅱ	T2	N0	M0
Ⅲ	T3	N0	M0
	T1〜3	N1	M0
ⅣA	T1〜3	N2	M0
	T4a	N0〜2	M0
ⅣB	T4b	AnyN	M0
	AnyT	N3	M0
Ⅳb	AnyT	AnyN	M1b

UICC International Union Against Cancer 7th ed.

の整合性がとりにくくなってきたという現実がある．

症例画像　下咽頭表在癌

咽頭領域の癌は，本来耳鼻咽喉科領域の疾患であるが，内視鏡診断技術の向上と高危険群が明らかになったことより，消化器科医が早期発見に貢献すべき領域にもなりつつある．進行癌を見逃さないことに注意を払う必要はもちろんあるが，ここでは，「基本編：1）咽頭癌」(p.12)で示した高危険群に対し検査を行って早期発見した典型的な表在性癌症例について異なる内視鏡画像を用いて解説する．

❖ 白色光内視鏡画像（画像1）

左梨状陥凹の5mm大の表在性の癌．左梨状陥凹に小さな発赤調の粘膜が視認でき，近接すると血管透見の消失した境界の明瞭な発赤域で内部にはドット状に発赤点が確認できる．さらに口側にも，淡いドット状に発赤点が視認できるが，領域性を有する発赤域は不明瞭である．

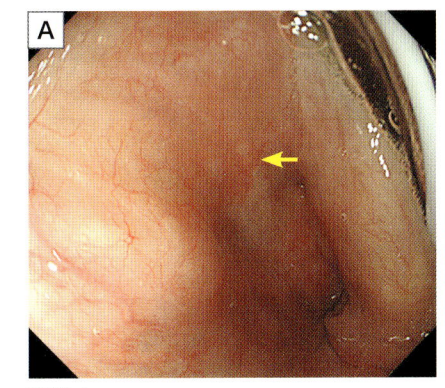

画像1

着目すべきポイント

平坦な病変では，炎症性変化との鑑別が必要である．表在性癌の場合は，白色光観察では，淡い発赤域で異型血管の増生が視認できる場合が多い．一方，炎症性変化では，異型血管の増生は視認困難である．拡大機能がついていればこの異型血管の視認は可能だが，拡大機能がない場合や，経鼻内視鏡のような解像度の低い内視鏡では，異型血管の増生であるドット状の発赤点の有無に注意すべきである．隆起性の病変の場合は，白色調の場合もあるので，やはり異型血管の増生であるドット状の発赤点の有無に注意すべきである．

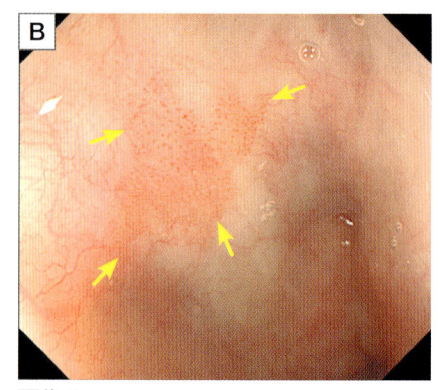

画像1

検査／読影のコツ

スコープを挿入する際に，できるだけ粘膜面に近接して観察する必要がある．唾液などの分泌物がある場合は視認性が悪くなるので，検査前にコップ1杯の水を飲んでもらうとある程度除去される場合がある．

❖ NBI内視鏡画像（画像2）

左梨状陥凹の5mm大の表在性の癌．NBI遠景でも境界の明瞭なbrownish areaが視認でき（A，矢印），近接するとbrownish areaの境界はより明瞭になる（B，矢印）．内部にはドット状の異型血管像が確認できる．さらに口側にも，淡いドット状に発赤点が視認でき，白色光では確認できなかった淡いbrownish areaが視認できる．

着目すべきポイント

表在性癌におけるNBIの遠景からの観察では，境界の明瞭なbrownish areaがまず重要な所見になる．近接（B）または拡大観察（C）するとbrownish areaの境界はより明瞭になる場合がある．さらに拡大観察では，病変内部にはドット状の異型血管像が明瞭に視認できる．炎症性変化では，境界の不明瞭なbrownish areaが視認されることがしばしばあるが，異型血管の増生はみられない．これらの視認性は，白色光に比較してNBIの方が明らかに優れているのでNBI機能を搭載している光源であれば，非拡大内視鏡または経鼻内視鏡でもNBI機能を使うことを推奨する．

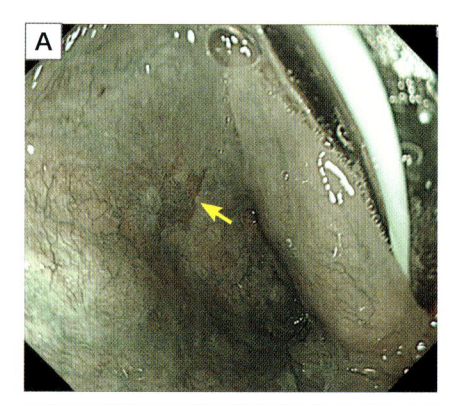

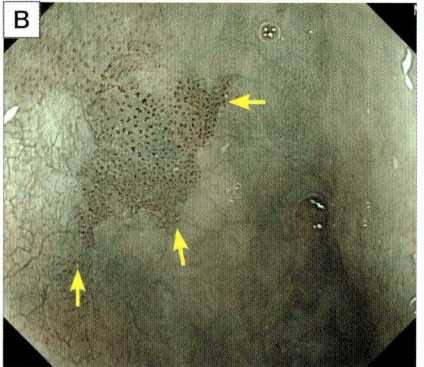

画像2

検査／読影のコツ

スコープを挿入する際に，できるだけ粘膜面に近接して観察する必要がある．唾液などの分泌物がある場合は視認性が悪くなるので，検査前にコップ1杯の水を飲んでもらうとある程度除去される場合がある．咽頭の観察は，内視鏡挿入の際に行うべきである．

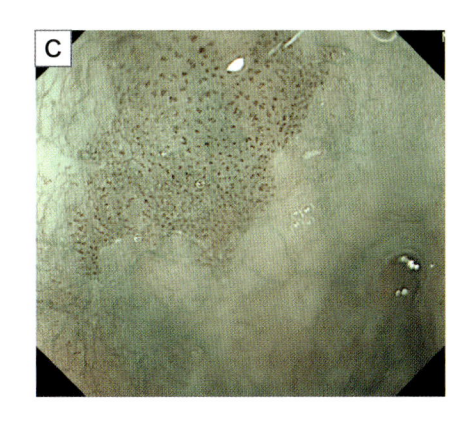

❖ ヨード内視鏡画像（画像3）

左梨状陥凹の5mm大の表在性の癌．NBI観察で視認された brownish area に一致してヨード不染として視認できる．

着目すべきポイント

範囲診断をする場合は，ヨード染色は必須である．NBI観察では視認できなかった広がりを示す場合もある．また背景粘膜も多発不染となる場合が多く，異時性多発のリスク評価としても有用である．

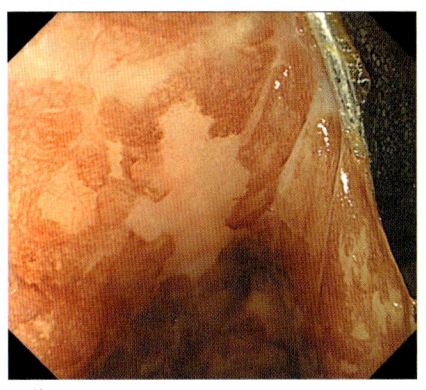

画像3

❖ 病理画像（画像4）

5mmの上皮内癌

着目すべきポイント

表在性がんの多くが異型血管の増生を伴うが，組織学的にも拡張した血管を観察することができる（矢印）．

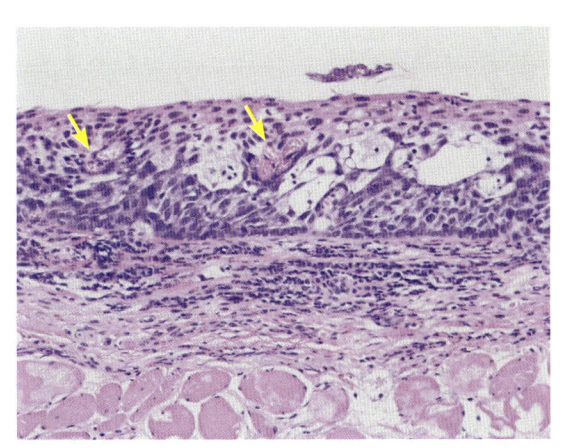

画像4

見逃し・誤りを防ぐための検査と診断のコツ

❖ 画像診断のポイント

NBI観察でのbrownish areaの有無，異型血管の増生を視認することが重要である．

❖ 画像検査の選択

早期発見には，NBI拡大観察を行うことを推奨する．

❖ 鑑別すべき疾患とそのポイント

表3に鑑別病変とNBI所見を示す．

表3 ● 鑑別病変とNBI所見

	鑑別病変	NBI遠景像	NBI拡大像
白色扁平隆起	乳頭腫		延長のみ（血管）
	表在癌		拡張・延長・口径不同（血管）
平坦発赤域	炎症	境界の不明瞭なbrownish area	異型血管の増生なし
	表在癌	境界の明瞭なbrownish area	異型血管の増生

1. 咽頭癌の画像所見と鑑別診断　B．画像診断のポイント

1）炎症との鑑別が必要な発赤調の扁平な咽頭表在癌

森田周子，武藤　学

疾患の基本知識

❖ 病態・病理

　咽頭・喉頭癌の多くは扁平上皮癌であり，喫煙と飲酒，そしてアルコール飲料に関連するアセトアルデヒドが明らかな発癌因子とされている．また，共通の誘因により，いくつかの領域にまたがって広く発癌する現象は広域発癌– field cancerization現象といわれ，口腔，咽頭・喉頭領域や食道および肺には，扁平上皮癌が多発する傾向がある．

1）リスク因子

　咽頭癌の危険因子として，飲酒，喫煙，やせ，野菜果物不足，赤血球MCV増大，食道内多発ヨード不染，口腔・咽頭・食道のメラノーシス，頭頸部癌・食道癌の既往歴，アルコール脱水素酵素2（aldehyde dehydrogenase-2：ALDH2）のヘテロ欠損型，アルコール脱水素酵素1Bのホモ低活性型，などが報告されており[1)2)]，こういった症例ではより慎重に咽頭領域の検査するように心がける必要がある．

2）肉眼型

　頭頸部癌取扱い規約第4版の「病理」の肉眼型の項には，これまでの隆起型，潰瘍型，内向発育型に加え，食道癌に準じて新たに表在型が追加された．表在型とは，癌の浸潤度が比較的浅いと判断されるもの（食道癌表在癌と同様な肉眼像を有する病変）と記載されているが（表1），組織学的な深達度などの基準はない．また，食道癌取扱い規約で分類されるⅢ型は，頭頸部癌取扱い規約第4版では記載されていない．頭頸部表在癌研究会では，"壁深達度が肉眼的に上皮下層までの上皮性悪性腫瘍でリンパ節転移の有無は問わない"ものを表在癌と標記することを提唱している[3)]．2種類以上の肉眼型が混在する場合の記載法は原則として大きい病変から順に肉眼型を記載する．

　表在型病変の頻度は，0-Ⅱa型を主体とした隆起型が多いとの報告[4)]や，平坦型が多いとの報告があり[5)]，陥凹型は稀である．

表1　頭頸部癌肉眼分類

肉眼分類	食道癌取り扱い規約（肉眼分類との対比）
表在型	表在型
表在隆起型	0-Ⅰ
平坦型	0-Ⅱ
表面隆起型	0-Ⅱa
表面平坦型	0-Ⅱb
表面陥凹型	0-Ⅱc

文献6より引用

表2 ● 咽頭癌の組織分類（頭頸部癌取扱い規約）

疣状癌	Verrucous carcinoma
扁平上皮癌	Squamous cell carcinoma
	Well differentiated
	Moderately differentiated
	Poorly differentiated
	Undifferentiated carcinoma（上咽頭癌に準ずる）
	Other cancers
	Schuneiderian carcinoma（移行上皮癌）
	Basaloid carcinoma
	Nuroendocrine cell carcinoma
	Spindle cell carcinoma

文献6より引用

表3 ● 咽頭癌（特に上咽頭癌）の組織分類（WHO分類）

Type 1.	Squamous cell carcinoma
Type 2.	Nonkeratinizing carcinoma
	Without lymphoid stroma
	With lymphoid stroma
Type 3.	Undifferentiated carcinoma
	Without lymphoid stroma
	With lymphoid stroma

文献6より引用

3）組織型

扁平上皮癌が最も頻度の高い組織型である[6]．扁平上皮癌とそれ以外の組織型は，頭頸部癌取扱い規約の第4版では表2に示す組織型が記載されており，WHO分類では表3に示す分類が提唱されている．

❖ 内視鏡による診断の方法

内視鏡抜去時は，唾液貯留や内視鏡接触による粘膜の発赤や出血，咽頭麻酔の効果減弱による反射増大などのため観察には不適当であり，**内視鏡挿入時に観察する方がよい**．また，中下咽頭癌の早期発見には白色光に比較してNBIが有意に優れているため[7]，**中下咽頭の観察は挿入時からNBIを使用する方がよい**．内視鏡操作は，咽頭反射を誘発しないために喉頭・咽頭の粘膜に内視鏡の先端が直接接触しないように注意し，咽頭内を死角なく見るために発声や呼吸を利用する．

1）拾い上げるべき内視鏡所見

白色光観察：軽度の発赤・褪色，正常血管影の消失した領域，粘膜表面の凹凸や不整
NBI観察：境界明瞭な茶褐色の領域（brownish area）
上記の所見を認めれば上皮性腫瘍を疑い，拡大観察などの詳細観察をする．

2）詳細観察

近接・拡大観察で，白色光での赤色・褪色領域の境界，NBI観察で周囲との境界が明瞭なbrownish area，病変内の異型血管の増生があれば腫瘍を疑う．なお，背景の非腫瘍性粘膜と比較して，上方に発育し，拡張・蛇行・屈曲・大小不同などを呈する血管があれば異型血管と診断する．

3）炎症と腫瘍の鑑別診断

非拡大白色光のみでの観察では，炎症と腫瘍を鑑別することは困難なことがしばしばあり，

可能であればNBI併用拡大内視鏡で観察する．

　白色光での赤色・褪色変化やNBIでのbrownish areaといった色調変化は，腫瘍であれば少なくとも一部に周囲の非腫瘍粘膜と明らかな境界を呈するが，**炎症性病変であれば境界は不明瞭**である．さらに近接・拡大観察で，色調変化を呈する病変内に上方に発育する拡張を主体とした異型血管が背景粘膜と比較して増生していれば腫瘍を強く疑う．一方，**炎症では病変内の血管の拡張・蛇行・屈曲・大小不同といった変化は弱く密度も腫瘍に比較すると小**さい傾向がある．

症例画像　発赤調の咽頭扁平上皮癌

❖ 通常内視鏡検査像とNBI併用像
（画像1）

白色光では咽頭全体に発赤が目立つが，腫瘍を疑う所見に乏しい（A）．NBI観察では，血管透見が消失した周囲粘膜の色調と境界が明瞭なbrownish areaが視認でき，腫瘍性病変を疑う（B）．

見逃しやすい／誤りやすいポイント

梨状陥凹，食道入口部や喉頭蓋谷，中咽頭の側壁は観察しにくく，意識して観察しないと観察が不十分になりやすいので病変を見逃しやすい．

検査／読影のコツ

発声や呼吸を利用して喉頭を動かし，できるだけ梨状陥凹が開いた状態で観察をする．病変の存在を疑うが，観察が困難な場合は，透明先端フードを装着したり，後日あらためて沈静下で精密検査を行う．
白色光での正常血管網の消失した領域・発赤部・褪色部，NBIでのbrownish area・褪色部を認めれば上皮性腫瘍を疑う．

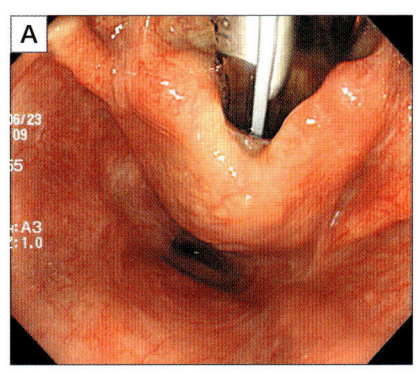

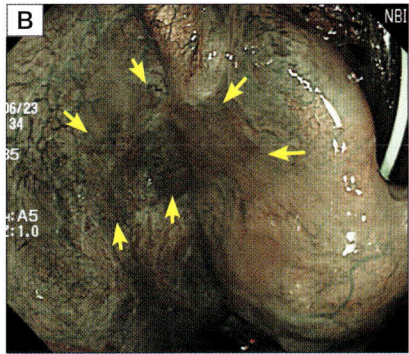

画像1

❖ 拡大併用NBI像（画像2）

近接して弱拡大で観察すると，正常血管影の消失した範囲に一致して，明瞭な境界を有するbrownish areaを認める（A）．内部には褐色のドットを多数認め，異型血管の増生を疑う．さらに拡大倍率を上げると，褐色のドットは背景と比較すると，拡張して口径不同のある血管が増生し，個々の血管は屈曲・蛇行したり，糸くず状に丸まっていることから，上皮性腫瘍に特徴的な異型血管と診断できる（B）．

見逃しやすい／誤りやすいポイント

炎症性病変でも，brownish areaを認めるが，周囲との境界は不鮮明である．また正常血管網が消失したり，微細な血管の増生を認めるが，拡張や蛇行・延長といった形態変化を伴う血管の異型は伴わない．

検査／読影のコツ

brownish areaの境界の有無に注意する．また，異型を呈する血管と血管の間に介在する粘膜の色調も変化しているため，非腫瘍性病変との鑑別に有用である．判断に迷う症例は生検で病理組織学的に検討し，生検でも迷う症例は短期での再検査を考慮する．

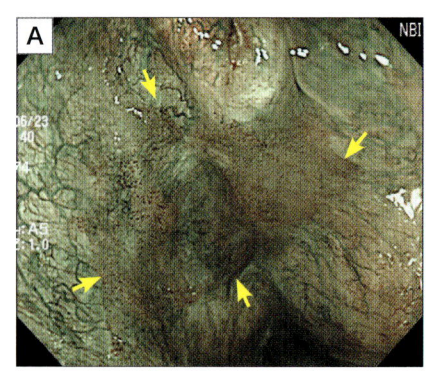

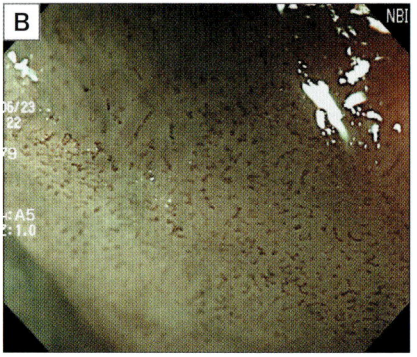

画像2

❖ ルゴール撒布像（画像3）

咽頭領域でのヨード撒布は気道に入るため通常の検査では禁忌である．全身麻酔下でヨードを撒布すると，食道癌と同様に咽頭の上皮性腫瘍は境界明瞭な不染となる．時間が経過すると，食道癌のピンクカラーサインと同様に，不染部は境界明瞭な淡いピンク色になってくる．

見逃しやすい／誤りやすいポイント

咽頭は，食道同様多発するヨード淡染帯を伴うことが多く，病変の範囲診断に迷うことがある．

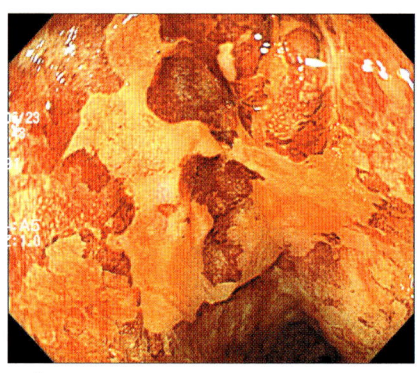

画像3

検査／読影のコツ

治療適応になると考えられるhigh grade dysplasia以上の病変では，ヨード不染部の境界は明瞭で，時間の経過とともに淡いピンク色に変色してくる．一方，炎症は，ヨードでは淡染で，その境界は不明瞭であることが多い．また時間の経過とともにピンクに変色することはない．

❖ 病理組織像（画像4）

上皮内にとどまる扁平上皮癌で，最終診断はsuperficial hypopharyngeal squamous cell carcinoma, Tis, ly0, vo, 0-Ⅱb, 23×17mmであった．

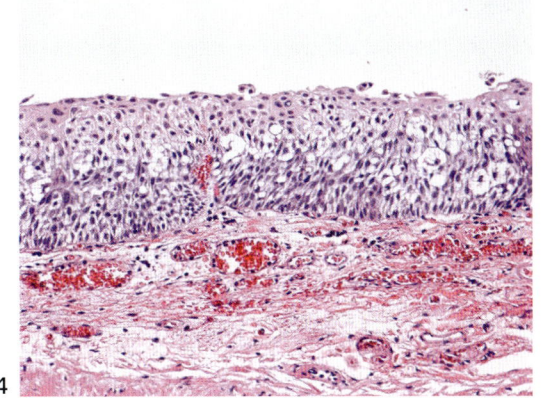

画像4

見逃し・誤りを防ぐための検査と診断のコツ

❖ 画像診断のポイント

　　内視鏡抜去時は唾液貯留や内視鏡接触による粘膜の発赤や出血，咽頭麻酔の効果減弱による反射増大などのため観察には不適当であり，観察は挿入時に行う．NBIを使用する場合は，出血・うっ血を来すと観察が困難になるので注意が必要である．

❖ 画像検査の選択

- 咽頭の早期病変を発見するためには，内視鏡検査が第一選択である．特に，飲酒歴や喫煙歴，悪性腫瘍の既往歴がある症例など，リスクを有する対象に注意すべきである．中下咽頭の観察は挿入時からNBIを使用する方がよい
- 上皮性腫瘍を疑う場合は，小さな生検鉗子で最小限の生検をして組織学的に確認をする．生検すると出血で視野が悪くなり，誤嚥による反射を誘発しやすいので，生検は咽頭全体を観察してから行う
- 全身麻酔・挿管管理をして観察する時は，撒布チューブにて咽頭全体にヨードを撒布して，多発癌の有無を確認する．ヨード液は化学性炎症を引き起こして喉頭浮腫を起こす原因になるため，喉頭内に入らないように心がけることと，食道で用いる半分の濃度（1%以下）が望ましい

❖ 鑑別のポイント

- 炎症性病変は，発赤もbrownish areaも境界が不明瞭で，病変内の血管は拡張や増生の度合いが上皮性腫瘍と比較して軽度であり，口径不同や屈曲も弱いことが多い．ヨード撒布しても，境界が不明瞭で，時間が経過してもピンク色に変色しない
- 一方，上皮性腫瘍は，brownish areaの境界は少なくとも一部で明瞭で，内部には拡張して口径不同のある血管が，屈曲・蛇行したり，糸くず状に丸まった異型血管が増生している．ヨードを撒布すると境界明瞭な不染となり，時間の経過とともにピンク色に変色する

文 献

1) Yokoyama A, Omori T, et al：Risk of squamous cell carcinoma of the upper aerodigestive tract in cancer-free alcoholic Japanese men: an endoscopic follow-up study．Cancer Epidemiol Biomarkers Prev 15：2209-2215, 2006
2) Muto M, Takahashi M, Ohtsu A, et al：Risk of multiple squamous cell carcinomas both in the esophagus and the head and neck region．Carcinogenesis 26：1008-1012, 2005
3) 武藤　学, 森田周子, 千葉　勉：中・下咽頭表在癌の診断と治療：早期診断と低侵襲治療の新展開-消化器内科の立場から-．日本消化器病学会雑誌, 106（9）：1291-1298, 2009
4) 門馬久美子, 藤原純子, 加藤　剛, 他：中・下咽頭表在癌の内視鏡診断-通常内視鏡およびNBIの立場から．胃と腸, 45：203-216, 2010
5) 川久保博文, 大森　泰, 佐藤靖夫, 他：見落とさない中下咽頭観察法-コツと対策．消化器内視鏡, 22(6)：915-923, 2010
6) 日本頭頸部腫瘍学会（編),『頭頸部癌取扱い規約（第4版)』, 金原出版, 2005
7) Muto M, Minashi K, Yano T, et al：Early detection of superficial squamous cell carcinoma in the head and neck region and esophagus by narrow band imaging: a multicenter randomized controlled trial. J Clin Oncol 28：1566-1572, 2010

応用編 消化管癌の画像診断のポイント

1. 咽頭癌の画像所見と鑑別診断　B. 画像診断のポイント

2）乳頭腫との区別が必要な咽頭表在癌

森田周子，武藤　学

疾患の基本知識

❖ 病態・病理

　乳頭腫とは，扁平上皮が乳頭状の構造をとって増殖した病変であり，反応性病変と考えられている．病理学的には乳頭腫と乳頭状過形成に分類される．組織学的所見から以下の3つの亜型に分類されている[1]．それぞれの特徴は，①exophytic type：枝分かれした粘膜固有層の表面を重層扁平上皮が覆っているもの，②endophytic type：球状の粘膜固有層の表面を重層扁平上皮が覆っており，その重層扁平上皮は粘膜固有層に枝分かれしているもの，③spiked type：広基性の低い隆起で粘膜固有層はスパイク状に上皮層に突出するもの，とされている．内視鏡的には，それぞれの亜型が，①イソギンチャク様の隆起，②松笠様の隆起，③丈の低い扁平隆起，の所見を呈すると考えられている．乳頭腫はHPV感染の関与も報告されている[2]．

　咽頭の表在癌は，Ⅱa型の隆起性病変が多い[3]．また，Ⅰ型またはⅡa型の隆起型の咽頭癌には白色調と赤色調の病変があり，白色調隆起性の表在癌は乳頭腫との鑑別が難しい場合がある．

❖ 診断の方法

　白色光で白色調の隆起性性病変は，NBIでも白色に見え，brownish areaとしては視認できない．領域としては，背景の正常血管網が視認できない領域として認識できる．病変内には白色小隆起が集簇しており，各々の小隆起の中央に拡張した血管を伴っていることが多い．病変周囲には随伴病変を伴うこともあり，乳頭腫との鑑別に役立つため，病変周辺も注意深く観察する必要がある．内視鏡所見だけでは診断に迷うことも多く，生検で確認する．

症例画像　白色調隆起性の咽頭表在癌

❖ 通常内視鏡検査像とNBI併用像（画像1）

　左披裂部に白色調の松笠様の扁平隆起（A白矢印）と，それに連続した赤色扁平隆起を喉頭側に認める（A黄矢印）．NBIでは白色小隆起の1つ1つが顆粒状に明瞭に見え，各々の小隆起の真ん中には血管と思われる褐色のドットがある（B）．喉頭側にも白色調の隆起性病変が連続している．NBIでは血管が明瞭に見えるので，背景の正常血管が隆起部に一致して消失して

いるのがわかる．血管網の消失を手がかりに観察すると，梨状陥凹の口側にも血管網の消失したbrownish areaが新たに指摘できる（B白矢印）．

見逃しやすい／誤りやすいポイント

白色小隆起の集簇した隆起性病変は乳頭腫にも見える．白色光での白色病変はNBIでも白色に見えるため，brownish areaの有無で腫瘍か非腫瘍かを診断することはできない．周囲に随伴病変が広がっていることもあり，これらが境界明瞭なbrownish areaとして視認でき異型血管を伴っていれば腫瘍性病変を疑うことができる．

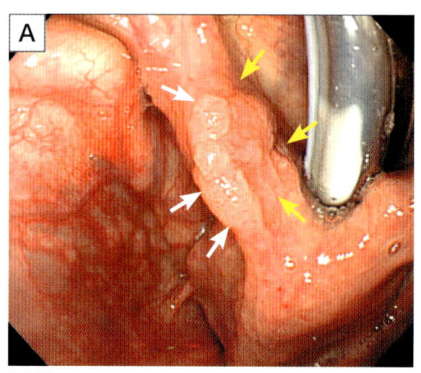

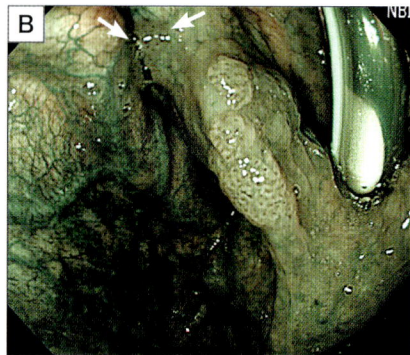

画像1

❖ 拡大併用NBI像

白色隆起部をNBI拡大観察すると，顆粒状の白色小隆起が集簇しており（画像2 A），小隆起は一部で癒合している（画像2 A　黄矢印）．喉頭側にも白色扁平隆起は広がっているが，小隆起は癒合し，血管の増生は視認できない（画像2 B）．

見逃しやすい／誤りやすいポイント

隆起部が乳頭状構造をとる白色病変（画像3 A）は乳頭腫と容易に診断できるが，松笠様の構造の場合は（画像3 B），鑑別の難しい症例も多く，注意深く表面構造・血管や随伴病変を観察する必要がある（※画像3は本症例とは別症例）．

検査／読影のコツ

白色調で隆起性の腫瘍性病変では，血管の増生が目立たない場合がある．腫瘍性病変では小隆起の癒合や，拡張した血管を認める．乳頭腫では，小隆起内には血管の延長を伴うが，血管の拡張は目立たず，乳頭状の表面構造に沿って伸張している場合が多い．

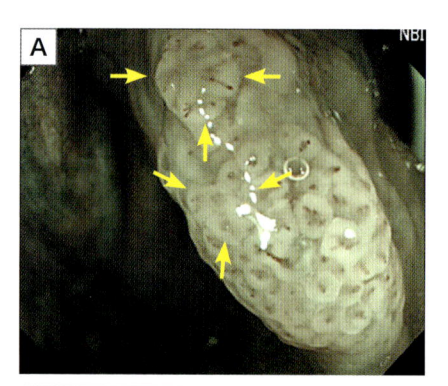

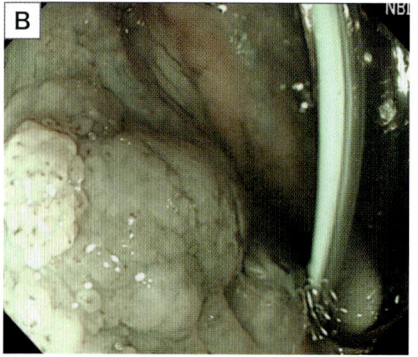

画像2

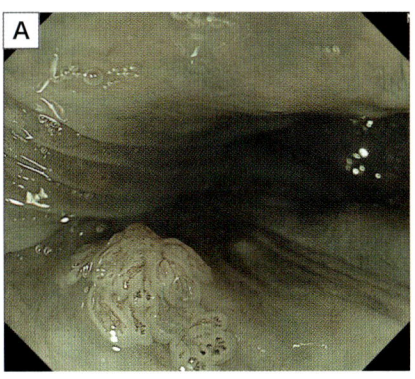

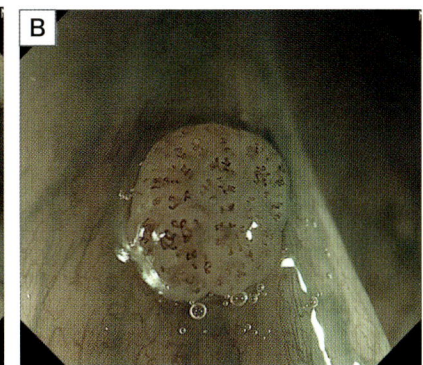

画像3

❖ ヨード撒布像（画像4）

白色隆起病変と周囲に広がる随伴病変に一致してヨードでは境界明瞭な不染になる．喉頭内は元々ヨードに染まりにくいためその部位の病変の染色性の評価は難しい．

見逃しやすい／誤りやすいポイント

咽頭は多発癌を伴うことが多いので，精密検査時・治療時には咽頭全体の観察に加え，咽頭全体へのヨード撒布を行ったほうがよい．

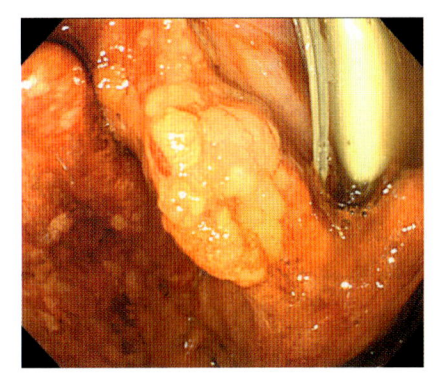

画像4

検査／読影のコツ

挿管した状態で，NBI観察，NBI拡大内視鏡観察の後，咽頭全体に撒布チューブにてヨードを撒布して病変範囲と多発癌の有無を確認する．ヨード液は化学性炎症を引き起こして喉頭浮腫を起こす原因になるため，喉頭内に入らないように心がけることと，食道で用いる半分の濃度（1％以下）が望ましい．

❖ 病理組織像（画像5）

上皮全層を置換し増殖するsquamous cell carcinoma *in situ* を認め，明らかな間質への浸潤はなかった．
最終診断は，superficial hypopharyngeal squamous cell carcinoma, Tis, ly0, v0, 0-Ⅱa, 15mmであった．

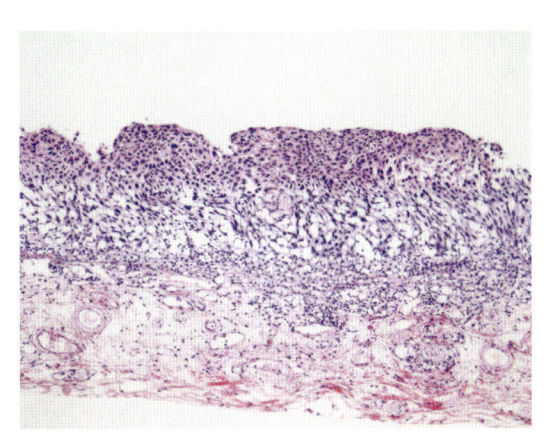

画像5

見逃し・誤りを防ぐための検査と診断のコツ

❖ 画像診断のポイント

- 白色隆起性病変は乳頭腫との鑑別を要する
- 表面構造の性状・血管の変化・ヨード染色性とともに，周囲に連続する随伴病変がないかを確認する

❖ 画像検査の選択

白色光で白色の腫瘍はNBIではbrownish areaとして見えないこともある．しかし，血管の観察には拡大内視鏡を併用したNBIが有用である．

❖ 鑑別のポイント

- 乳頭腫は，1つ1つの小隆起同士が独立しており，1つ1つの隆起の形も整った乳頭状で，癒合したり大小不同になることは少ない．小隆起の中心には血管を伴うが，血管の拡張は弱く，乳頭状の隆起に添って伸張している
- 腫瘍性病変では1つ1つの小隆起が癒合したり大小不同となる部位を伴っていることがある．また，血管が目立たない場合もあるが，血管異型を伴う場合，小隆起の中央に血管の拡張や屈曲・蛇行を呈することもあり，イクラ状またはカエルの卵様の構造をとることがある．周囲に腫瘍に特徴的な所見を有する病変が連続して広がっていることがある

文　献

1) Odze R, Antonioli D, Shocket D, et al：Esophageal squamous papillomas．A clinicopathologic study of 38 lesions and analysis for human papillomavirus by the polymerase chain reaction．Am J Surg Pathol 17: 803-812, 1993
2) 渡辺周一，小倉肇，富永進，他：口腔・咽頭乳頭腫におけるヒトパピローマウイルスの検出，口咽科，7：2；221-226，1995
3) 大倉康男：早期咽頭・食道癌の病理的特徴，消化器内視鏡，22：901-906，2010

応用編 消化管癌の画像診断のポイント

2. 食道癌の画像所見と鑑別診断　A. 基本知識と典型例

食道癌の基本知識と典型例

石原　立

疾患の基本知識

❖ 病態・症状

1）疫学・病態

　食道癌は癌死亡の第6位を占める疾患で[1]，本邦における罹患率は人口10万当たり男性15.5人，女性2.2人である[2]．食道癌の性比は男性87.7％，女性12.2％で，圧倒的に男性が多い[3]．年齢は60〜69歳が37.3％，50〜59歳が27.1％，70〜79歳が24.2％と多く，50歳未満は6.0％と少数であった[3]．

　日本人の食道癌の90％程度は扁平上皮癌であり，腺癌の比率は2〜4％程度で，扁平上皮癌および腺癌以外には小細胞型内分泌細胞癌（以下，小細胞癌）などの特殊組織型食道癌が発生する．扁平上皮癌は上皮の基底層から発生し充実性の癌巣を作り，扁平上皮への分化を示す癌である．角化と細胞間橋が特徴的所見である．扁平上皮癌は角化の程度により高分化型，中分化型，低分化型に分類される．

　食道扁平上皮癌の重要なリスクファクターは喫煙歴や飲酒歴であるが，**アルコールを飲んだ後に顔が赤くなる方は，食道癌になりやすく特に注意が必要である**[4]．

　一方腺癌の多くは，胃酸あるいは胆汁逆流の結果により下部食道にみられるバレット食道から発生する．食道の腺癌の多くは高分化型癌として発生する．

　バレット食道に発生した腺癌がバレット食道癌と定義されている．欧米からの報告ではバレット食道の発癌リスクは年率で0.5％とされ[5]，バレット食道を持つ症例へのサーベイランスの重要性が強調されている．本邦においても，バレット食道癌の増加が予想されるものの，わが国でみられることの多いshort segment Barrett esophagusが，欧米で報告されているものと同様のリスクを有するかは不明である．

2）早期発見とその対応

　食道癌にみられることの多い症状は胸痛，胸部違和感，嚥下困難感などだが，表在食道癌の半数以上は無症状である．食道癌は進行して発見されることが多いため，5年相対生存率も25％程度と不良であるが[2]，もし早期に発見されると，内視鏡切除などの低侵襲治療で根治が可能となる．そのため，早期の癌を見逃さず発見することが重要である．

　内視鏡切除は食道の温存が可能で，食道癌の予後向上に大きく貢献している．しかし食道癌の内視鏡切除後には多発癌の発生が多くみられ，同時性および異時性の多発癌を併せるとその頻度は10％以上となる．特にヨード染色で食道内に不染部が多発する**まだら食道を持つ方は咽頭や食道の多発癌が多い**ので，厳重な経過観察が必要である．

❖ 分類・病期

　日本人の食道癌の90％程度は扁平上皮癌であり，腺癌の比率は2〜4％程度である．扁平上皮癌および腺癌以外には小細胞癌，類基底細胞癌，腺様嚢胞癌，粘表皮癌，癌肉腫といった特殊組織型食道癌あるいは非上皮性の悪性黒色腫などが発生する．これら癌の食道癌の中に占める頻度は，小細胞癌および類基底細胞癌が約1％，他の癌は約0.5％もしくはそれ以下である．

表1● 食道癌の肉眼型（基本分類）

0型	表在型	癌の直接浸潤が粘膜下層までにとどまると推定される病変
1型	隆起型	限局性隆起性病変
2型	潰瘍限局型	潰瘍形成性病変で腫瘍先進部の境界が明瞭なもの
3型	潰瘍浸潤型	潰瘍形成性病変で腫瘍先進部の境界が一部あるいは全周で不明瞭なもの
4型	びまん浸潤型	一般に潰瘍および隆起が目立たず壁内浸潤が広範囲なもの．なお，潰瘍または隆起性病変が存在しても，浸潤部が著しく広範であるものもこの型に属する
5型	分類不能例	基本型0〜4のいずれにも帰属し得ない複雑な病型を示す病変

文献6より引用

表2● 食道癌の肉眼型（0型の亜分類）

0型	Ip型	表在隆起型	有茎性	有茎性あるいは亜有茎性で基底部の広さより高さが目立つ病変
	Is型		無茎性	無茎で，高さよりも基底部の広さが目立つ病変
	IIa型	表面型	表面隆起型	ごく軽度に隆起している病変
	IIb型		表面平坦型	肉眼で隆起や陥凹が認識できない病変
	IIc型		表面陥凹型	ごく浅い軽度の陥凹を示す病変
	III型		表在陥凹型	IIcより深い潰瘍形成性の陥凹性病変で，その陥凹底が粘膜筋板を越えると推定される病変

文献6より引用

表3 ● 食道癌の深達度

T1a	T1a-EP	癌腫が粘膜上皮内にとどまる病変
	T1a-LPM	癌腫が粘膜固有層にとどまる病変
	T1a-MM	癌腫が粘膜筋板に達する病変
T1b	SM	癌腫が粘膜下層にとどまる病変
T2	MP	癌腫が固有筋層にとどまる病変
T3	AD	癌腫が食道外膜に浸潤している病変
T4	AI	癌腫が食道周囲臓器に浸潤している病変

　上皮の構造ならびに細胞の異常から腫瘍と判定される病変のうち，上皮内に限局するものが上皮内腫瘍である．腫瘍細胞が上皮内の深層1/2までにとどまるものはlow grade intraepithelial neoplasia，それ以上を占める例はhigh grade intraepithelial neoplasiaである．本邦ではhigh grade intraepithelial neoplasiaは上皮内癌とほぼ同義であり，粘膜切除などの治療が必要な病変である[6]．粘膜固有層より深く浸潤した癌は浸潤癌と呼ばれるが，癌の浸潤が粘膜固有層まであれば（LPM癌），転移を来すことは稀で，内視鏡による根治が期待できるが，癌が粘膜筋板に浸潤するとリンパ節や臓器転移が見られるようになる．粘膜下層浸潤癌では20〜40％に転移が見られるため，もはや内視鏡治療での根治は困難で外科切除や化学放射線療法が行われる．

　癌が固有筋層（T2）以深に浸潤している進行癌の肉眼型は表1，2のように分類される．進行食道癌の肉眼型は2型（40％）か3型（40％）が多く，それに1型（10％）が続き，4型食道癌は稀である[3]．食道局所の癌が進行し，周辺臓器へ浸潤したものがT4食道癌である（表3）．T4食道癌はしばしば肺や気管と瘻孔を形成し，外科切除が困難である．また食道癌ではリンパ節や肺，肝臓への転移が多く見られる．転移が領域リンパ節に限局した食道癌は，化学放射線療法や外科切除により治癒が期待できる．一方肺や肝臓に転移した食道癌（stage Ⅳ）は，各種治療を行っても治癒は望めない．

❖ 食道癌の発見のための検査のポイント

1）内視鏡検査

　食道癌の発見に重要な通常内視鏡所見は**粘膜の発赤**，白濁，光沢の消失，**わずかな凹凸や細血管の乱れ**，透見性の消失などであるが，特に重要なのは**発赤所見**である．しかし食道の粘膜癌においてみられるこれらの粘膜変化は通常軽微なもので，それを適切に拾い上げ食道癌の診断にいたることは必ずしも容易ではない．

2）NBI（narrow band imaging）

　NBIは内視鏡先端から照射する光を狭帯域化することにより，粘膜表面の微細構造や細血管の強調表示を可能にした．NBIを用いると通常内視鏡でみられる発赤や血管の乱れをより強調して表示することが可能である．そのためNBIによる食道癌の検出能は通常内視鏡より優れており[7]，一般の方を対象としたスクリーニング検査に十分適応可能と考えられる．NBIで観察すると食道癌は**brownish area**として描出され，その内部に**ドット状に拡張した血管**がみられることが多い．このドット状の血管は癌により形態変化したintra-epithelial papillary capillary loop（IPCL）であり，この血管に**拡張や蛇行，口径不同，形状不均一**などの変化がみられれば，食道癌と診断できる．

3）ヨード染色

一方で，NBIによる食道癌の検出にはある程度熟練を要し[8)9)]，癌と非癌部のコントラストもヨード染色に比べて劣っている．そのため，NBIによる食道癌の検出に慣れるまでは，食道癌ハイリスク症例にはヨード染色を考慮すべきである．ヨード染色で5mm以上の境界明瞭な不染部を認めれば，癌を疑う必要がある．またヨード不染部に**ピンクカラーサイン**がみられれば，癌の可能性が高い[10)]．しかしヨード染色は粘膜への刺激が強く，時にはアレルギー反応や血圧低下などの有害事象を起こすこともある．また濃いヨード液を使用すると癌表層が剥離し，その後の検査で癌進展範囲の誤認にもつながるため1.5％以下の薄いヨード液を使用するほうがよい．

4）上部消化管造影検査

上部消化管造影検査では，造影剤の停滞時間が短い食道を，心拍動により画像のぶれや蠕動の影響のある中で評価する必要がある．最近は連続撮影およびリアルタイム画像表示が可能な高画素のdigital radiographyが導入され，撮影タイミングのずれや心拍動によるぶれの問題はかなり改善され，粘膜面の描出性も向上した．造影検査における食道粘膜癌の所見として，わずかな陰影斑，顆粒状変化や壁の不整，伸展障害があげられる．しかしこのような所見をスクリーニング検査で描出し，粘膜癌を発見するのは容易ではない．

症例画像①　M2癌

❖ 通常内視鏡検査（画像1）

胸部下部食道の後壁に血管透見性が消失し，わずかに発赤した15mm大の領域を認める．

見逃しやすい／誤りやすいポイント

表在食道癌の発見に重要な通常内視鏡所見は粘膜の発赤，白濁，光沢の消失，わずかな凹凸や細血管の乱れ，透見性の消失などであるが，特に重要なのは**発赤所見**である．ここに呈示した病変では粘膜の発赤と血管透見性の消失がみられた．

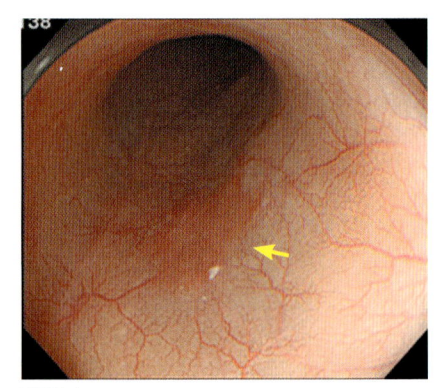

検査／読影のコツ

食道に粘液や泡が付着した状態では，早期癌を見つけることは困難であるため，粘膜表面を十分に洗い食道をくまなく観察する必要がある．粘膜の細かな色調変化や凹凸，血管走行の乱れや血管の透見性に着目する．

画像1

❖ NBI観察（画像2）

胸部下部食道の後壁に15mm大の**brownish area**と**ドット状に拡張した血管**を認める（A）．近接し拡大すると血管の拡張や蛇行，口径不同，形状不均一といった変化がみられる（B）．

> 見逃しやすい／誤りやすいポイント

NBIで表在食道癌を発見する際には粘膜の色調変化や血管の変化に注意し観察する．

> 検査／読影のコツ

粘膜の**Brownish area**と**ドット状に拡張した血管**は食道癌を疑う重要な所見である．また拡大観察では血管の拡張や蛇行，口径不同，形状不均一などが癌に特徴的な所見である．

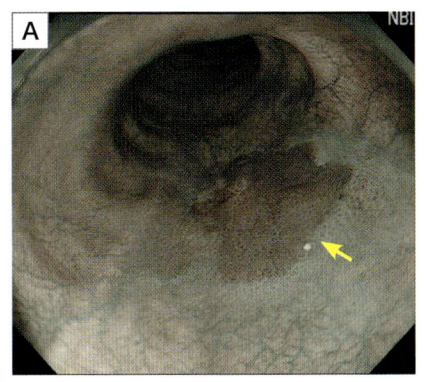

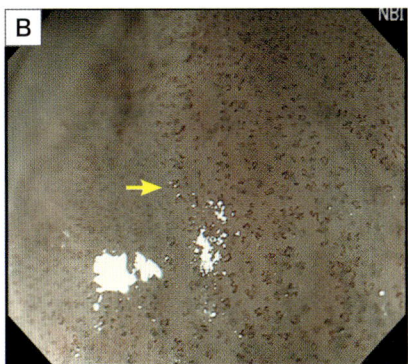

画像2

❖ ヨード撒布像（画像3）

胸部下部食道の左壁から後壁の，通常内視鏡やNBIで異常を認めた部位に一致してヨード不染部を認めた．またヨード染色から2～3分経過すると，**不染部の色調がピンク色に変色した（ピンクカラーサイン）**．

> 見逃しやすい／誤りやすいポイント

ヨード不染部を認めたら，形態，境界の明瞭さ，ピンクカラーサインに着目し，読影を行う必要がある．

> 検査／読影のコツ

本症例では，境界明瞭で不整形のヨード不染部を認め，**ピンクカラーサイン**（矢印）を認めたため，内視鏡的に癌と診断できる．

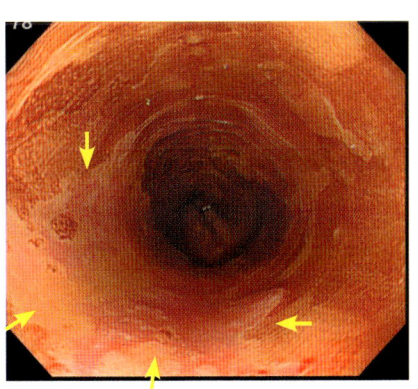

画像3

❖ 病理組織所見（画像4）

ESDの切除標本では，深達度M2の扁平上皮癌であった．

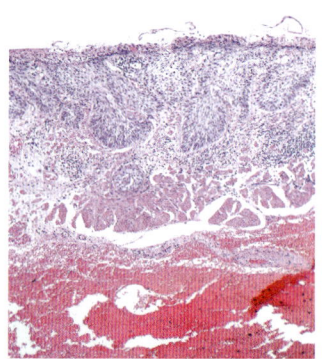

画像4

症例画像②　SM癌

❖ 通常内視鏡検査（画像5）

胸部中部食道後壁に，結節状の隆起を伴い，やや発赤した25mm大のⅡc＋"Ⅰ"型食道癌を認めた．

見逃しやすい／誤りやすいポイント

食道癌の病変内に高さ1mm以上の隆起を認めたら，SM浸潤癌を疑う必要がある．

検査／読影のコツ

本症例では，大きさ1cm程度，高さ5mm程度の結節状隆起を認めた．結節は硬く無構造であり，同部でSMに浸潤した癌が強く疑われる．

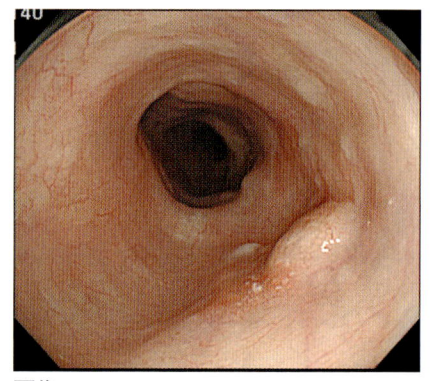

画像5

❖ NBI観察（画像6）

胸部中部食道後壁の結節状隆起（矢印）をNBIで拡大観察すると，IPCL構造は完全に消失し，屈曲蛇行する異常血管を認めた．

見逃しやすい／誤りやすいポイント

食道癌の病変内に隆起や陥凹を認めた場合には，NBIで拡大観察する必要がある．

検査／読影のコツ

NBI拡大観察で，IPCL構造が完全に消失し，**屈曲蛇行する異常血管を広範囲に認める**場合にはSMに浸潤した食道癌の可能性が高い．

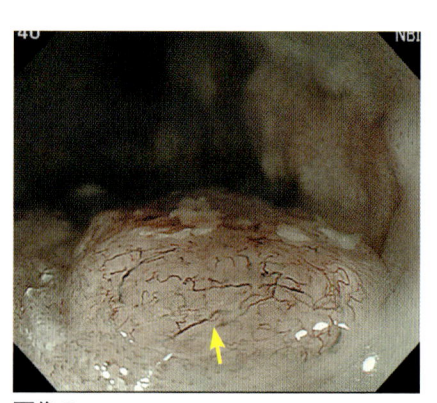

画像6

❖ 病理組織所見（画像7）

化学放射線療法を追加する前提で内視鏡切除を施行した．切除標本では，深達度粘膜下層に1,100μmの浸潤を認める扁平上皮癌であった．

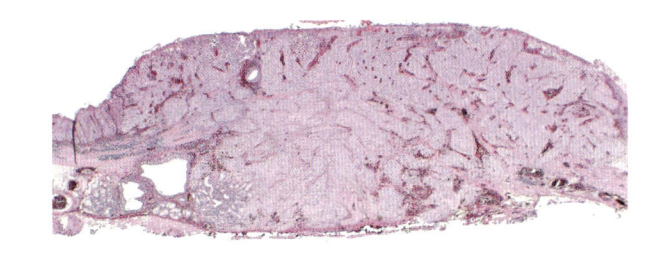

画像7

症例画像③　T3癌

❖ 通常内視鏡検査（画像8）

胸部下部食道後壁から右壁に，隆起の基部が正常粘膜で覆われた2/3周性の3型食道癌を認めた．ヨード染色で病変周囲にはヨード不染部を認めなかった．

見逃しやすい／誤りやすいポイント

進行食道癌の診断自体は困難ではない．診断と同時に上皮内伸展の有無，壁内転移の有無，特殊組織型食道癌の可能性等を診断する必要がある．

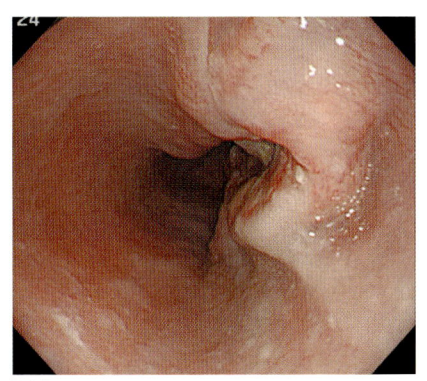

画像8

検査／読影のコツ

ほぼ典型的な食道癌である．隆起の基部が正常粘膜で覆われているため，小細胞癌などの特殊組織型食道癌の可能性も考慮する必要がある．

❖ 上部消化管造影検査（画像9）

胸部下部食道右壁に，約7cm長で明瞭な立ち上がりと表面陥凹を伴う，3型食道癌を認めた．

見逃しやすい／誤りやすいポイント

病変の形態や，表面性状は組織型の推測を行う上で重要である．

検査／読影のコツ

明瞭な隆起と表面の不整な陥凹の存在より，食道癌との診断は容易に行える．

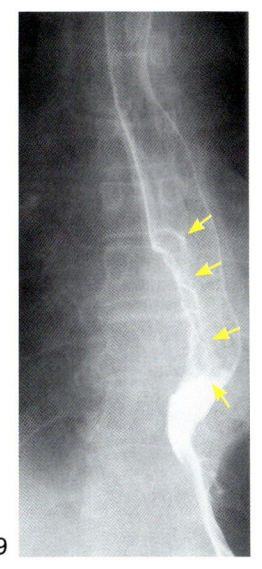

画像9

❖ CT検査，PET検査

CT検査で胸部下部食道に全周性の壁肥厚を認めたが，周囲臓器への浸潤はみられなかった（画像10）．またPET検査では原発巣へのFDGの集積を認めた以外に，106rec Rリンパ節にも淡い集積を認め（画像11，矢印），転移が疑われた．

見逃しやすい／誤りやすいポイント

進行食道癌のステージングを行う上で，CTとPETは必須の検査である．

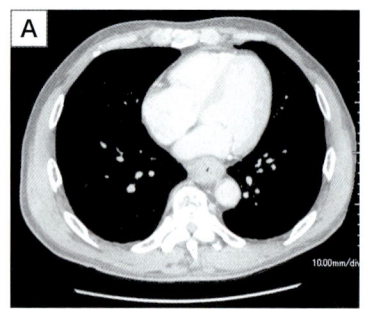

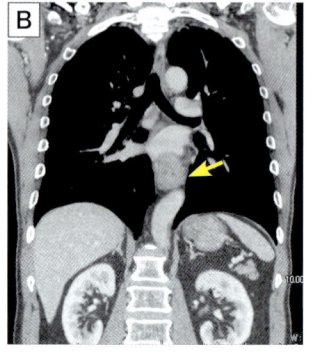

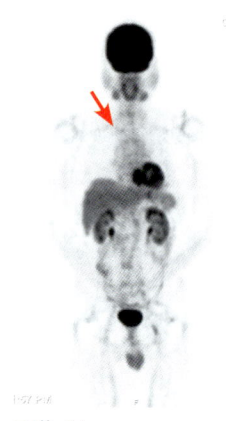

画像10

画像11

❖ 病理組織所見（画像12）

胸部食道亜全摘術施行．組織所見はbasaloid squamous cell carcinoma，3型食道癌，腫瘍径：56×28mm，pT3N1，106リンパ節に転移を認めた．

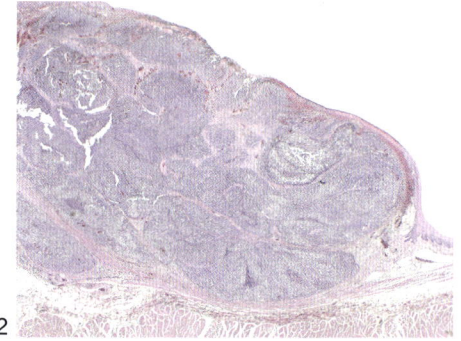

画像12

文 献

1) Parkin DM, et al : Global cancer statistics, 2002. CA Cancer J Clin 55 : 74-108, 2005
2) がんの統計編集委員会．Cancer statistics in Japan 2008．がん研究振興財団，2008
3) The registration committee for esophageal cancer of JSED: Comprehensive Registry of Esophageal Cancer in Japan (1998-1999) 3rd ed., Tokyo Japan, Japanese Society for Esophageal Diseases.
4) Yokoyama A, et al : Genetic polymorphisms of alcohol and aldehyde dehydrogenases and risk for esophageal and head and neck cancers. Alcohol 35 : 175-185, 2005
5) Spechler SJ : Barrett's esophagus: an overrated cancer risk factor. Gastroenterology 119 : 587-589, 2000
6) 『食道癌取扱い規約（第10版）』（日本食道学会 編），金原出版，2007
7) Muto M, et al : Early detection of superficial squamous cell carcinoma in the head and neck region and esophagus by narrow band imaging: a multicenter randomized controlled trial. J Clin Oncol 28 : 1566-1572, 2010
8) Ishihara R, et al : Prospective evaluation of narrow-band imaging endoscopy for screening of esophageal squamous mucosal high-grade neoplasia in experienced and less experienced endoscopists. Dis Esophagus 23 : 480-486, 2010
9) Takenaka R, et al : Narrow-band imaging provides reliable screening for esophageal malignancy in patients with head and neck cancers. Am J Gastroenterol 104 : 2942-2948, 2009
10) Shimizu Y, et al : Endoscopic diagnosis of early squamous neoplasia of the esophagus with iodine staining: high-grade intra-epithelial neoplasia turns pink within a few minutes. J Gastroenterol Hepatol 23 : 546-550, 2008

応用編　消化管癌の画像診断のポイント

2. 食道癌の画像所見と鑑別診断　B. 画像診断のポイント

1）逆流性食道炎との鑑別が必要な食道表在癌

石原　立

疾患の基本知識

❖ 病態・病理

1）食道癌

「食道癌の基本知識と典型例」の病態を参照のこと（p.141）．

2）逆流性食道炎

逆流性食道炎は胃内容物の逆流によって肉眼的な食道粘膜障害を来したものである．食道粘膜は胃酸に対して抵抗性が少ないため，これの逆流によりびらんや潰瘍が発生する．びらんや潰瘍は，食道・胃接合部付近で最もひどく，口側に連続性あるいは非連続性に広がる．組織学的には急性炎症の所見として好中球の浸潤，びらん性炎症としての上皮の欠損，慢性炎症の所見として間質の繊維化がみられる．また粘膜上皮の基底細胞層の肥厚，basal cell hyperplasiaと粘膜固有層乳頭の延長なども逆流性食道炎の早い時期からの確かな証拠であるとされている[1]．逆流性食道炎の分類にはLos Angeles（LA）分類（表1）が広く用いられている．この分類では，mucosal break（びらん，潰瘍を含む粘膜障害）の広がりにより重症度の分類が行われる．さらに本邦では内視鏡的にはびらんや潰瘍を認めないが，粘膜の発赤や白色混濁などの色調変化を認めるものをgrade Mと分類している．

表1 ● Los Angeles分類

grade A	長径が5 mmを超えない粘膜障害で，粘膜襞に限局されるもの
grade B	少なくとも1ヵ所の粘膜障害の長径が5 mm以上あり，それぞれ別の粘膜襞上に存在する粘膜障害が連続していないもの
grade C	少なくとも1ヵ所の粘膜障害は2条以上の粘膜襞に連続して広がっているが，全周性ではないもの
grade D	全周性の粘膜障害

❖ 診断の方法

逆流性食道炎による変化は食道・胃接合部（SCJ）に近いほど強く，口側にいくに従い軽くなる．通常は**縦走傾向**があり，白苔を伴う陥凹で，周囲に再生上皮を伴うことが多い．再生上皮により，潰瘍辺縁は毛羽立ったようにみえ，ヨード染色を行うと逆流性食道炎に特徴的な**毛羽様濃染像**を呈する．一方表在食道癌は境界鮮明な不整形の陥凹で，淡い発赤を伴うことが多い．拡大観察すると食道炎ではintra-epithelial papillary capillary loop（IPCL）の軽

度拡張や延長を認めることがあるが，癌では拡張が高度となり，口径不同や形状不均一などの変化が加わる．また食道癌に特異性が高いとされるピンクカラーサインは，逆流性食道炎でもしばしば認める．しかし食道癌ではヨード染色直後に病変部が不染となり，その2〜3分後にピンクへと変色するのに対し，逆流性食道炎ではヨード染色直後からピンク色を呈するという違いがある．以上の所見と組織所見をもとに両者の鑑別は多くの場合可能であるが，中には逆流性食道炎に伴う発赤やびらんが強く，内視鏡の評価が困難な場合や，逆流性食道炎にみられる再生性異型と癌による異型の鑑別が困難なことがある．このような場合には，proton pomp inhibitor（PPI）を投与し炎症をおさめた状態で再評価する必要がある．

症例画像①　胸部下部食道の表在食道癌

❖ 通常内視鏡検査（画像1）

食道胃接合部直上の右壁を中心にわずかに陥凹した発赤を認めた．

見逃しやすい／誤りやすいポイント

逆流性食道炎の好発部位である食道胃接合部直上に発赤を認めているため，詳細な観察を怠ると，逆流性食道炎と誤診される可能性がある．

検査／読影のコツ

しかし詳細に観察すると，発赤部分が領域性を持ち，しかも少し陥凹しているのがわかる（黄色矢印）．また病変内に異常な血管らしき所見（青矢印）がみられるため，拡大観察による詳細な評価が必要である．

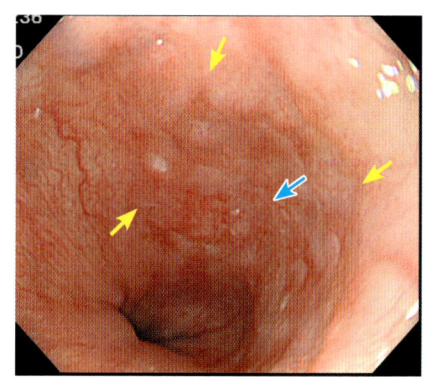

画像1

❖ NBI検査（画像2）

食道胃接合部直上の右壁を中心にbrownish areaを認め（A），その内部にドット状の血管を認めた（B）．この血管を拡大観察すると，蛇行や形状不均一所見がみられた．

見逃しやすい／誤りやすいポイント

逆流性食道炎でも粘膜の茶色変化を認めることはあるものの，この症例にみられるようなドット状の血管を認めることは稀である．

検査／読影のコツ

領域を持ったbrownish areaは食道癌の存在を疑う所見であり，同時にドット状の血管

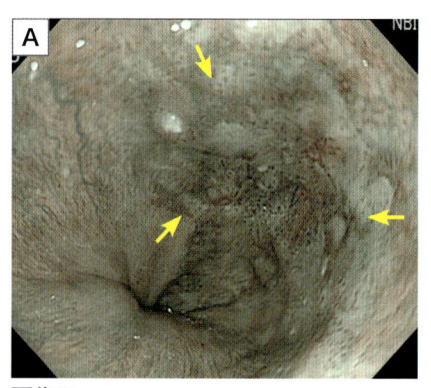

画像2

がみられれば，さらに疑いが高まる．拡大観察でも血管の蛇行や形状不均一所見がみられるため，癌と診断できる．ちなみに逆流性食道炎症例をNBI拡大観察すると，血管の延長はしばしばみられるが，拡張や蛇行，口径不同といった所見は強くない．

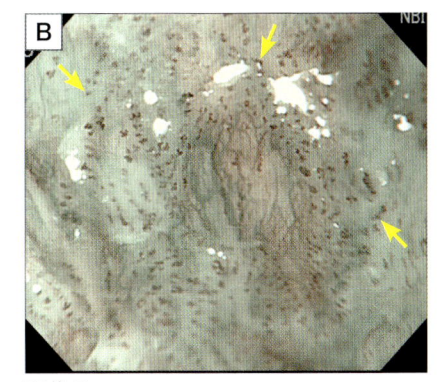

画像2

❖ ヨード検査（画像3）

食道胃接合部直上の右壁を中心にヨード不染部を認めた．

見逃しやすい／誤りやすいポイント

逆流性食道炎でも粘膜欠損がみられる場合はヨード不染所見を呈する．

検査／読影のコツ

一般に逆流性所見にみられるヨード不染所見は，縦長の形態をとり，周囲に濃染所見がみられることが多い．一方本症例のヨード不染は境界が明瞭で，縦長ではなく，周囲の濃染像もみられなかったので食道癌を疑うことができる．

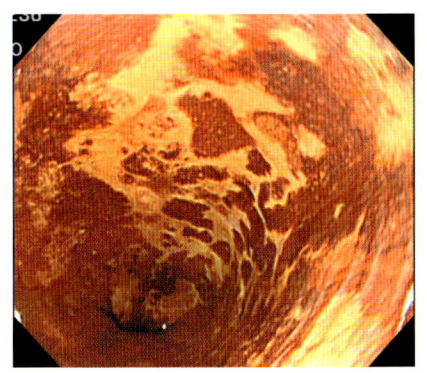

画像3

❖ 病理組織所見（画像4）

内視鏡切除を施行したところ，深達度M1の扁平上皮癌であった．

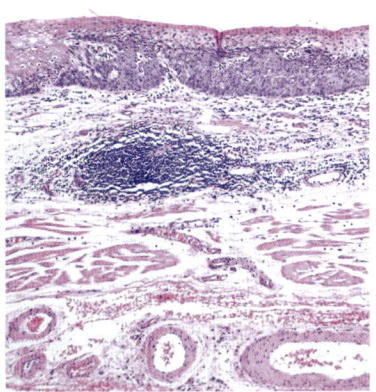

画像4

症例画像② 食道胃接合部直上の表在食道癌

❖ 通常内視鏡検査（画像5）

胸部下部食道の右壁に，白苔が付着しわずかに発赤した陥凹性病変を認めた（A，黄矢印）．病変はsquamo-columnar junction（SCJ）（B，赤矢印）とは接していなかった．

見逃しやすい／誤りやすいポイント

逆流性食道炎の好発部位である下部食道に白苔と陥凹を認めているため，逆流性食道炎と誤診される可能性がある．また本症例では以前食道癌に対してEMRを施行しており，そのためECJ近傍がやや狭窄し観察しにくい状況である．

検査／読影のコツ

逆流性食道炎にみられる粘膜欠損は，SCJと連続することが多く，また多発しやすい．本症例でみられた病変はSCJ（B，赤矢印）から離れて存在し，単発性であった．形も不整形であるため，癌を疑い詳細な評価を行う必要がある．

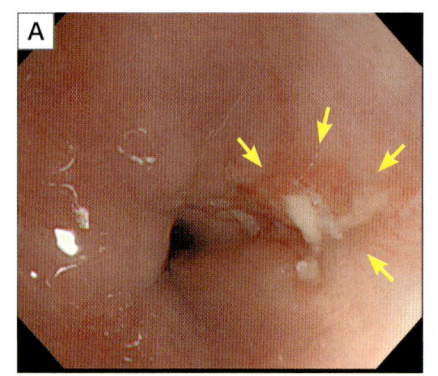

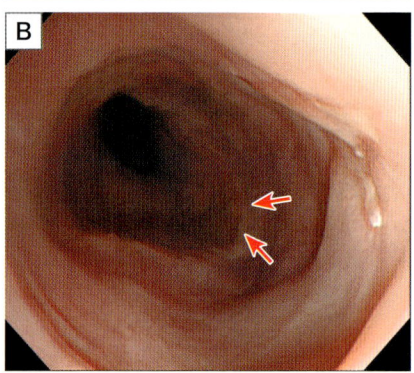

画像5

❖ NBI検査（画像6）

胸部下部食道の右壁に，白苔が付着しわずかに茶色を示す領域を認める（A，黄矢印）．病変はSCJ（A，赤矢印）とは接していなかった．病変内で茶色の変化が明瞭な部分を拡大観察すると，brownish areaを認め，血管の拡張や蛇行，形状不均一といった所見がみられた（B，青矢印）．

見逃しやすい／誤りやすいポイント

逆流性食道炎の好発部位である下部食道に白苔と陥凹を認めているため，逆流性食道炎と誤診される可能性がある．

検査／読影のコツ

しかし逆流性食道炎として矛盾する所見がある場合には，NBI等で拡大観察する必要がある．本症例ではNBI拡大観察で，食道癌に特徴的な上皮のbrownish areaや血管の変化を認め，癌と診断可能である．

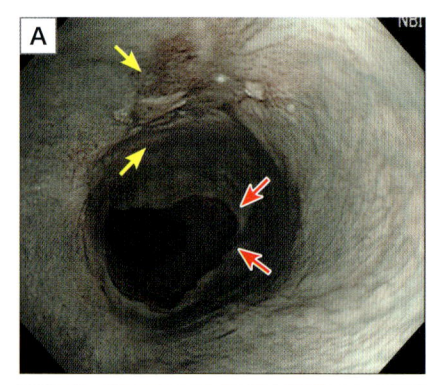

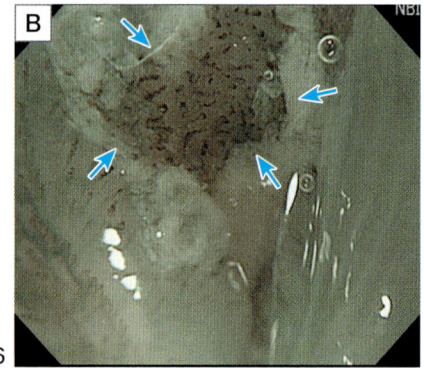

画像6

❖ 病理組織所見（画像7）

内視鏡切除を施行したところ，癌の主体は上皮内に限局していたが，粘膜筋板に導管内進展と間質への浸潤を疑う部分を認めた．

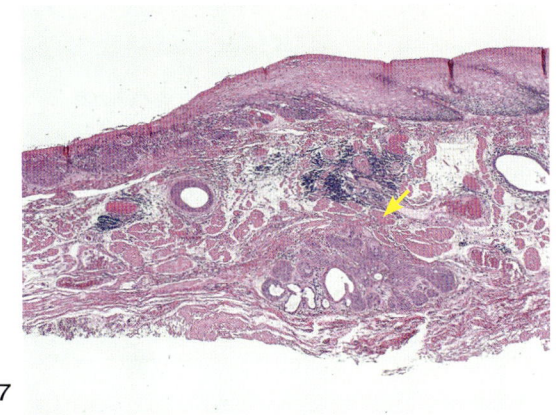

画像7

見逃し・誤りを防ぐための検査と診断のコツ

❖ 診断のポイント

- 逆流性食道炎による粘膜欠損は縦走傾向があり，周囲に再生上皮を伴うことが多い
- 食道癌では血管の高度拡張や口径不同，形状不均一といった所見が見られる

❖ 画像検査の選択

- NBIや拡大内視鏡による血管像の評価が，逆流性食道炎と癌の鑑別の参考になる

文　献

1）田久保海誉『食道の病理（第2版）』pp.69-72，総合医学社，1996

2. 食道癌の画像所見と鑑別診断　B. 画像診断のポイント

2) びらんとの鑑別が必要なバレット上皮内の粘膜内癌

石原　立

疾患の基本知識

❖ 病態・病理

1) バレット食道について

　繰り返される胃酸あるいは胆汁などの刺激により，**食道の扁平上皮が円柱上皮に置換された状態がバレット食道**と呼ばれている．内視鏡的には胃粘膜ひだの口側終末部もしく食道下部柵状血管の最下端が食道と胃の境界なので，これより口側にみられる円柱上皮粘膜はバレット食道である．組織学的には円柱上皮内に，食道である証拠として，①食道固有腺，②扁平上皮島，③粘膜筋板の二重構造のうちいずれかを認めればバレット食道と診断できる[1]．

　バレット食道は，円柱上皮が 3 cm 以上かつ全周性に拡がる long segment Barrett's esophagus（LSBE）と 3 cm 未満あるいは非全周性の short segment Barrett's esophagus（SSBE）に分けられる．本邦におけるSSBEの頻度は最近の報告をみると20％以上となっているが[2][3]，LSBEは0.2％程度と欧米に比べて頻度は低い．バレット食道粘膜は主細胞や壁細胞を認める gastric fundic type，噴門腺類似の腺管からなる junctional type，杯細胞をもつ不完全型腸上皮化生を認める specialized columnar epithelium に分類される．これまでは，specialized columnar epithelium がバレット食道癌の発生母地と考えられてきたが，最近はむしろ junctional type の粘膜からの発生が多いとする報告もなされている[4]．

　バレット食道特有の症状はないが，バレット食道とGERDの間に深い因果関係があることはよく知られており，GERD症状をもつ人の10〜15％にバレット食道がみられると報告されている[5]．GERDの症状である胸やけや呑酸，胸痛，慢性咳嗽，咽喉頭違和感，胃もたれ，げっぷなどを持つ人には，バレット食道の存在を疑う必要がある．

2) バレット食道癌について

　バレット食道に発生した腺癌がバレット食道癌と定義されている[1]．欧米からの報告によると，バレット食道は年率0.5％で癌化がみられる[6] 発癌リスクの高い粘膜である．本邦においても，欧米と同様の頻度で発癌がみられるかは不明であるが，最近はピロリ菌感染率の減少や肥満の増加などのため**バレット食道癌増加が危惧される状態にある**．

　これまでの本邦報告例では，男女比は9：1で男性に多く，平均年齢は63.8歳であった[7]．バレット食道癌の発生はバレット食道内の口側・中央・肛門側でほぼ同頻度であったが[7]，周在では右壁側に多かった[8]．肉眼型は表在癌ではⅡaが60％に対しⅡcが30％で，進行癌では1，2，3型がほぼ同数であった[7]．粘膜癌はすべて分化型癌で，粘膜下層癌では15％に未分化型癌を認めた．また**粘膜癌ではリンパ節転移は1％**であったが，粘膜下層癌では約30％であった[7]．

❖ 診断の方法

バレット食道癌のスクリーニングは，米国やドイツでは，4方向を2cm間隔で，dysplasiaがある症例では1cm間隔で生検するランダムバイオプシーが標準的である[9]．しかしわが国では豊富な症例をもとに構築された早期胃癌の診断学を応用し，内視鏡観察によるバレット食道癌のスクリーニングが行われている．

バレット食道癌を疑う通常内視鏡観察所見として，**粘膜の発赤，びらん，わずかな凹凸，柵状血管の消失**などがある．インジゴカルミンやクリスタルバイオレットによる色素内視鏡は表面構造を明瞭化するために用いられる[10]．小山らの検討では[11]バレット粘膜の表面構造は，pitとvilliに大別され，高分化型癌では腺管密度が高く，腺管構造に異型があるため，pitとvilliが密集し，大小不同や融合所見，時に無構造を呈するとされている．NBIでは表面構造に加え血管構造の評価も可能である[12]．分化型癌では構造異型を伴う密度が高い腺管を反映し，走行が不整なfine networkを形成する．一方未分化型癌では表面は無構造化し，networkを形成せず不規則に走行する血管を認める（corkscrew）．酢酸の撒布は粘膜を白濁化し表面構造を強調するだけでなく，非癌粘膜と癌粘膜の酢酸に対する反応の差（非癌粘膜に比べて癌粘膜では酢酸による粘膜白色化が早く消失する）を示すため，これらをもとに癌の診断が可能である[13]．

症例画像① バレット食道癌1

❖ 通常内視鏡検査（画像1）

A：食道胃接合部で円柱上皮が舌状に食道側に向かって伸展している．円柱上皮の肛門側部分に扁平上皮島（黄色矢印）を認め，これより口側の粘膜がバレット食道であることがわかる．B：スコープをほぼ180°ひねり先程の病変を観察すると，びらん様にみえた陥凹部のさらに口側で，扁平上皮が軽度隆起していた（矢印）．

見逃しやすい／誤りやすいポイント
バレット食道の存在は明らかで，バレット食道の口側端（A，赤矢印）で凹凸が強いため，癌の存在を疑う必要がある．

検査／読影のコツ
癌の存在を疑い観察すると，凹凸を主体とする変化が，ある程度領域性をもっていることが確認でき（A，青色の矢印部分が肛門側端），この部分を中心に詳細な評価が必要であることがわかる．

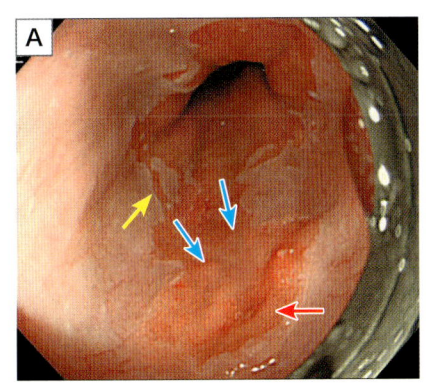

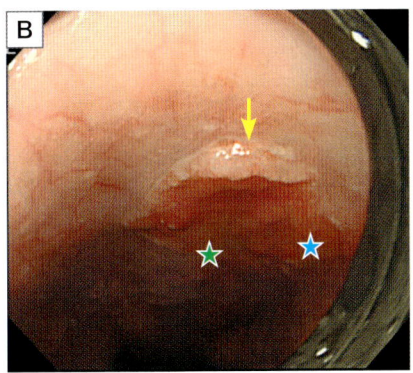

画像1

❖ NBI 検査（画像2）

画像1Bの★の領域をNBIで拡大観察すると，一部を除き腺管構造が消失し，不整に走行する異常血管を認めた（A，黄色矢印）．★の領域をNBIで拡大観察すると，粘膜腺管構造の大小不同や不明瞭化を認めた（B，青矢印）．

見逃しやすい／誤りやすいポイント

バレット食道癌は，扁平上皮下を伸展することがある．この症例でも黄色矢印部分で，上皮下に異常血管を認め，癌の伸展が疑われる．

検査／読影のコツ

病変部分の表面構造と血管の評価，それに加えて病変境界の有無を評価する必要がある．この病変では，NBI観察で腺管構造の大小不同や不明瞭化など癌を示唆する所見を認め，癌と非癌部の境界も確認できたので内視鏡的に癌と診断できる．また扁平上皮下の伸展に関しても，透見される血管像などで評価する必要がある．

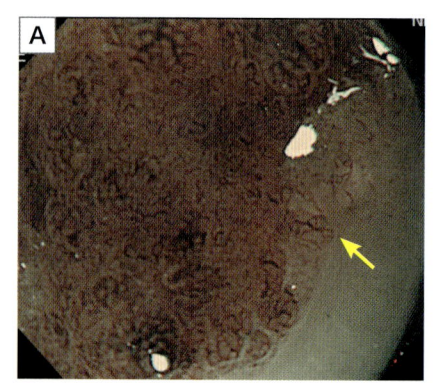

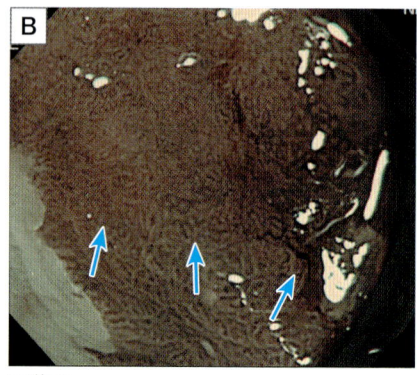

画像2

❖ 病理組織所見（画像3）

内視鏡的粘膜下層剥離術を施行した．切除標本（A）では矢印の範囲に，高分化型腺癌を認め，深達度はMMで，リンパ管侵襲が陽性であった．

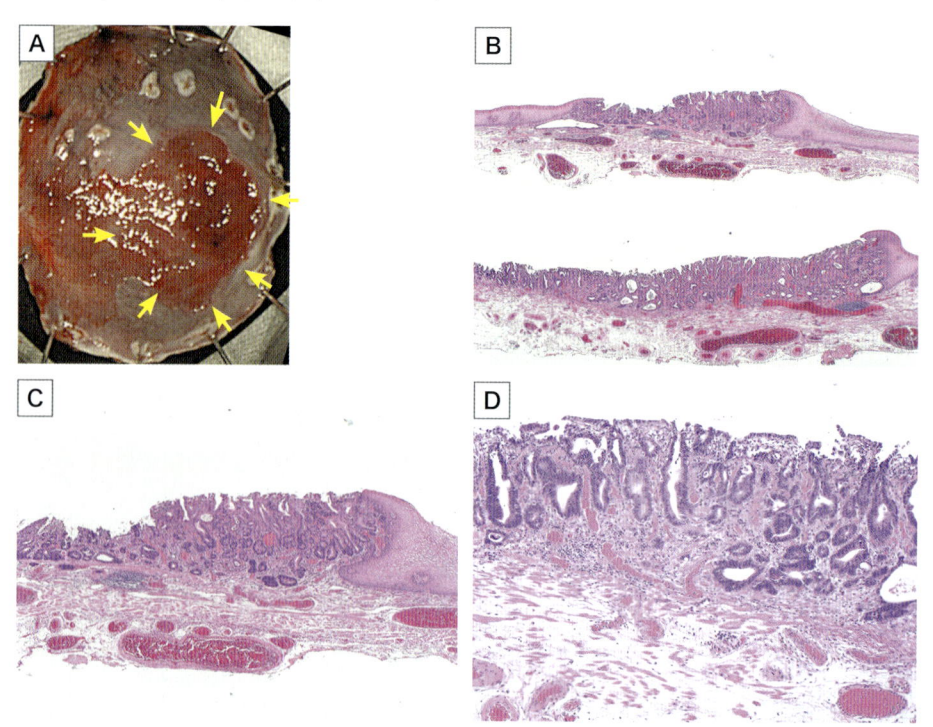

画像3

症例画像② バレット食道癌 2

❖ 通常内視鏡検査（画像 4）

食道胃接合部（SCJ），10 時方向で円柱上皮が舌状に食道側に向かって伸展しているが，他には病変を指摘することができない（A）．被検者に深呼吸をしてもらうと，2 時方向に小さな陥凹性病変を認めた（B，黄色矢印）．青色矢印が SCJ で病変の周囲には円柱上皮と柵状血管がみられるため，病変はバレット食道内に存在すると診断できる．病変部を拡大観察すると，不整な走行を示す異常血管を認めた（C）．

見逃しやすい／誤りやすいポイント

この症例のように，通常の状態では食道胃接合部近傍が十分に観察できない場合がある．また胃粘膜ひだと連続する病変では凹凸の変化が捉えにくくなるため，近接し表面構造を評価する必要がある．

検査／読影のコツ

被検者に深呼吸をしてもらうと，食道胃接合部が口側に移動し拡がるため，バレット食道の観察が可能となる．他にはアタッチメントを装着すると，近接観察ではあるが食道胃接合部の詳細な観察が可能となる．この症例では深呼吸により病変の存在が明らかになり，アタッチメントで視野を確保しつつ近接観察することで，病変内の異常血管を確認し，癌を強く疑うことができる．

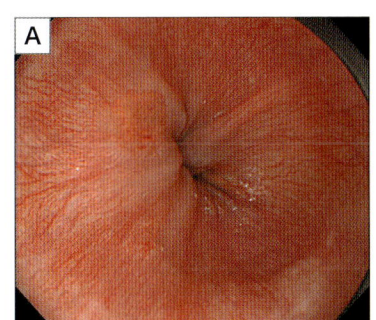

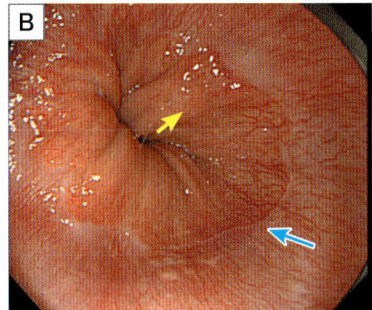

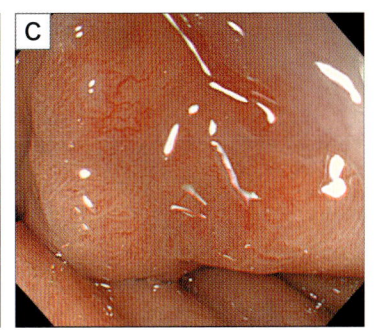

画像 4

❖ 色素（インジゴカルミン，ヨード，酢酸）内視鏡検査（画像 5）

インジゴカルミンを撒布像（A）：食道胃接合部 4 時方向に領域性をもつ陥凹性病変が存在する．**ヨード＋酢酸撒布像（B，C）**：扁平上皮が茶色に染色された．病変は扁平上皮直下の円柱上皮内に存在する．病変周囲には明瞭な腺管構造がみられるが，病変内の腺管構造は不明瞭となっていた．また病変周囲の粘膜が白色なのに対し，病変部粘膜はややピンク色に変色した．

見逃しやすい／誤りやすいポイント

この症例にみられたような陥凹性病変が，SCJ 近傍に存在すると，軽度の逆流性食道炎と誤認される．しかし逆流性食道炎による粘膜欠損は通常扁平上皮内に存在する．

検査／読影のコツ

インジゴカルミンを撒布することにより，食道胃接合部4時方向に存在する病変が，領域性をもつ陥凹性病変であることがより明瞭となった．またヨードを撒布することにより，病変は扁平上皮内に存在するのではなく，扁平上皮直下の円柱上皮内にあることが容易に確認できる．また酢酸をヨードと混合し撒布することにより，病変周囲の表面構造を強調でき，癌を表面構造が不明瞭化した領域として認識できる．

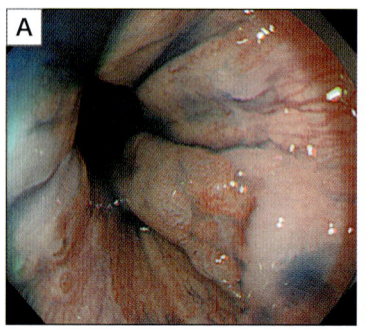

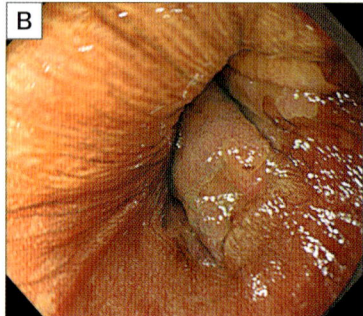

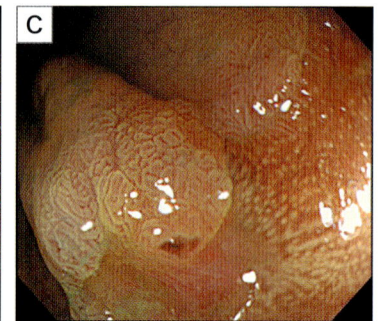

画像5

❖ NBI検査（画像6）

病変部周囲の粘膜には明瞭な腺管構造が確認されるのに対し，病変内部は腺管構造が消失し，不整に走行する異常血管を認めた（A）．口側の扁平上皮下には，明らかな異常血管はみられなかった（B）．

見逃しやすい／誤りやすいポイント

出血しないように注意し，病変部をNBIで拡大観察できれば，病変の認識は容易である．

検査／読影のコツ

病変部分の表面構造と血管の評価，それに加えて病変境界の有無を評価する必要がある．この病変では，病変境界は極めて明瞭で，腺管構造が不明瞭化し，異常血管を認めたため内視鏡的に癌と診断できる．また扁平上皮下に血管を透見でき，明らかな異常血管を認めない．

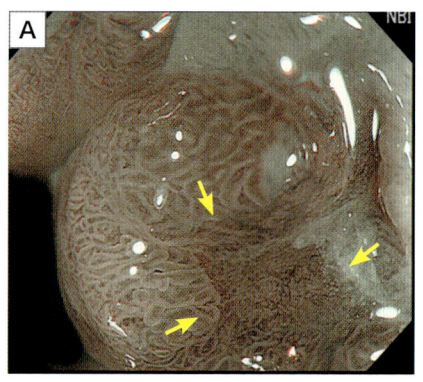

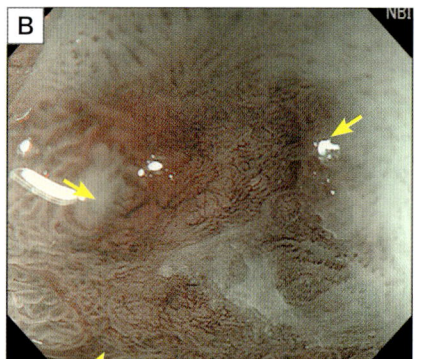

画像6

❖ 病理組織所見（画像7）

内視鏡的粘膜下層剥離術を施行したところ，高分化型腺癌，深達度はMMで，脈管侵襲は陰性であった．

画像7

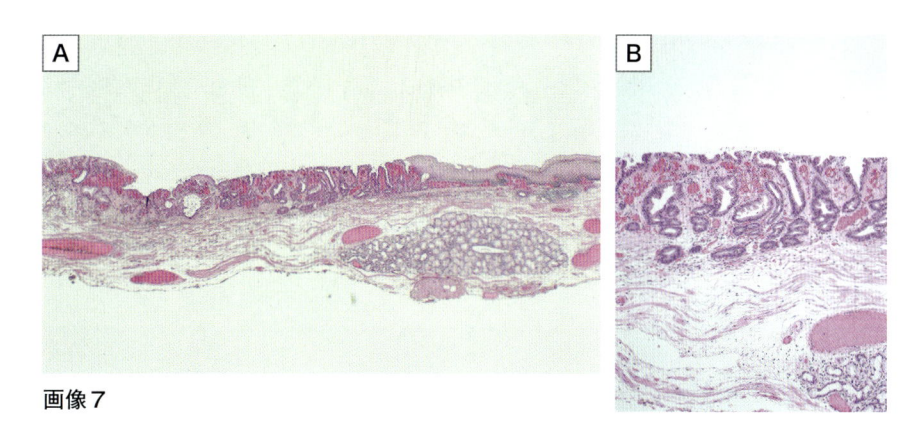

見逃し・誤りを防ぐための検査と診断のコツ

❖ 診断のポイント

- 粘膜の発赤やわずかな凹凸より癌を疑う必要あり
- 境界明瞭な陥凹や不整に走行する異常な血管は癌を疑う所見である

❖ 画像検査の選択

- SCJの同定にはヨード染色が有用で，表面微細構造の評価にはNBIが有用である
- 広範なバレット食道では酢酸を撒布し，粘膜色調の変化をもとに癌のスクリーニングが行える（癌部分では酢酸による粘膜の白色化の消失が早く，ピンク色に変色する）

文　献

1) 『食道癌取扱い規約（第10版）』（日本食道学会 編），金原出版，2007
2) 河野辰幸，他：日本人のBarrett粘膜の頻度．Gastroenterol Endosc 47：951-961, 2005
3) 天野祐二，木下芳一，他『これならわかるバレット食道』ヴァンメディカル，2008
4) Takubo K, et al：Cardiac rather than intestinal-type background in endoscopic resection specimens of minute Barrett adenocarcinoma. Human Pathol 40：65-74, 2009
5) Spechler SJ：Epidemiology and natural history of gastro-oesophageal reflux disease. Digestion 51：24-29, 1992
6) Spechler SJ：Barrett's esophagus：an overrated cancer risk factor. Gastroenterology 119：587-589, 2000
7) 西隆之，他：Barrett腺癌の臨床病理学的検討．消化器内視鏡，21：1199-1206, 2009
8) 後藤田卓志，他：早期Barrett食道癌の内視鏡的特徴像についての検討．胃と腸，39：1251-1258, 2004
9) Sampliner RE：Updated guidelines for the diagnosis, surveillance, and therapy of Barrett's esophagus. Am J Gastroenterol 97：1888-1895, 2002
10) Amano Y, et al：Crystal violet chromoendoscopy with mucosal pit pattern diagnosis is useful for surveillance of short-segment Barrett's esophagus. Am J Gastroenterol 100：21-26, 2005
11) 小山恒男，他：Barrett食道癌の拡大内視鏡診断．胃と腸，42：691-695, 2007
12) Goda K, et al：Usefulness of magnifying endoscopy with narrow band imaging for the detection of specialized intestinal metaplasia in columnar-lined esophagus and Barrett's adenocarcinoma. Gastrointest Endosc 65：36-46, 2007
13) 八木一芳，他：切開・剥離法（ESD）時代の胃癌術前診断．切開・剥離法（ESD）に必要な胃癌術前診断—新しい診断法：拡大内視鏡切開剥離．胃と腸，40：791-799, 2005

2. 食道癌の画像所見と鑑別診断　B. 画像診断のポイント
3）乳癌のスキルス転移

石原　立

疾患の基本知識

❖ 病態・病理

　食道への転移は，悪性腫瘍患者の剖検例では3％程度[1]，乳癌患者の剖検では5.9％にみられたと報告されている[2]．**乳癌は肺癌と並び食道への転移が多い癌であるが**，実際に症状が出現するのは転移例の一部のみで多くは無症候性である[2]．

　乳癌の食道病変には2つのタイプがある．1つは縦隔リンパ節（主に気管分岐部周囲リンパ節）に転移した乳癌が食道に浸潤するもので，**気管分岐部レベルの食道に好発する**．もう1つは乳癌が直接食道へ血行性転移した結果起こる病変である．いずれも粘膜下層より深層を病変の主座するため，初期像を内視鏡などで捉えるのは困難で，癌がかなり増殖して初めて診断される．

❖ 診断の方法

　乳癌の食道転移では食道狭窄に伴い，嚥下困難や体重減少といった症状がみられることが多い．70％以上は胸部中部食道に発生し，肉眼的には粘膜下腫瘍様の隆起や全周性の狭窄を呈するが，粘膜面に癌が露出していることは比較的少ない．**鑑別診断としては4型食道癌，噴門部癌の食道浸潤，腐食性食道炎による瘢痕性狭窄，粘膜下腫瘍**などがあげられる．通常乳癌の食道転移は平滑筋腫などの粘膜下腫瘍に比べてなだらかな隆起を形成し，腐食性食道炎にみられる瘢痕性変化や噴門部癌にみられる上皮性変化を認めないため鑑別は可能である．しかし狭窄が高度で病変の口側のみしか観察できない場合には，先に上げたような疾患との鑑別が極めて困難となる．乳癌の既往があり本症が疑われるケースでは，組織を採取し鑑別診断を行う必要がある．また乳癌の食道転移は，乳癌発症22年後に起こることもあり（平均8年[3]），かなり過去の既往であっても無視してはいけない．なお本症における癌の主座は粘膜下層より深い層にあるため，通常の生検で組織は採取できない．本症を疑った場合には，EUS-FNAやボーリングバイオプシーあるいはEMRなどにより粘膜下層の組織採取を試みる必要がある．

症例画像　乳癌のスキルス転移

症例写真：諏訪赤十字病院，武川建二先生よりご提供いただいた写真を使用．

症例の病歴：50歳代女性．約9年前に左乳癌に対して乳房切除術施行．その後約5年にわたり術後の化学療法を施行した．明らかな再発を認めていなかったが，食道のつかえ感を自覚し近医を受診した．

❖ 上部消化管造影検査（画像1）

胸部中部食道に全長約4 cmにわたる全周性のなだらかな狭窄を認めた．

見逃しやすい／誤りやすいポイント

食道病変の鑑別には狭窄の立ち上がり，表面の性状を評価する必要がある．

検査／読影のコツ

本症例はなだらかな立ち上がりを有する病変で，表面にも明らかな凹凸不整を認めない．癌としては非典型的であり，粘膜下の発育を主体とした病変が疑われる．

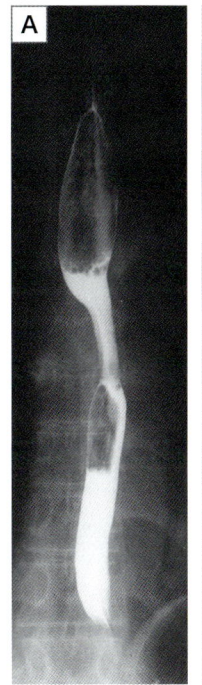

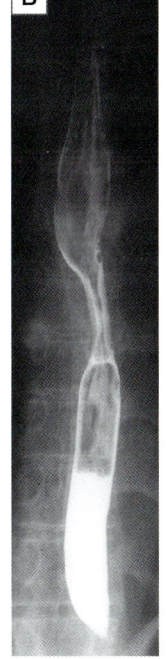

画像1

❖ 通常内視鏡検査，ヨード撒布像
（上部消化管造影検査から1ヵ月後に施行されたものを呈示）（画像2）

胸部中部食道に全周性の狭窄を認めた（A）．観察できる範囲で粘膜面に異常を認めず，ヨード染色でも不染部を認めなかった（B）．

見逃しやすい／誤りやすいポイント

食道病変の鑑別には狭窄の立ち上がり，表面の性状を評価する必要がある．

検査／読影のコツ

本症例では，粘膜下腫瘍様の隆起を主体に，全周性の狭窄を呈していた．鑑別診断としては転移性食道癌，4型食道癌，腐食性食道炎による瘢痕性狭窄，粘膜下腫瘍などがあげられる．粘膜面に変化がみられないことから腐食性食道炎は否定的であるが，他の病変に関しての鑑別は困難である．本症例では乳癌の既往があったので，乳癌の食道転移の可能性を考える必要がある．

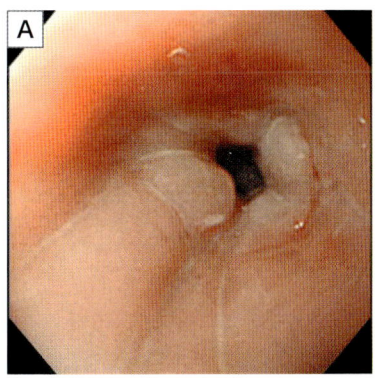

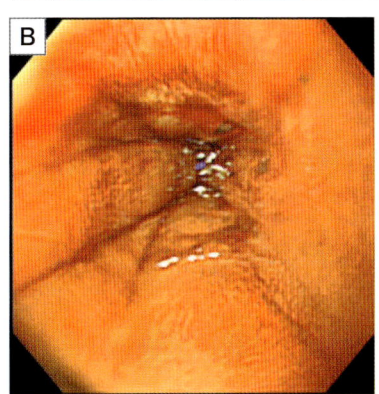

画像2

❖ CT 検査（画像3），PET 検査（画像4）

CT検査では食道壁の限局性かつ全周性肥厚を認めた（10ヵ月後に食道の別部位に生じた同様の病変のCT像を呈示）．またPET検査では，食道と左鎖骨上窩リンパ節に集積を認めた．

見逃しやすい／誤りやすいポイント

PETでの明らかな集積から悪性病変を疑う必要がある．

検査／読影のコツ

内視鏡所見やCT，PET所見から原発性の食道癌と乳癌の食道転移を鑑別する必要がある．本症例の内視鏡像は少なくとも典型的な食道癌の像とは異なっている．4型の食道癌の可能性は残るが，4型食道癌の頻度は極めて少ないため，乳癌の食道転移が疑われる．しかしCTやPETで両者を鑑別する決定的な所見を認めないので，FNAなどで組織所見を確認する必要がある．

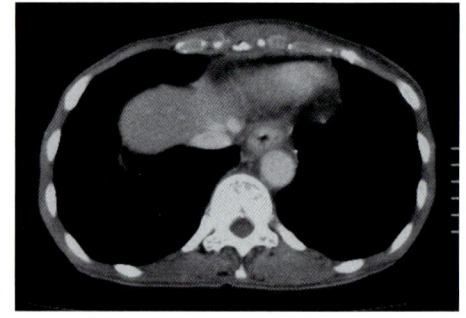

画像3

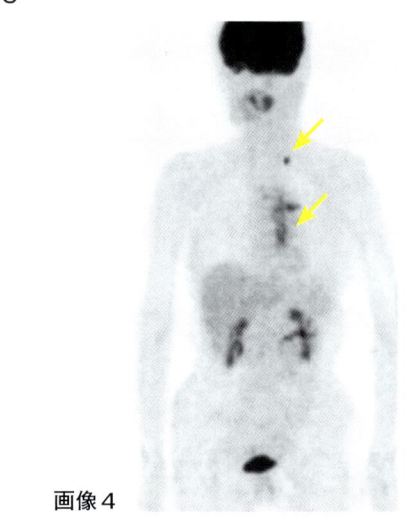

画像4

❖ 細胞診所見（画像5）

EUS-FNAでは狭窄のため組織採取が困難であったので，左鎖骨状リンパ節から超音波ガイド下の吸引細胞診を施行し，adenocarcinomaを確認した．乳癌の腫瘍細胞と形態が類似しているため，乳癌の再発と診断した．

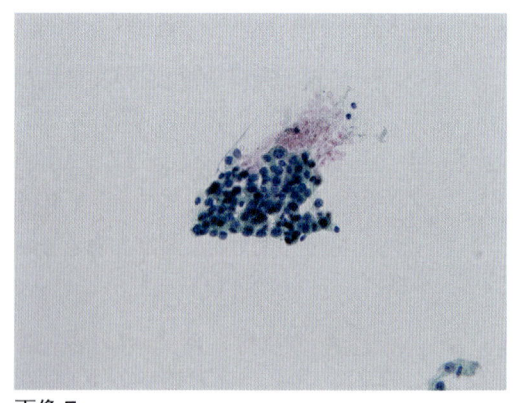

画像5

見逃し・誤りを防ぐための検査と診断のコツ

❖ 診断のポイント

- 粘膜下を主体に発育する食道腫瘍では，乳癌のスキルス転移を疑う必要がある

❖ 画像検査の選択

- 表面に癌が露出していれば生検で診断可能であるが，露出していない場合にはEUS-FNAやボーリングバイオプシー，EMRなどで組織採取を試みる

❖ 鑑別すべき疾患とそのポイント

- 4型食道癌，噴門部癌の食道浸潤，粘膜下腫瘍などを鑑別する必要がある
- 乳癌の既往と組織学的に腺癌を確認することが重要である

＜謝辞＞
　本稿の作成にあたり，乳癌の食道転移に関する資料をお送りいただき，ご指導いただいた諏訪赤十字病院：武川建二先生，姫路医療センター：和田康雄先生，共立病院：西村哲範先生にこの場を借りてお礼を申し上げます．

文　献

1) 田久保海誉『食道の病理（第2版）』, pp.227-278, 総合医学社, 1996
2) Asch MJ, et al：Gastrointestinal metastases from crcinoma of the breast. Autopsy study and 18 cases requiring operative intervention. Arch Surg 96：840-843, 1968
3) Graham WP 3rd：Gastro-intestinal metastases from carcinoma of the breast. Ann Surg 159：477-480, 1964

2. 食道癌の画像所見と鑑別診断　B. 画像診断のポイント

4）小細胞型内分泌細胞癌

石原　立

疾患の基本知識

❖ 病態・病理

　本邦における食道癌の90％程度は扁平上皮癌であり，2～4％を腺癌が占めている．扁平上皮癌および腺癌以外の食道癌は，特殊組織型食道癌と呼ばれている．特殊組織型食道癌には小細胞型内分泌細胞癌（以下小細胞癌），類基底細胞癌，腺様嚢胞癌，粘表皮癌，癌肉腫などが含まれる．これら癌の頻度は，小細胞癌および類基底細胞癌が約1％，他の癌は約0.5％もしくはそれ以下である[1)～4)]．このような特殊組織型食道癌の中でも**食道小細胞癌は悪性度が高く**，扁平上皮癌とは違う治療方針をとる必要があるため，その診断は極めて重要である．

　食道小細胞癌の発生母地は好銀細胞と考えられている．小細胞癌には腫瘍の全体が小細胞癌よりなる純粋型と小細胞癌に他の組織成分が混在する複合型癌が存在する[5)]．複合型の小細胞癌の中には小細胞癌成分の周辺に上皮内扁平上皮癌が拡がるような症例もあり，このような病変は通常の扁平上皮癌同様に粘膜上皮から発生している可能性がある．また純粋型と複合型の小細胞癌では，その性質や最適な治療方針も異なる可能性がある．

　本邦および海外で報告された食道小細胞癌199例のレビューでは[6)]，年齢の平均は63.8歳，男女比は1.57：1，純粋型と混合型の比は7：3で，癌の90％以上が胸部中下部食道に発生していた．限局型と進展型の比は1：1で，生存期間中央値は限局型が8カ月，進展型が3カ月であった．

　本邦での小細胞癌に対する標準的な治療法は確立されていない．しかし**この癌が早い段階からリンパ節あるいは遠隔転移を来しやすい**ことを考えると，化学療法が治療の中心となる．しかし化学療法のみで小細胞癌，特に小細胞癌以外の成分を含む複合型が治癒する可能性は高くない．化学療法によく反応し治癒が期待できる症例には，放射線治療や手術の追加を考慮する必要がある．

❖ 診断の方法

　特殊組織型食道癌はいずれも上皮下を主体に発育するため，肉眼像も表面を正常粘膜に覆われた**粘膜下腫瘍様隆起性病変**や，周堤部分が正常粘膜に覆われた2型病変を呈することが多い．逆に粘膜下腫瘍様の外観を呈する食道癌を発見した場合には，約半数が特殊組織型食道癌である[7)]ことを認識し診断に当たる必要がある．

　食道小細胞癌は，肺の小細胞癌に類似し，微細顆粒状のクロマチンと目立たない核小体を含む類円形ないし紡錘形の核，少量の細胞質，不鮮明な細胞境界を有する小型の細胞が，び

まん性あるいは充実性の胞巣を形成して増殖する癌である[8]．

特殊組織型食道癌の中でも**小細胞癌**は，山田Ⅱ型あるいはⅢ型に相当する急峻な立ち上がりを有し，表面には癌胞巣の増殖に伴う不整な凹凸があり，びらんや潰瘍がみられることが多い．進行すると頂部に潰瘍を形成するが比較的浅く，潰瘍底は滑らかなものが多い．上皮内伸展は認めないことが多いが，複合型ではみられることもある．これに対して類基底細胞癌は小細胞癌に比べると癌の立ち上がりはなだらかで，表面にみられる結節は比較的小さく丸い．腺様嚢胞腺癌は小細胞癌と類基底細胞癌の中間的な全体像を呈し，表面は平滑なことも均一な結節を認めることもある．また癌肉腫は白苔に覆われた分葉状の隆起を示し，多くは上皮内伸展を伴う．

症例画像①　食道小細胞癌1

❖ 通常内視鏡検査，ヨード撒布像

（画像1）

胸部中部食道の前壁から右壁にかけて基部が正常粘膜で覆われた1型食道癌を認めた．正常な粘膜を通して走行の不整な異常血管を認めた（A）．またヨード染色にて基部は染色された（B）．
生検で食道小細胞癌と診断された．

見逃しやすい／誤りやすいポイント

腫瘍の基部が正常粘膜で覆われているのか，癌が露出しているのかは，癌の組織型を推測する上で重要である．

検査／読影のコツ

基部が正常粘膜で覆われた2型食道癌を認めた場合，特殊組織型食道癌を考慮する必要がある．特殊組織型食道癌の中でも小細胞癌は，扁平上皮癌と治療方針が異なるため，その診断は重要である．

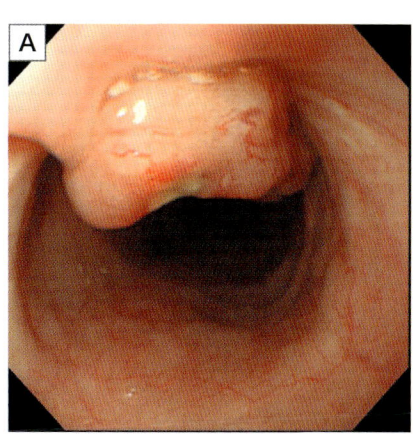

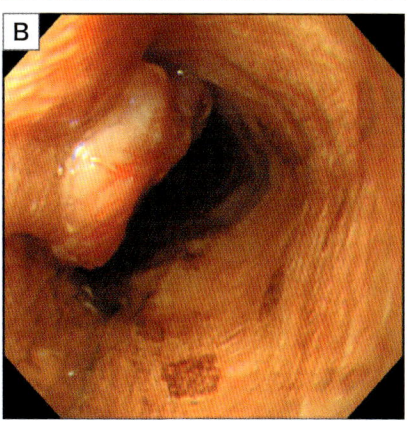

画像1

次ページへ続く

❖ 上部消化管造影検査（画像2）

胸部中部食道の前壁から右壁にかけて明瞭な立ち上がりを有する4.5cm大の隆起性病変を認めた．隆起の表面には不整な凹凸を認めた（A）．また一部にバリウムの溜まりもみられ，浅い潰瘍形成が疑われた（B）．

見逃しやすい／誤りやすいポイント
隆起型癌の立ち上がりや，表面性状は組織型の推測を行う上で重要である．

検査／読影のコツ
急峻な立ち上がりと，表面の不整な凹凸は小細胞癌の典型的な肉眼所見である．

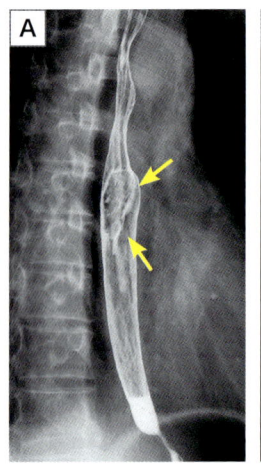

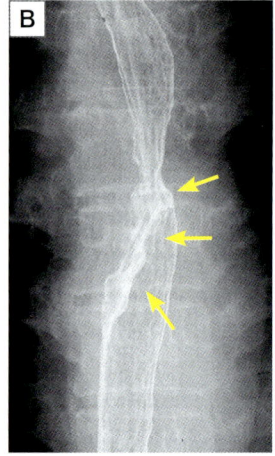

画像2

❖ CT検査（画像3），PET検査（画像4）

CT検査で胸部中部食道の前壁に壁肥厚を認める．またPET検査では，胸部中部食道以外に，頸部，気管分岐部直下，噴門部にFDGの集積を認め，転移が確認された．

見逃しやすい／誤りやすいポイント
CTで食道の限局性壁肥厚を認めた場合には，食道癌を疑う必要がある．

検査／読影のコツ
進行食道癌はCTでも，食道壁の肥厚として認識できることが多い．PETは食道癌の転移診断における精度が高く，ステージングを行う上で重要な検査である．

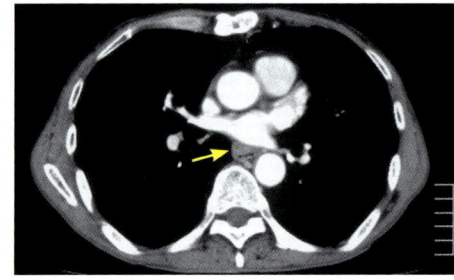

画像3

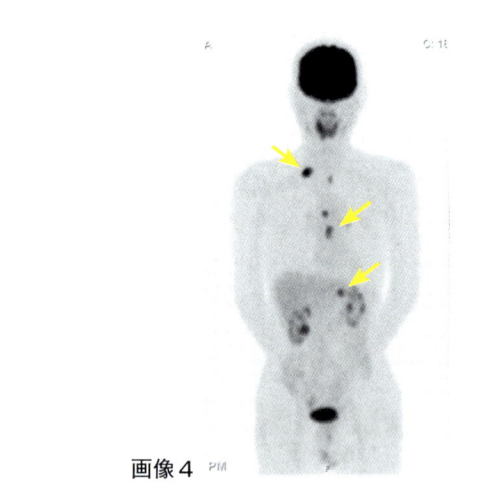

画像4

症例画像②　食道小細胞癌2

❖ 通常内視鏡検査（画像5）

胸部上部食道の後壁に15mm大のSMT様隆起を認める（黄矢印）．隆起の大部分は正常粘膜で覆われているが，一部に陥凹を認め（青矢印），同部で癌の露出が疑われた（A）．また病変の左，やや肛門側に血管の透見性がやや不良で，白色の顆粒状物質が付着する粗造な粘膜を認めた（B，赤矢印）．

見逃しやすい／誤りやすいポイント

食道には平滑筋腫や顆粒細胞腫などの粘膜下腫瘍がしばしば発生する．本症例のような表面の大部分が正常粘膜で覆われた隆起性病変を認めた場合には，粘膜下腫瘍以外に食道癌の可能性を考え鑑別診断を行う必要がある．

検査／読影のコツ

食道の平滑筋腫の多くは表面が平滑であり，本症例のような陥凹を表面に認めることは稀である．食道の顆粒細胞腫では表面に陥凹を認めることはあるが，その特徴的な形態は大臼歯様と形容され，本病変とは異なる．また本症例において病変近傍にみられた粗造な粘膜は，癌の存在を疑う重要な所見である．

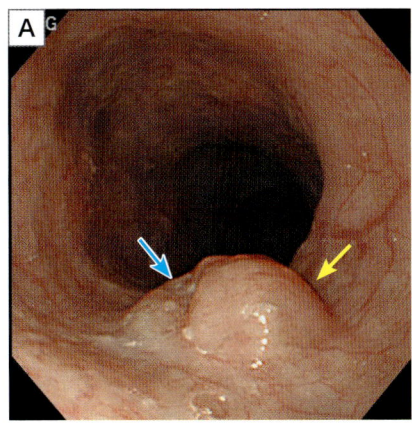

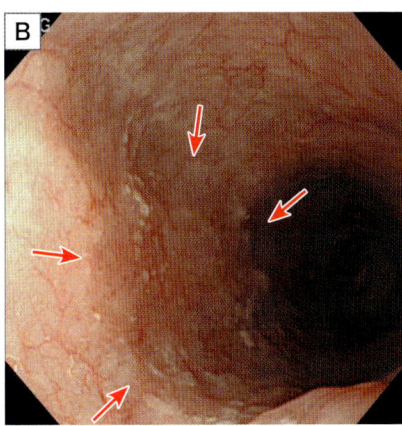

画像5

❖ ヨード撒布像（画像6）

胸部上部食道の後壁に15mm大のSMT様隆起を認める（黄矢印）．隆起の大部分はヨードにて染色されたが，陥凹部分から隆起の裾野にかけては染色がやや不良であった（A）．また病変の左，やや肛門側の粗造な粘膜はヨード不染となった（B，赤矢印）．

見逃しやすい／誤りやすいポイント

粘膜下腫瘍様の形態を示す食道癌の約半数は特殊組織型食道癌である．しかし粘膜下腫瘍様隆起周囲の上皮内伸展部分から生検しても，特殊組織型成分が検出されない場合がある．また平滑筋腫上に癌が併存する場合もある．

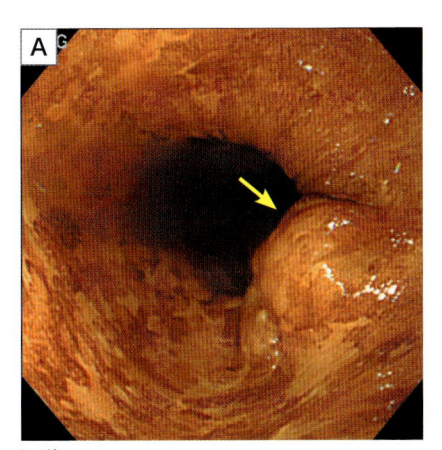

画像6

検査／読影のコツ

粘膜下腫瘍様の形態を示す食道病変では，粘膜下腫瘍様隆起表面の陥凹やヨード不染の有無を確認し，これらがみられれば同部から生検を行う．本症例では生検で小細胞癌が検出された．

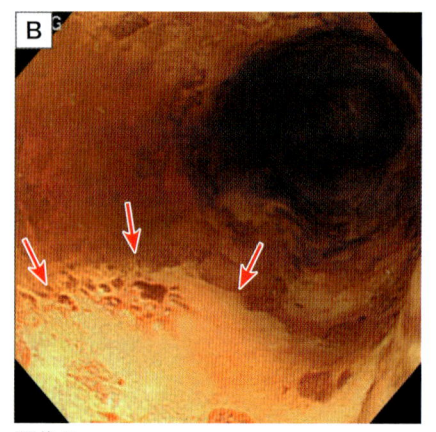

画像6

見逃し・誤りを防ぐための検査と診断のコツ

❖ 診断のポイント

- 粘膜下を主体に発育する腫瘍では，小細胞癌を疑う必要がある
- NBIやヨード染色を用いて，癌の表面への露出部を確認し生検を採取する

❖ 鑑別すべき疾患とそのポイント

- 食道に粘膜下腫瘍様隆起を認めた場合，特殊組織型食道癌や平滑筋腫や顆粒細胞腫を鑑別する必要がある

文　献

1) Comprehensive Registry of Esophageal Cancer in Japan (1998, 1999). 3rd ed. The Japanese Society for Esophageal Disease. 2002
2) 今井　裕，他：特殊組織型の食道癌―X線の立場から．胃と腸，40：301-309，2005
3) 富松英人，他：特殊組織型の食道悪性腫瘍―X線の立場から．胃と腸，40：310-319，2005
4) 幕内博康，他：特殊組織型の食道癌―内視鏡の立場から．胃と腸，40：320-336，2005
5) 田久保海誉『食道の病理（第2版）』，pp.176-184，総合医学社，1996
6) Francesc Casas, et al：Primary small cell carcinoma of the esophagus. Cancer 80：1366-1372, 1997
7) 松田圭二，他：粘膜下腫瘍様の食道表在癌．胃と腸，32：671-689，1997
8) 八尾隆史，他：特殊組織型食道癌の病理組織学的・免疫組織学的特徴．胃と腸，40：288-300，2005

応用編　消化管癌の画像診断のポイント

2. 食道癌の画像所見と鑑別診断　B. 画像診断のポイント

5）扁平上皮癌とバレット腺癌

西　隆之，幕内博康，小澤壯治

疾患の基本知識

❖ 病態・病理

　わが国の食道癌は，扁平上皮癌が95％を占めるのに対し，バレット腺癌は，1％程度と稀ではあるが，近年わが国でも肥満や逆流性食道炎の増加，ピロリ菌感染率の低下等により増加傾向にあり今後注意を要する疾患である．バレット食道は繰り返す胃食道逆流により食道扁平上皮が脱落し，酸やアルカリに対してより耐性の強い円柱上皮に置き換わったもので，逆流性食道炎の終末像ともいわれている．バレット食道には，潰瘍，出血，狭窄，癌といった合併疾患があるが，治療成績の不良さゆえ腺癌の合併が大きな問題となっている．特に欧米ではこの30年間でバレット食道癌が激増し注目を集めている．

❖ 診断の方法

　扁平上皮癌と同様，高齢の男性に多い．臨床症状は，早期には無症状または胸やけで，進行すると嚥下困難が出現してくる．早期発見のためには検診が欠かせない．診断は造影検査と内視鏡検査があるが，腫瘍がバレット粘膜から発生していることを確認する必要があるので，赤色のバレット粘膜を認識できる内視鏡検査が重要である．腫瘍からの生検は必須である．

症例画像　バレット腺癌

❖ 上部消化管造影検査（画像1）

胸部下部食道に粗大結節状の隆起性病変を認め，表面は比較的平滑である．注意深く読影すると腫瘍口側に顆粒状あるいは網目状のバレット粘膜が広がっていることがわかる（矢印）．

見逃しやすい／誤りやすいポイント

バレット粘膜が認識できないと扁平上皮癌と誤って診断してしまう．

検査／読影のコツ

造影検査においてバレット粘膜を描出するのは大変困難である．半立位とし，発泡剤は使

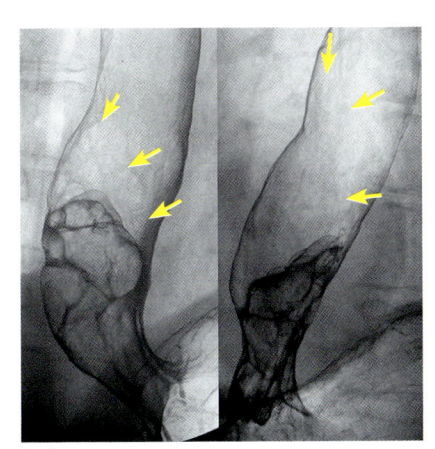

画像1

用せずに細い経鼻チューブを病変の口側まで挿入し，シリンジを用いて空気を注入し，食道内の空気量を調節するとよい．**バレット粘膜は平滑な扁平上皮と異なり，顆粒状あるいは網目状を呈する**．

❖ 通常内視鏡検査像（画像2）

食道内腔をほぼ占める隆起性病変で，腫瘍の口側は表面が白く扁平上皮で覆われているが，肛側では腺癌特有の艶っぽい赤みのある腫瘍を認める．周囲には白くつるつるとした扁平上皮とは明瞭に区別される，ビロード状ともいわれる表面微細顆粒状のバレット粘膜が全周性に存在する（A）．腫瘍は有茎性で鉗子を用いて挙上するとバレット粘膜から発生していることがわかる（B）．

見逃しやすい／誤りやすいポイント

腫瘍表面の白色の扁平上皮だけに注目すると扁平上皮癌と診断してしまう．

検査／読影のコツ

バレット腺癌は口側の扁平上皮の下にもぐりこんで進展していくものがあるので注意を要する．特に治療の際，手術，内視鏡治療を問わず，口側切除ラインの決定が困難なことがある．

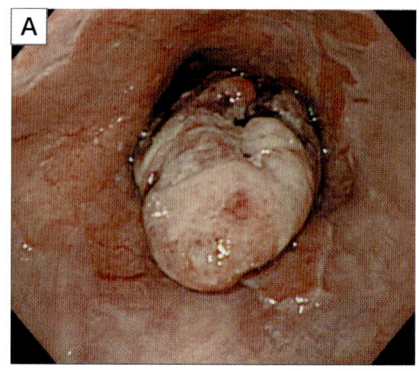

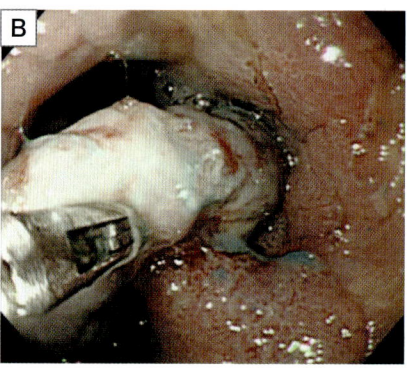

画像2

❖ 手術標本と病理所見

中下部食道噴門部切除術を施行した（画像3）．腫瘍を側方から観察すると有茎性の隆起型病変である．さらにヨード染色を行うと扁平円柱上皮境界が明瞭になりバレット上皮から発生した腫瘍とわかる（画像4）．高分化型腺癌，T1b（SM2），ly2，v2，N0，であった（画像5）．

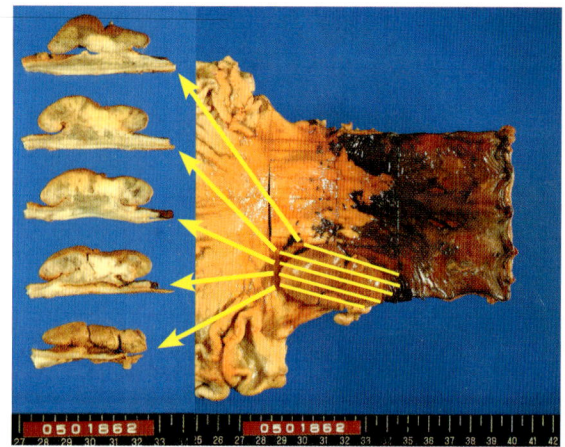

画像3

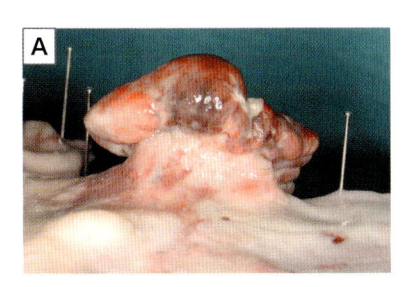

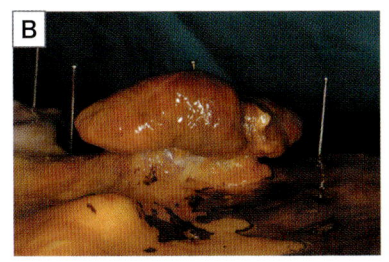

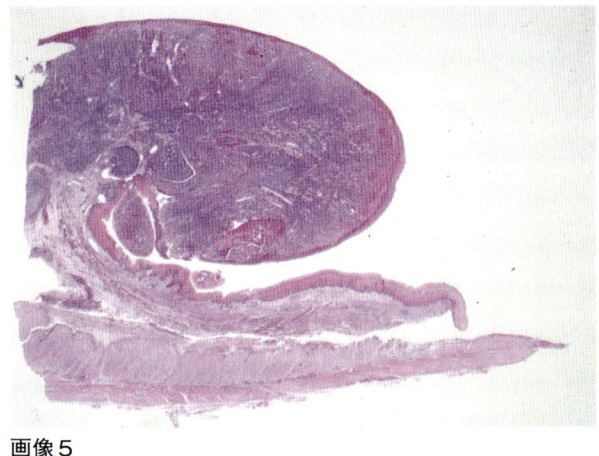

画像4

A

B

画像5

見逃し・誤りを防ぐための検査と診断のコツ

❖ 画像診断のポイント

- バレット腺癌は高分化で艶っぽい赤みのある腫瘍であることが多い

❖ 画像検査の選択

- 腫瘍や周辺粘膜の色調が観察できる内視鏡検査が有用である
- 造影検査は食道内での腫瘍の位置がわかり，手術術式の決定（開胸/非開胸）に役立つ

❖ 鑑別のポイント

- 扁平上皮とバレット上皮の境界を診断し，どちらから腫瘍が発生しているかを診断する

文　献

1) 幕内博康：Barrett食道とBarrett食道癌．日本消化器病学会雑誌，97：1233-1242，2000
2) 西 隆之，今井 裕，長島礼奈，他：バレット食道とバレット食道癌のX線造影．消化器科，49（1）：2009

2. 食道癌の画像所見と鑑別診断　B. 画像診断のポイント

6）悪性黒色腫

島田英雄，幕内博康

疾患の基礎知識

❖ 病態・病理

　悪性黒色腫は皮膚に発症する極めて予後不良な疾患であるが，食道扁平上皮の基底層にもメラニン色素を産生するメラノサイトが存在するため悪性黒色腫が発生する．

　食道癌取扱い規約では，その他の悪性腫瘍に分類され，日本食道学会の全国登録でも 0.2％と極めて稀な食道腫瘍である[1]．肉眼形態では，典型的な隆起型で広茎性のものが多く，病理組織所見では，メラニン顆粒を有する多稜形から紡錘形の腫瘍細胞の増殖と進展が認められる．

❖ 診断の方法

　臨床症状は，悪性黒色腫の多くが隆起型を呈するため，扁平上皮癌と比較して狭窄症状が出にくい．診断に関して，食道造影所見では，**隆起型の腫瘍で分葉状の形態**を呈する．内視鏡所見では，**色調は特徴的な黒色調を呈し，大きくても可動性のあることが多く，扁平上皮癌と比べて軟らかい**．また**周辺粘膜にはメラノーシスを伴うこと多い**．病理組織所見でメラニン顆粒を有する多稜形から紡錘形の腫瘍細胞の増殖と，免疫組織染色でS-100タンパクやHMB-45（抗メラノソーム抗体）が陽性となることをもって最終的な診断を行う．

症例画像　悪性黒色腫

❖ 食道造影検査所見（画像1）

　胸部下部食道に7cm大の隆起性病変を認める．食道内腔を占めているが，胃内への造影剤の通過は比較的保たれている（A）．腫瘍は大きく結節状の分葉を呈している（B）．

見逃しやすい／誤りやすいポイント

　特徴的な隆起の形態から，鑑別すべき食道悪性腫瘍として，まず第一に癌肉腫があげられる．他の特殊型や扁平上皮癌でも類似の形態を呈することがある．

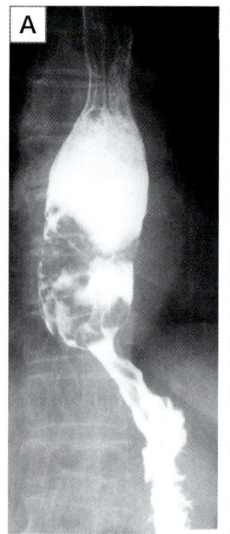

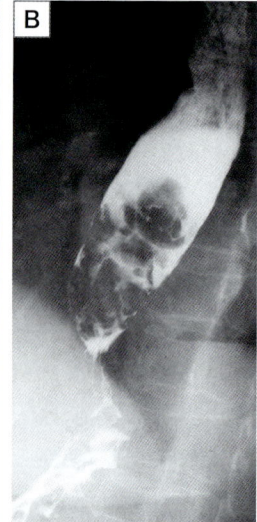

画像1

> **検査／読影のコツ**

隆起病巣の基部に一致する部分の同定と壁変形の所見から深達度診断を行う．また二重造影で表面性状の描出を行う．

❖ 通常内視鏡検査所見（画像2）

通常観察で，下部食道に白苔の付着を伴う，黒色調の隆起性病変を認める．また周辺粘膜には黒色調の斑状，点状のメラノーシスを認める（A）．

近接すると，より表面性状が明らかとなる．結節状に分葉した腫瘍の左側は，黒く光沢があり粘膜上皮に被覆されている（B）．

> **見逃しやすい／誤りやすいポイント**

食道悪性黒色腫にはメラニン色素のない，メラニン色素欠乏性悪性黒色腫（amelanotic melanoma）やメラニン色素量により必ずしも典型的な黒色調を呈さない症例も存在する[2]．

> **検査／読影のコツ**

食道悪性黒色腫と最も形態が類似する腫瘍は癌肉腫である．癌肉腫では周囲に上皮内伸展を伴うことが多く，ヨード染色を行うことで不染帯が認められる．また腫瘍基部や周辺粘膜における黒色斑（メラノーシス）の有無を観察する．

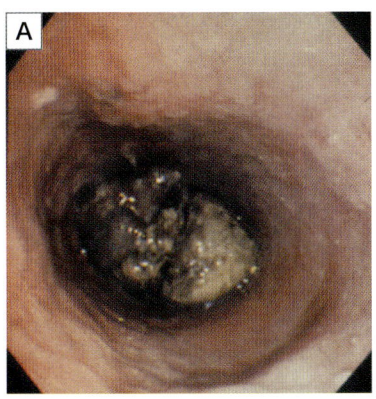

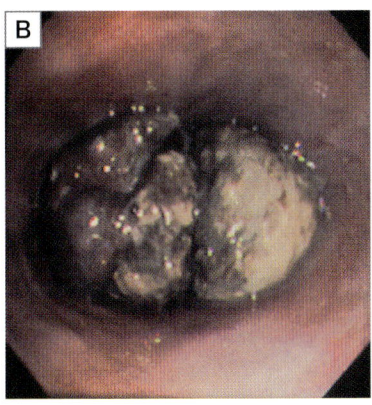

画像2

❖ 手術標本と病理組織所見

手術は胸部食道全摘，胃管再建術を施行した．

新鮮切除標本で，腫瘍は黒色調の隆起性病変で，0-Ⅰs型，腫瘍長径は6.5cmであった（画像3 A）．

近接すると表面性状は粗大結節状である（画像3 B）．

可動性は良好でT1bと診断した．病理組織所見では，メラニン顆粒を有する多稜形から紡錘形の腫瘍細胞が膨張性に増殖している（画像4 A）．腫瘍辺縁は粘膜に被われ，周辺にはjunctional activityを認めた．特殊免疫染色ではs-100タンパク，HMB-45が陽性であった（画像4 B）[3]．

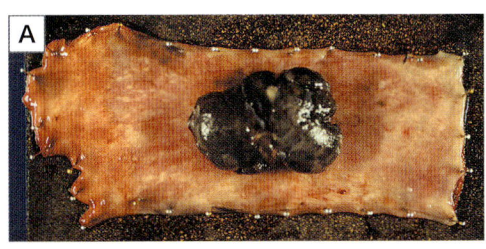

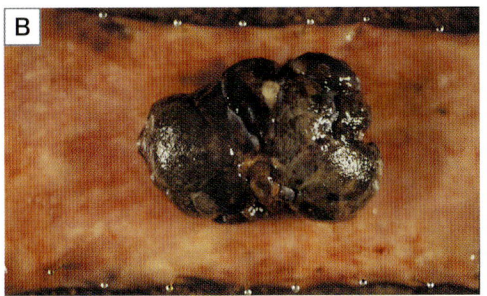

画像3

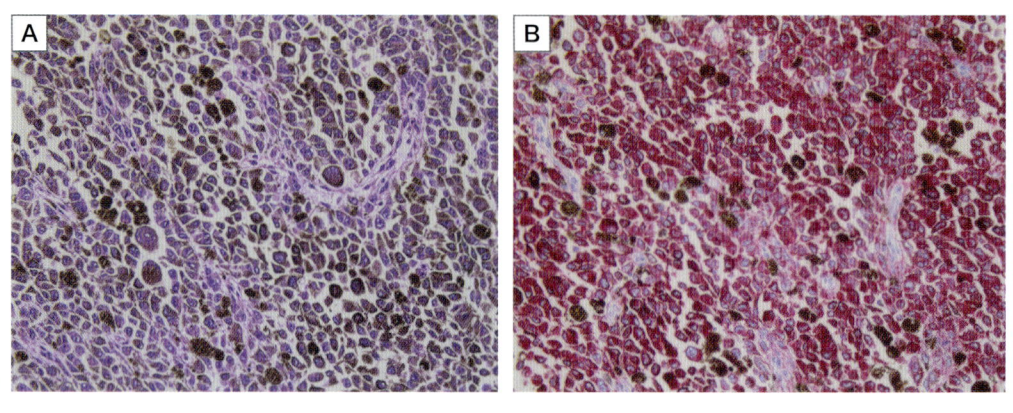

画像4

見逃し・誤りを防ぐための検査と診断のコツ

❖ 画像診断のポイント

- 食道造影検査では，腫瘍形態と表面性状，壁変形に注目する
- 食道内視鏡検査では，腫瘍形態，表面性状，基部の状態，鉗子で押しての質感．また周辺粘膜の性状と黒色斑の有無に注目する

❖ 画像検査の選択

- 食道内視鏡検査が診断に最も重要な検査である．特徴的な形態とその色調から比較的診断は容易である
- 深達度診断，転移リンパ節診断また遠隔臓器診断には，CT，超音波検査，EUS，PET-CT等が必要である

❖ 鑑別すべき疾患とそのポイント

- 癌肉腫との鑑別では，腫瘍の色調と周辺粘膜の上皮内伸展やメラノーシスの有無が鑑別点となる
- **メラニン色素欠乏性悪性黒色腫（amelanotic melanoma）** もあり，色調からの診断に注意を要する
- 早期の悪性黒色腫の診断にはメラノーシスとの鑑別が重要である．悪性黒色腫ではメラノーシスと比較して墨汁様の黒味と領域を有する

文　献

1) The Japanese Society for Esophageal Diseases. Comprehensive Registry of Esophageal Cancer in Japan, 2002
2) 幕内博康，他：特殊組織型の食道癌．胃と腸，40（3）：320-336, 2005
3) Takubo K：Pathology of the Esophagus. 2nd ed, An Atlas and Text book. pp271-279, Springer, 2007

2. 食道癌の画像所見と鑑別診断　B. 画像診断のポイント
7）粘膜下腫瘍上のIIc食道癌

三梨桂子

疾患の基本知識

❖ 病態・病理

　食道粘膜下腫瘍とは，粘膜上皮より深部の食道壁に主座を有する腫瘍であり，WHOの食道腫瘍の分類のnon-epithelial tumorsおよび食道癌取扱い規約の非上皮性腫瘍がこれに当たり，平滑筋腫が最も頻度が高い．腫瘍が増大すると嚥下困難や胸痛を生じることもあるが，ほとんどは無症状で偶然に発見される．また，このような粘膜下腫瘍の表面粘膜に食道癌が併存した例が稀に認められる[1]．発生の病態は明らかではないが，粘膜下腫瘍があることによって食道内腔に突出した上皮が慢性的に機械的刺激を受け，異形成を経て癌化するのではないかと論ぜられている[2]．

　一方，食道癌が粘膜下層に浸潤すると，陥凹性病変であっても隆起が主体の形態を呈したり，稀ではあるが粘膜面の変化が乏しく主に粘膜下に発育する食道癌もある．"なだらかな隆起"と"表面の粘膜病変"という肉眼所見からこれらの病態を鑑別することが必要である．

❖ 診断の方法

　内視鏡検査で，表面に発赤やびらん，粘膜不整のある食道の隆起性変化を認めた際，①**粘膜下腫瘍の上皮への浸潤・露出**，②**粘膜下腫瘍＋食道癌の併存**，③**粘膜下に浸潤した食道癌**を鑑別する必要がある．

　これらの鑑別のためには，ヨード撒布で粘膜面の不染帯の有無を確認することと，超音波内視鏡（endoscopic ultrasonography：EUS）により粘膜層と粘膜下層（深部）の所見を評価することが必要である．発赤や粘膜不整に一致して，またはびらん・白苔の周囲に境界明瞭なヨード不染帯が見られた場合，その部位に食道癌が存在することが示唆される．EUSでは，粘膜下の腫瘍の主座と食道壁（粘膜固有層，粘膜筋板，粘膜下層，固有筋層）との連続性の有無，腫瘍辺縁の形状（境界明瞭か，不明瞭に浸潤しているか），エコー濃度（均一，不均一，高輝度，低輝度）などから腫瘍の質的診断を行い，隆起の本態が平滑筋腫・脂肪腫などの粘膜下腫瘍か，食道癌の浸潤であるかを鑑別する．

　多くの食道粘膜下腫瘍は良性であるが，増大し，潰瘍形成・自壊した場合は，外科的切除が考慮される．多くの場合はリンパ節郭清を伴わない食道部分切除術・腫瘍核出術が選択される．また，粘膜下腫瘍の表面粘膜に併存した食道癌が粘膜上皮や固有層までの浸潤にとどまる場合は，食道癌に対する治療は内視鏡的粘膜切除術（endoscopic mucosal resection：EMR），内視鏡的粘膜下層剥離術（endoscopic submucosal dissection：ESD）が行える可能

性が高い．一方，粘膜下層に浸潤した食道癌では，リンパ節転移率が20〜40％以上考えられるため，所属リンパ節郭清を伴う外科切除または根治的化学放射線療法を選択する必要がある．

このように病態の違いによりその後の治療選択が全く異なっているため，術前の鑑別診断と適切な精査が必要である．

症例画像　粘膜下腫瘍上の食道表在癌

❖ 通常内視鏡観察およびヨード撒布（画像1）

食道壁からなだらかに立ち上がる隆起を認め，表面に白色調の粘膜不整面が存在する（A）．近接すると隆起の辺縁は周囲の正常粘膜に覆われており（B），ヨード撒布では，頂部の粘膜不整面に境界明瞭なヨード不染帯が認められる（C）．

検査／読影のコツ

隆起表面の粘膜は，白色調の軽度の隆起と，境界明瞭なヨード不染を呈することから食道癌が疑われる．その下のなだらかな隆起は，辺縁が正常粘膜で覆われており，粘膜層より深部に何らかの腫瘤があることが予想される．粘膜面の変化と隆起の境界は一致しておらず，上皮性腫瘍と粘膜下腫瘍の合併が考えられる．また，深部の腫瘍を鉗子で圧迫することにより，可動性の有無や腫瘍の硬さを評価できる．この腫瘍は柔らかく，cushion sign陽性であった．

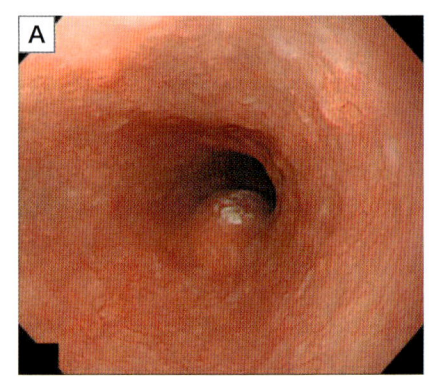

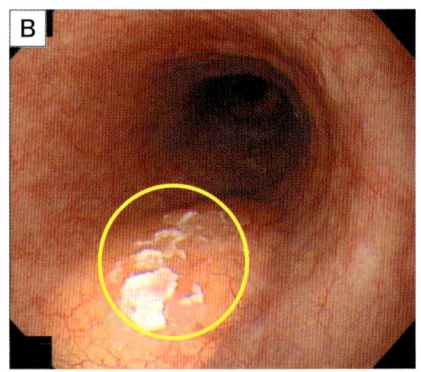

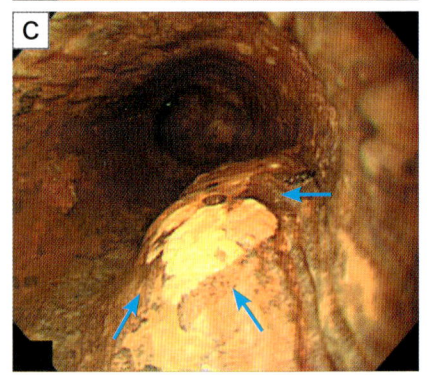

画像1

❖ 超音波内視鏡検査（画像2）

粘膜面の病変と粘膜下腫瘍の連続性の有無を確認したり，粘膜下腫瘍の性状を評価するためEUSは必須である．20MHzのミニチュアプローブを内視鏡の鉗子チャネルより挿入し，食道内に脱気水を充盈させて観察している．食道壁は，高（粘膜上皮），低（粘膜固有層～粘膜筋板），高（粘膜下層），低（固有筋層）の4層に見える．腫瘍は第3層の高エコー帯より表面に存在し（矢印），辺縁平滑で比較的均一な高エコーを示した．腫瘍より表層には，第1層・第2層（粘膜上皮・固有層）が覆っており，腫瘍との境界は明瞭である．

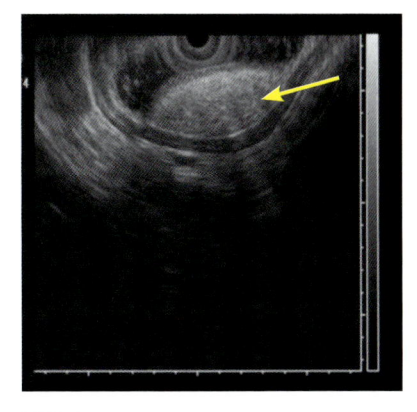

画像2

検査／読影のコツ

粘膜下腫瘍の主座は粘膜下層より浅層にあり，比較的高エコーで辺縁平滑な所見から脂肪腫が考えられる．この腫瘍と粘膜層の連続性は認められない．これから，表面の粘膜変化は食道癌の合併によるもので，深達度はm1（EP）～m2（LPM）と考えられる．周波数の高い超音波プローブ（ミニチュアプローブ，20～30MHz）を用いると，粘膜層から粘膜下層，固有筋層までの層構造が明瞭に描出され，腫瘍の浸潤の有無が診断できる．一方，周波数の低い超音波プローブ（超音波専用内視鏡，5～12MHz）を用いると，食道壁から外への腫瘍の広がりが確認できるため，対象とする病変の大きさや存在部位を考慮して検査法を選択する．

❖ 病理組織検査（画像3）

本症例は，内視鏡的に粘膜下腫瘍と表面の食道表在癌を切除し（内視鏡的食道粘膜剥離術：ESD），病理学的診断を行った．

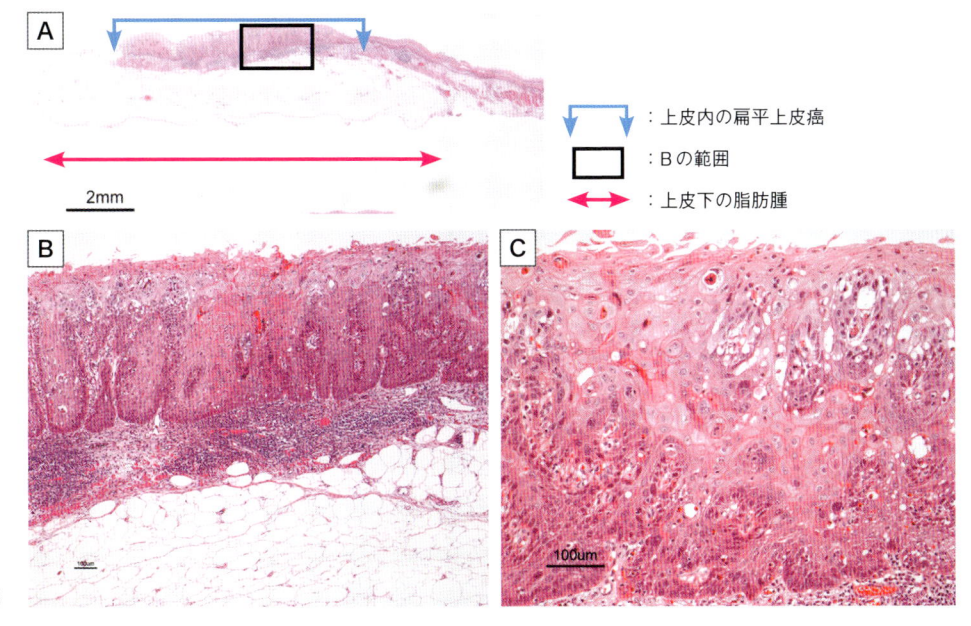

↕ ：上皮内の扁平上皮癌
□ ：Bの範囲
↔ ：上皮下の脂肪腫

画像3

見逃しやすい／誤りやすいポイントと検査／読影のコツ

①ルーペ像（A）：上皮下に脂肪細胞からなる組織を認める
②弱拡大（B）：上皮内伸展巣下の粘膜下層には成熟した脂肪細胞からなる脂肪腫を認める
③強拡大（C）：角化型の腫瘍細胞からなる扁平上皮内癌であり，粘膜下層の脂肪腫との間に連続性は見られない

見逃し・誤りを防ぐための検査と診断のコツ

❖ 画像診断のポイント

- 食道粘膜下腫瘍は通常正常上皮に覆われているが，頂部に発赤・びらんなどの所見を伴う場合は，食道癌の併存を疑う
- 食道癌の診断には，ヨード観察による不染帯の確認が有用である
- 粘膜下へ浸潤した食道癌も類似の形態をとることがある

❖ 画像検査の選択

- まず通常内視鏡検査で病変を観察し，上皮性病変の存在を疑った場合は引き続きヨード撒布を行い，不染帯がある場合はその部位から生検を実施する
- 粘膜下腫瘍の質的診断や食道癌の浸潤を評価するためにEUSを実施する．壁内の病変を疑う場合は，周波数の高いミニチュアプローブを用いる
- 食道癌の診断に，粘膜表面構造，血管の拡大観察や画像強調（FICE：FUJI intelligent color enhancement），狭帯域強調画像（narrow band imaging：NBI）を用いた観察が有用であるとの報告がなされてきており，可能であれば，ヨード撒布前にこれらの観察を行う

❖ 鑑別のポイント

- 内視鏡所見として，食道壁からなだらかに立ち上がる隆起の表面に発赤・陥凹・びらんなどを認めた際，粘膜下腫瘍に併存した食道癌を疑う
- 粘膜下に浸潤した食道癌や粘膜下腫瘍の自壊との鑑別には，EUSの所見が必須である

文 献

1) Fu KI, et al：Carcinoma coexisting with esophageal leiomyoma. Gastrointest Endosc 56（2）：272-273, 2002
2) Mizobuchi S, et al：Co-existence of Early Esophageal Carcinoma and Leiomyoma：a Case Report. Jpn J Clin Oncol 34（12）：751-754, 2004

応用編　消化管癌の画像診断のポイント

3. 胃癌の画像所見と鑑別診断　A. 基本知識と典型例
胃癌の基本知識と典型例

横井千寿，後藤田卓志

疾患の基本知識

❖ 病態・病理

1）疫学

　疾病の動向をみるためには，罹患統計と死亡統計を区別して検討する必要がある．「地域がん登録全国推計値」からみた胃癌の全国年齢階級別推定罹患数・年齢調整罹患率[1]，「人口動態統計」からみた死亡数・年齢調整死亡率[2]の年次推移（抜粋）を示す（表1）．
　罹患率・死亡率ともに男性が女性より高く，罹患数は死亡数の約2倍である．**罹患率・死亡率いずれも男女ともに大幅な減少傾向**にあるが，死亡率に比べて罹患率の減少は緩やかであり，臨床現場で留意すべきは**罹患数・死亡数は，ともに緩やかな増加傾向**にあるという点である．

2）成因から考える胃癌ハイリスク群の見極め

　1994年にWHO/国際がん研究機関（international agency for research on cancer：IARC）がヘリコバクター・ピロリ菌（*Helicobacter pylori*，以下 *H. pylori*）を definite carcinogen（group1）と認定し，その後，日本から Core Journal へ発信された「*H. pylori* **感染胃からの胃癌発症**」[3]と「*H. pylori* **除菌による異時性癌予防**」[4]が示す2つの臨床研究結果からも，*H. pylori* 感染に伴う慢性活動性胃炎を見極めることが，胃癌ハイリスク群を選別する際に重要であることがわかる．日本ではその用語の定義が曖昧であるために，臨床の現場において様々な意味で用いられている"胃炎"や"慢性胃炎"患者において，"症状により診断される fuctional dyspepsia"と"*H. pylori* の持続感染による組織学的胃炎"を明確に区別できるスキルが現代の内視鏡医には求められる．つまり，"肝炎ウイルス感染やNASHなどによる慢性活動性肝炎と肝癌発症""潰瘍性大腸炎と colitic cancer の発症"の関係に類似していると考えればよい．

表1 ● 胃癌の年次推移

		1960年	1975年	1990年	2005年
総数	罹患数（人）		75,133	99,256	117,137
	死亡数（人）	42,750	49,857	47,471	50,311
男	罹患数（人）		47,254	64,793	80,102
	年齢調整罹患率（対人口10万人）		85.8	75.3	59.3
	死亡数（人）	26,283	30,403	29,909	32,693
	年齢調整死亡率（対人口10万人）	71.2	55.5	34.1	22.3
女	罹患数（人）		27,879	34,493	37,035
	年齢調整罹患率（対人口10万人）		40.9	31.6	21.8
	死亡数（人）	16,467	19,454	17,562	17,668
	年齢調整死亡率（対人口10万人）	37.3	28.1	15.0	8.7

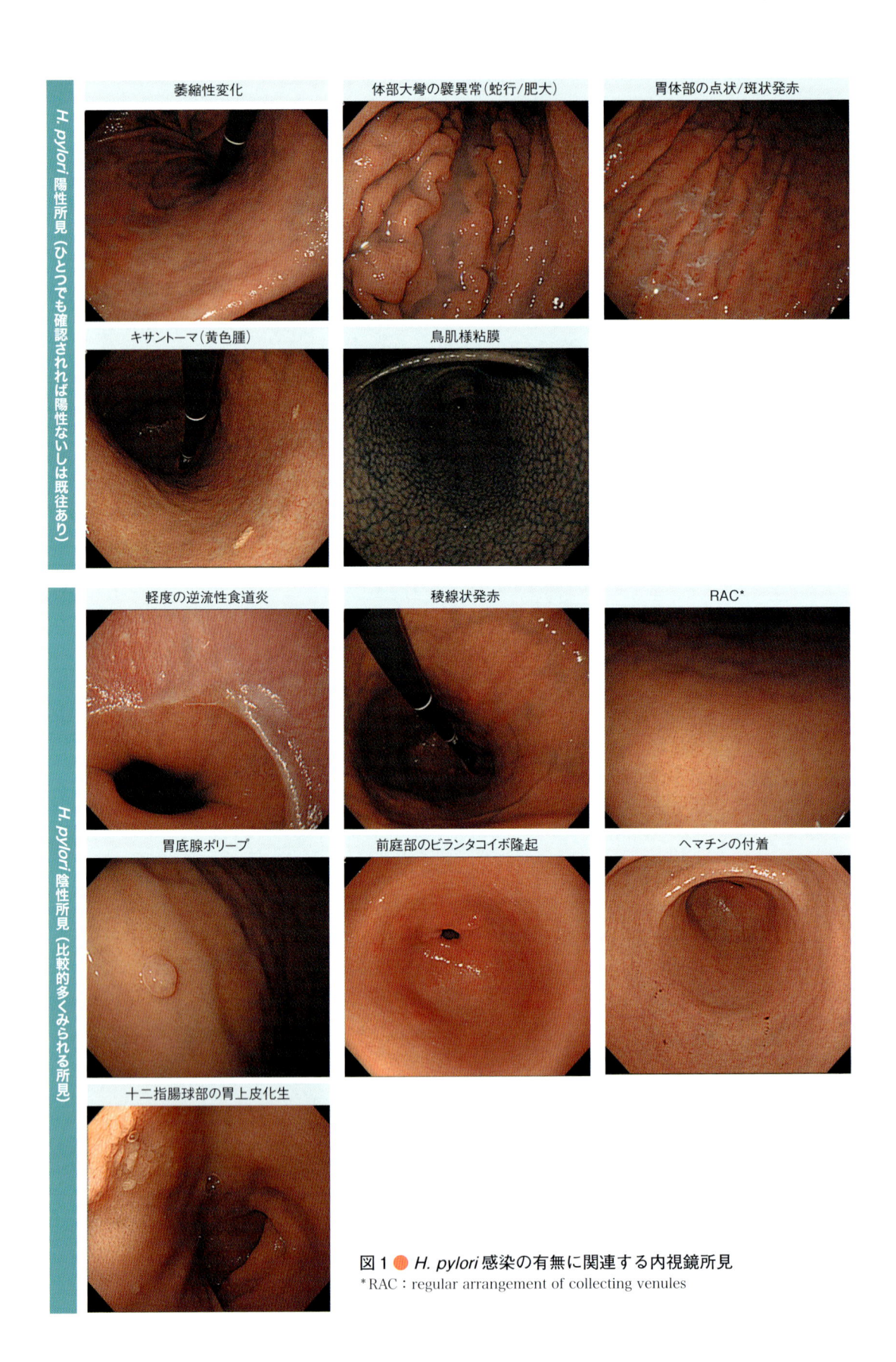

H. pylori 陽性所見（ひとつでも確認されれば陽性ないしは既往あり）	萎縮性変化	体部大彎の襞異常（蛇行/肥大）	胃体部の点状/斑状発赤
	キサントーマ（黄色腫）	鳥肌様粘膜	

H. pylori 陰性所見（比較的多くみられる所見）	軽度の逆流性食道炎	稜線状発赤	RAC*
	胃底腺ポリープ	前庭部のビランタコイボ隆起	ヘマチンの付着
	十二指腸球部の胃上皮化生		

図1 ● H. pylori 感染の有無に関連する内視鏡所見
*RAC：regular arrangement of collecting venules

"組織学的胃炎"の既往を含めた存在診断を行うために参考になる内視鏡所見を図1に示す．H. pylori除菌歴を有する患者も増加する傾向にある現在，ハイリスク群の見極めも多様化していると考えられるが，様々なH. pylori感染診断ツールやペプシノゲン法なども利用しつつ，内視鏡挿入時には個々の患者の胃癌リスクに応じた検査が求められる．

❖ 分類

1) 組織型分類

表2にはLauren分類[5]，WHO分類[6]，胃癌取扱い規約第14版[7]の違いを示したが，実際の臨床現場においてもそれぞれの場面において使い分けていることを熟知する必要がある．他に，Ming分類[8]，Goseki分類[9]，Padova分類[10]（2000）などもある．

2) 肉眼型分類

癌の浸潤が粘膜下層までにとどまる場合に多くみられる肉眼形態を"表在型"とし，固有筋層以深に及んでいる場合に多くが示す肉眼形態を"進行型"とする（表3）．ただし，0型については，深達度とかかわりなく判定することができることに注意したい（例，0-Ⅱc，T2）．また，多彩な肉眼型を来す場合は，より広い部位から順に「＋」記号でつないで記載する（例：0-Ⅱc＋Ⅲ）．

❖ 病期

胃癌取扱い規約第14版では，同じく2010年に改訂されたTNM分類（第7版）と連動して利用できるように配慮されている．表4の病期分類を正しく理解するためには，規約第14版で改訂された壁深達度（T），リンパ節転移の程度（N）などを熟知することが大事である．

表2● 胃癌の組織型分類

分類	組織型		コメント
A. Lauren分類 （1965年）	・Diffuse type ・Intestinal type		Diffuse type, intestinal typeに大別した古くからの分類．臨床的因子，公衆衛生的因子とよく関連することから，**日本でも慣用的に「分化型」「未分化型」が汎用**され，後述のtub, papを分化型，por, sig, mucを未分化型としている
B. WHO分類 （2000年）	・Tubular adenocarcinoma ・Papillary adenocarcinoma ・Mucinous adenocarcinoma ・Signet-ring-cell carcinoma		IARCが定めた分類．4つに大別されている．WHO分類を用いたUICC分類では，量的に劣性であっても**より低い分化度を組織型として分類する**ことが定められている
C. 胃癌取扱い規約第14版 （2010年3月）	1) 一般型	a. 乳頭腺癌（pap） b. 管状腺癌（tub） 　①高分化（tub1）　②中分化（tub2） c. 低分化腺癌（por） 　①充実型（por1）　②非充実型（por2） d. 印環細胞癌（sig） e. 粘液癌（muc）	**量的に優勢な（predominant）組織像に従うことを原則**とし，異なる組織型を含む場合は，優勢像から列記する（例：tub1＞pap）
	2) 特殊型		

表3 ● 胃癌の肉眼型分類（胃癌取扱い規約　第14版[7]）

0型：表面型				
0-Ⅰ型	0-Ⅱa型	0-Ⅱb型	0-Ⅱc型	0-Ⅲ型
隆起型	表面隆起型	表面平坦型	表面陥凹型	陥凹型

1型	2型	3型	4型
腫瘤型	潰瘍限局型	潰瘍浸潤型	びまん浸潤型

5型：分類不能：上記0〜4型のいずれにも分類し難いもの

表4 ● 病期分類（胃癌取扱い規約　第14版[7]）

	N0	N1	N2	N3	T/NにかかわらずM1
T1a（M），T1b（SM）	ⅠA	ⅠB	ⅡA	ⅡB	Ⅳ
T2（MP）	ⅠB	ⅡA	ⅡB	ⅢA	
T3（SS）	ⅡA	ⅡB	ⅢA	ⅢB	
T4a（SE）	ⅡB	ⅢA	ⅢB	ⅢC	
T4b（SI）	ⅢB	ⅢB	ⅢC	ⅢC	
T/NにかかわらずM1					

壁深達度（T）＊
　TX：癌の浸潤の深さが不明なもの
　T0：癌がない
　T1：癌の局在が粘膜内（M：T1a）または粘膜下組織（SM：T1b）にとどまるもの
　T2：癌の浸潤が粘膜下組織を超えているが，固有筋層（MP）にとどまるもの
　T3：癌の浸潤が固有筋層を超えているが，漿膜下組織（SS）にとどまるもの
　T4：癌の浸潤が漿膜表面に接しているかまたは露出（SE：T4a）あるいは多臓器に及ぶもの（SI：T4b）

リンパ節転移の程度（N）＊＊
　NX：領域リンパ節転移の有無が不明である
　N0：領域リンパ節に転移を認めない
　N1：領域リンパ節に1〜2個の転移を認める
　N2：領域リンパ節に3〜6個の転移を認める
　N3：領域リンパ節に7個以上の転移を認める
　　　（7〜15個：N3a，16個以上：N3b）

＊第13版ではT3であったSEが，第14版ではT4になった
＊＊領域リンパ節が定められ，第13版までの1群，2群リンパ節といった分類がなくなった

症例画像① 進行胃癌典型例：潰瘍限局型（2型）

❖ 内視鏡検査画像（画像1）

胃角対側大彎を占拠する大きな潰瘍性病変が存在する（A）．背景の胃粘膜は萎縮を有し（小彎），大彎襞は浮腫状で蛇行しており，*H. pylori*の現感染が示唆される．厚く明瞭な周堤を有し，潰瘍辺縁にはⅡc様の断崖状の段差，いわゆる"step down"（B：矢印）が観察され，上皮性腫瘍，つまり2型と質的診断可能である．鑑別診断で必ず問われるのは，比較的頻度も多い"びまん性大細胞型B細胞リンパ腫（DLBCL）"であるが，潰瘍辺縁を観察すればその違いがよくわかる（C）．

検査／読影のコツ

＜潰瘍性病変の質的診断の手順＞
① **上皮性腫瘍（一般型）** か否かを見分けるためには，**まず辺縁（egde）を見よ！**
② **上皮性腫瘍（特殊型）** は粘膜深層を主座とし **SMT様の発育** をするため，**GISTやリンパ腫に類似**する．

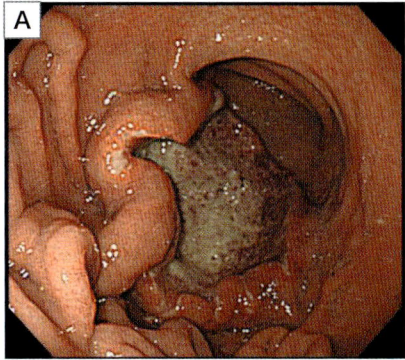

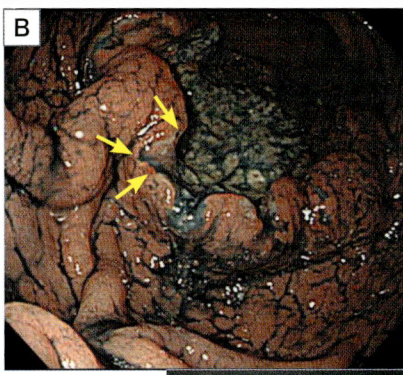

2型進行胃癌

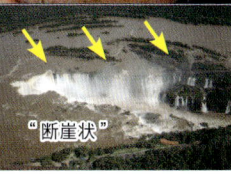

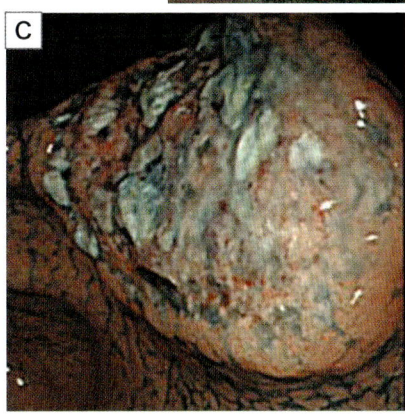

"断崖状"

画像1

びまん性大細胞型B細胞リンパ腫（DLBCL）

症例画像② 早期胃癌典型例：表面陥凹型（0-IIc）未分化型

❖ 内視鏡検査画像（画像2）

前庭部大彎前壁側に，中央に島状の光沢のある発赤粘膜を有した褪色領域が観察される．前壁からは一条の粘膜引き攣れを有す（A）．インジゴカルミン撒布による色素内視鏡検査（B）では，褪色域にほぼ一致して陥凹面を形成し，その陥凹辺縁はいわゆる"蚕食像"を呈している．さらに，中央の島状発赤粘膜の粘膜模様は周囲の非腫瘍粘膜のそれと類似しており，いわゆる"取り残し粘膜（インゼル）"の存在が疑われ，未分化型の早期胃癌と診断できる．

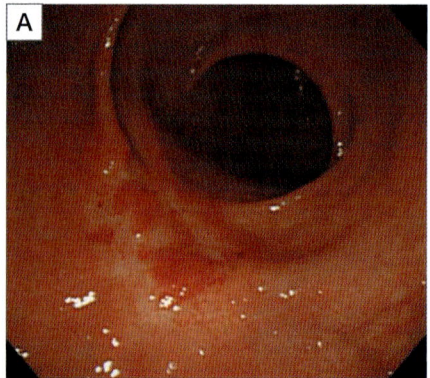

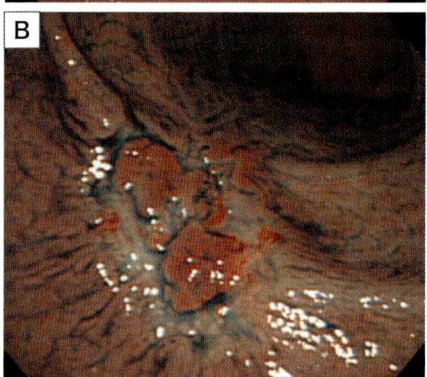

❖ 生体標本（画像3）

生検にてpor＞sigの診断を得，幽門輪温存幽門側胃切除述を行った．切除・固定標本で，その特徴的な肉眼型が再確認できる．

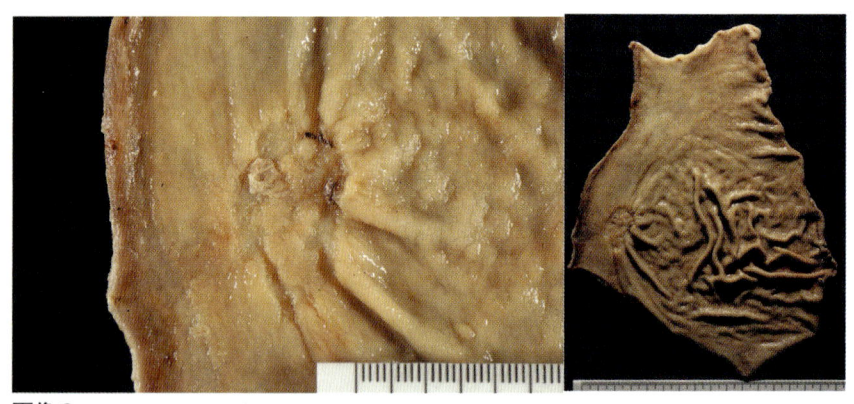

画像2

画像3

❖ 病理組織像（画像4）

「**取り残し粘膜（インゼル）**」は，「**癌巣表面に被覆する非癌上皮**」を指し示す用語で，未分化型胃癌は腺頸部から粘膜固有層を縫うように進展するために生じる所見である．

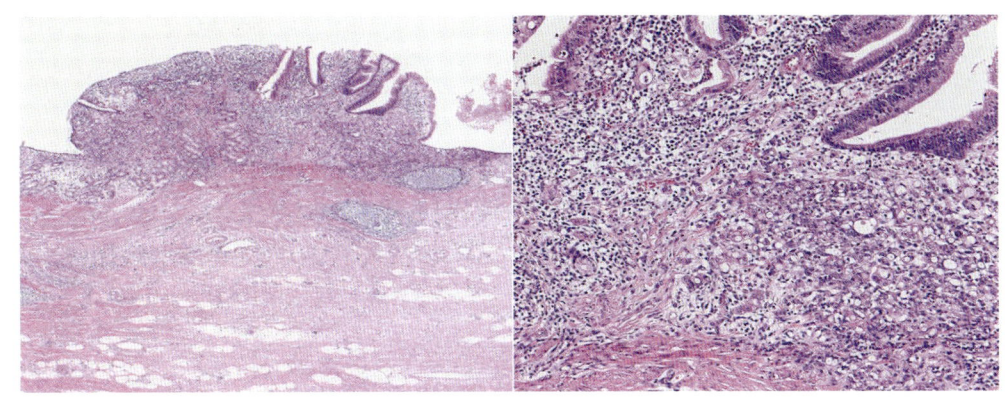

画像4　取り残し粘膜（インゼル）の病理組織像

見逃し・誤りを防ぐための検査と診断のコツ

❖ 画像診断のポイント

- 診断の手順を常に念頭に入れて行う
  存在診断 → 質的診断 → 量的診断（範囲，深達度）
- 胃癌は慢性活動性胃炎や萎縮粘膜を背景として発生するため，「木を見て森を見ず」的な観察をしていては，必ず盲点にひっかかる．広い視野を．

❖ 画像検査の選択

本項では主に，本邦で圧倒的に，施行頻度の高い"内視鏡所見"を解説してきたが，稀に"内視鏡"だけでは正確な診断ができない症例にも出くわす（特に4型）．

4型の壁肥厚は腹部超音波でも描出可能であるし，伸展不良像はバリウム検査の方が客観

表5　表在型胃癌と胃MALTリンパ腫，進行胃癌とDLBCLの鑑別点

	表在型胃癌（0型）	胃MALTリンパ腫
辺縁	上皮性の悪性所見，明瞭な境界	粘膜下腫瘍様の所見
粘膜	凹凸を有し不均一，粗造	光沢があり，均一で柔らかい
多発性	多発することもあり	ほぼ多発し，多彩な肉眼型

	進行胃癌	DLBCL
辺縁	上皮性の悪性所見（step down）	粘膜下腫瘍様の所見，耳介様の辺縁隆起
壁	比較的硬い，壁の収縮や硬化を伴う	大きさや浸潤の深さの割に壁の伸展性がよく，柔らかい
潰瘍底	凹凸が目立ち，不均一である	比較的均一
形態	汚く硬い潰瘍	平皿状潰瘍
多発性	多くは単発，多発もあり	特にMALTを伴う時は多発・多彩

的かつ明瞭に診断できることもある．他にもEUSやCT，PETなど，それぞれの症例に応じて，各モダリティーの特徴を利用して総合的に判断すべきである．

❖ 鑑別すべき疾患とそのポイント

すべての肉眼型に共通して，鑑別疾患として常に考えるべき疾患は"悪性リンパ腫"である．表在型胃癌（0型）と胃MALTリンパ腫の鑑別点，進行胃癌2型や3型とDLBCLの鑑別点は熟知すべき事項と考える（表5）．

文　献

1) 「地域がん登録全国推計によるがん罹患データ（1975年～2005年）」 国立がん研究センターがん対策情報センター
2) 「人口動態統計によるがん死亡データ（1958年～2008年）」 国立がん研究センターがん対策情報センター
3) Uemura N, Okamoto S, Yamamoto S, et al : Helicobacter pylori infection and the development of gastric cancer. NEJM 345（11）：784-789, 2001
4) Fukase K, Kato M, Kikuchi S, et al : Effect of eradication of Helicobacter pylori on incidence of metachronous gastric carcinoma after endoscopic resection of early gastric cancer: an open-label, randomized controlled trial. The Lancet 372（9636）：392-397, 2008
5) Lauren P : The two histological main types of gastric carcinoma: Diffuse and so-called intestinal-type carcinoma. An attempt at a hiso-clinical classification. Acta Pathol Microbiol Scand 64：31-49, 1965
6) World Healthe Organization Classification. Tumor of the Digestive System. IARC. pp.43-44, 2000
7) 『胃癌取扱い規約　第14版』（日本胃癌学会 編），金原出版，2010
8) Ming SC : Gastric carcinoma. A pathobiological classification. Cancer 39（6）：2475-2685, 1977
9) Goseki N, Takizawa T, Koike M : Diffetences in the mode of the extension of gastric cancer classified by histological type: new histological classification of gastric carcinoma. Gut 33（5）：606-612, 1992
10) Gastric dysplasia : the Padova international classification. Am J Surg Patho 24（2）：167-176, 2000

応用編 消化管癌の画像診断のポイント

3. 胃癌の画像所見と鑑別診断　B. 画像診断のポイント
1）胃型形質を有する早期胃癌

小田一郎，後藤田卓志

疾患の基本知識

❖ 病態・病理

　従来，胃癌の組織型は中村らにより分化型と未分化型に大きく2分類され，分化型胃癌は腺管形成の良好な癌で，腸上皮化生と強く関連した腸型の癌，一方，未分化型胃癌は腺管形成の乏しい癌で，腸上皮化生を示さない胃固有粘膜から発生する胃型形質の癌と考えられてきた[1]．欧米でも同様にLaurenによりintesinal typeとdiffuse typeに分けられてきた（p.181，表2参照）[2]．その後，分化型胃癌の中にも胃型形質を有する癌が存在することが報告されている[3][4]．

❖ 診断の方法

　病理組織診断の基本はHE像であるが，粘液・免疫組織科学的な形質発現の評価には，胃腺窩上皮のマーカーとしてhuman gastric mucin（HGM）とMUC5AC，胃幽門腺・副細胞のマーカーとしてMUC6, HIK1083，腸杯細胞のマーカーとしてMUC2，吸収上皮細胞のマーカーとしてCD10などが用いられ，胃型，胃腸混合型，腸型，無形質型に分けられる（表1）．

表1● 胃癌の粘液形質

	MUC5AC, HGM / MUC6, HIK1083	
	（−）	（＋）
MUC2/CD10（−）	non-phenotype（無形質型）	(completely) gastric type〔（完全）胃型〕
MUC2/CD10（＋）	(completely) intestinal type〔（完全）腸型〕	mixed phenotype（Gastrointestinal type）〔混合型〕 gastric predominant（胃型優位） intestinal predominant（腸型優位）

文献5より引用
MUC2 glycoprotein ：合成peptideに由来．胃では腸上皮化生による杯細胞に反応する
MUC5AC glycoprotein ：合成peptideに由来．正常胃では表層の腺窩上皮に反応する
MUC6 glycoprotein ：合成peptideに由来．胃では頸部副細胞，幽門腺，噴門腺の細胞に反応する
HIK1083抗mucin抗体 ：ラット胃粘液に由来するGlcNAcを含むムチン型糖鎖を認識する抗体．胃では頸部副細胞，幽門腺，噴門腺の細胞に反応する
HGM（human gastric mucin）：卵巣cyst内容液に由来する子宮頸管粘液を抗原としている．2-mercaptoethanol感受性，過ヨウ素酸抵抗性，トリプシンで部分的に消化される胃固有粘膜表層の腺窩上皮（foveolar epithelium）の分泌する粘液に反応する
CD10 ：小腸細胞の刷子縁に反応する

症例画像　胃型形質を有する分化型胃癌

❖ 通常内視鏡検査画像（画像 1）

胃角部小彎に発赤調の不整型の陥凹性病変を認める．

見逃しやすい／誤りやすいポイント

胃型形質を有する分化型胃癌は，腸型形質の分化型胃癌に比し，未分化な組織型を含む混在型が多く，また，病変境界が不明瞭なものが多い，といった特徴を有するとされている[4)6)～8)]．

検査／読影のコツ

病変の境界部に注目すると，通常観察では血管透見が低下した正色調粘膜が陥凹部より外側に広がっている（A，B，矢印）．

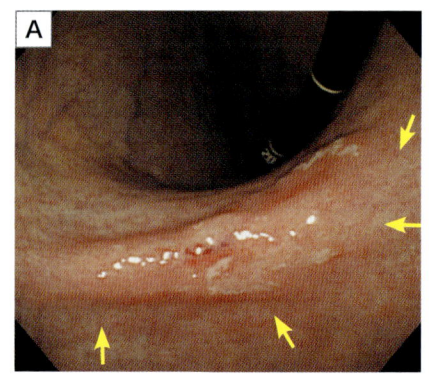

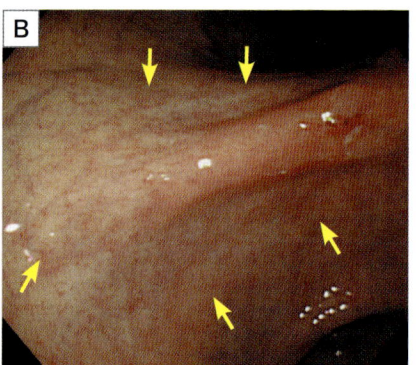

画像 1

❖ インジゴカルミン撒布像（画像 2）

通常観察で観察される陥凹部分の外側に広がる血管透見が低下した正色調粘膜領域は，インジゴカルミン撒布により，丈の低いわずかな隆起として認識できる（A，B，矢印）．

見逃しやすい／誤りやすいポイント

発赤調の陥凹部のみにとらわれると範囲診断を誤診する可能性がある．また，胃型形質を有する分化型胃癌は，病理組織学的に，病変中心部では高異型度癌であっても，境界が不明瞭な辺縁部分では腺窩上皮に類似した異型に乏しい低異型度癌であることが多く，生検でもその診断は難しく再生性上皮と過小評価される可能性があり，注意が必要である[6)9)]．

検査／読影のコツ

胃型形質を有する分化型胃癌の範囲診断の際には，ごくわずかな正色調の辺縁隆起所見に着目すべきである．

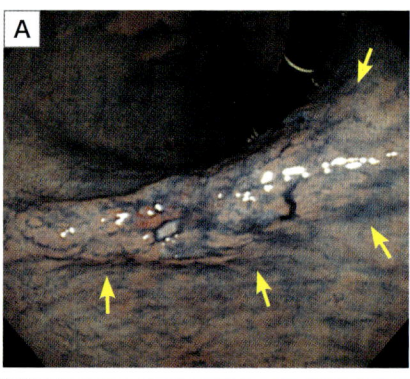

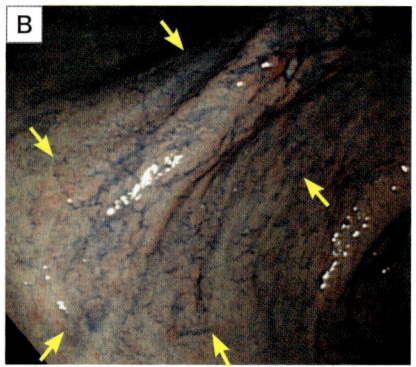

画像 2

❖ 病理組織画像（画像3）

本症例の切除標本では，陥凹部に一致して病理組織学的に管状から乳頭状に増殖する高分化型腺癌の粘膜内増殖を認めた．病変辺縁部では，腺窩上皮に類似した低異型度癌がわずかな隆起を示ししており，内視鏡所見に一致していた．

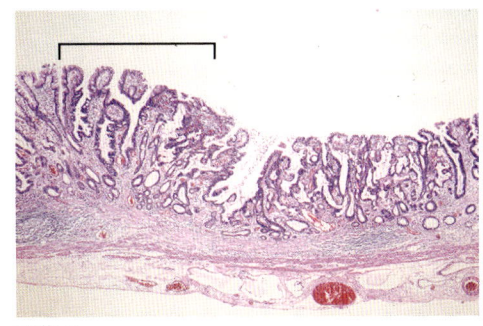

画像3

見逃し・誤りを防ぐための検査と診断のコツ

❖ 画像診断のポイント

胃型形質を有する分化型胃癌における辺縁部分の腺窩上皮に類似した**低異型度癌**は，粘膜表層を連続性に，置換性に増殖する発育形式を示すため，明らかな段差を形成しないこと，色調的に正色調が多いことより，内視鏡的に境界不明瞭となることが多いと報告されている[6)8)]．

❖ 画像検査の選択

深達度Mと診断された分化型胃癌の多くは内視鏡切除の対象となるが，**胃型形質を有する分化型胃癌は，病変境界が不明瞭なものが多い**という特徴に加え，**未分化な組織型を含む混在型が多い**（図1），深達度を浅く読む傾向があるといった特徴を有する[8)]．生検結果において，胃型形質を有する分化型胃癌のコメントがある場合，上記特徴を考慮し，内視鏡切除前にもう一度内視鏡画像の見直しや再検査を考慮する必要がある．

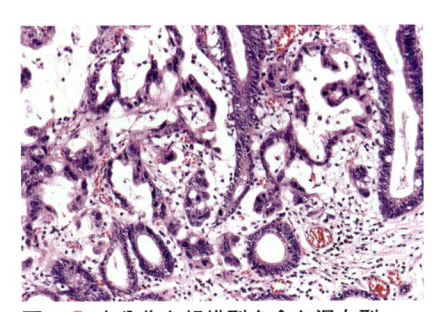

図1 ● 未分化な組織型を含む混在型

❖ 鑑別のポイント

胃型形質を有する分化型胃癌の病変境界部は，インジゴカルミン撒布を含めて詳細に観察すると，ごくわずかに隆起して観察されることが多いとされ，**範囲診断の際にはごくわずかな正色調の辺縁隆起所見に着目すべきである**[8)]．

文 献

1) Nakamura K, Sugano H, Tagkagi K：Carcinoma of the stomach in incipient phase：Its histogenesis and histological appearance. Gann 59：251-258, 1968
2) Lauren P：The two histological main type of gastric carcinoma：Difuse and so-called intestinal type carcinoma. Acta Pathol Microbiol Scand 64：31-45, 1965
3) Tatematsu M, Ichinose M, Miki K, et al：Gastric and intestinal phenotypic expression of human stomach cancers as revealed by pepsinogen immunohistochemistry and mucin histochemistry. Acta Pathol Japn 40：494-504, 1990
4) 下田忠和，池上雅博，江頭由太郎，他：胃型分化型腺癌の浸潤，発育形式の特徴．病理と臨床，13：37-44, 1995
5) 丸嶋亮治，向所賢一，服部隆則，他：胃型分化型早期胃癌の分子生物学的特徴．胃と腸，38：707-721, 2003
6) 吉野孝之，下田忠和，斉藤　敦，他：早期胃癌における胃型分化型腺癌の肉眼的特徴とその臨床治療．胃と腸，34：513-525, 1999
7) 小野裕之，近藤　仁，山口　肇，他：胃型腺癌にEMRを施行した1例．胃と腸，34：549-553, 1999
8) 小田一郎，後藤田卓志，蓮池典明，他：胃型分化型早期胃癌の内視鏡像の特徴．胃と腸，38：684-692, 2003
9) 西倉　健，渡辺英伸，味岡洋一，他：胃型分化型腺癌の判定基準と病理学的特徴．胃と腸，34：495-506, 1999

応用編　消化管癌の画像診断のポイント

3. 胃癌の画像所見と鑑別診断　B. 画像診断のポイント

2）胃炎による限局性小陥凹との区別が必要な小胃癌

上堂文也

疾患の基本知識

❖ 病態・病理

*Helicobacter pylori*の感染は胃粘膜に炎症細胞浸潤を起こし，長期間の経過の後に萎縮，腸上皮化生などの粘膜変化を来し，その結果として胃粘膜に多彩な形態変化を生じる．慢性胃炎による粘膜の変化はびまん性・領域性に生じるものと，限局性にみられるものがあり，後者は時に小さな早期胃癌との鑑別が重要となる．

❖ 診断のポイント

従来胃炎による限局性の小陥凹と陥凹型小胃癌との鑑別は通常観察では限界があり，主に生検によって行われてきた．しかし，近年equipment based image enhanced endoscopyであるNBI（narrow band imaging）が開発され，拡大観察を併用することによって両者の鑑別がある程度可能となっている．

症例画像　陥凹型の小胃癌

❖ 通常内視鏡検査画像（画像1）

症例は80歳代の男性．3年前に0Ⅱc型早期胃癌の内視鏡的粘膜下層剥離術を受けている．経過観察の上部消化管内視鏡検査で体中部小彎やや後壁よりに5～6mmの発赤調の小陥凹性病変を認めた．陥凹の辺縁はやや不整で癌を否定することはできないが確定は困難である．

見逃しやすい／誤りやすいポイント

小さな早期胃癌の形態変化は軽微なことが多い．明らかな隆起や潰瘍（白苔）をイメージして探していても早期発見は困難である．

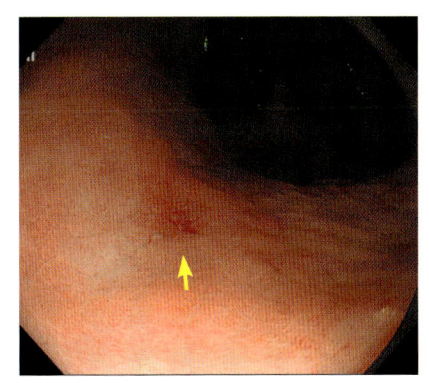

画像1

検査／読影のコツ

小胃癌はわずかな発赤や陥凹，自然出血などで気付かれることがある．異常を認めた場合は必ず後で見直して評価可能な画像を記録すること．複数医によって画像を評価・診断することができる．また，正診であろうと誤診であろうと振返って見直すことにより今後の診断能向上にフィードバックできる．

❖ NBI 拡大画像（画像2）

NBI 拡大画像では明瞭な境界をもつ不整形の陥凹内部の所見を観察できた．周囲の整った微細表面構造（regular micro-surface pattern）に対して，陥凹部では表面構造が消失していた（absent micro-surface pattern）．内部の微小血管は拡張しているが，蛇行や口径不同の所見は軽微であった．

見逃しやすい／誤りやすいポイント

小胃癌は腫瘍としての形態変化が乏しいことが多く診断に迷うことがある．動いたままの画像で細かい所見を評価しようとしても困難で，時間を費やすばかりである．

検査／読影のコツ

評価しうる静止画像を記録し，表面構造と血管構築の各所見を客観的に評価することが重要である．

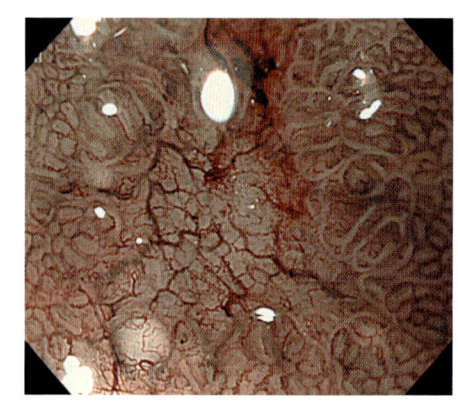

画像2

❖ NBI 拡大画像（最大倍率，浸水法）（画像3）

アタッチメント内に水を貯めて最大拡大で観察した．陥凹内の左右を対比すると左側で微小血管の蛇行が強く，形状の不均一が目立つ．同部より生検を行った．

見逃しやすい／誤りやすいポイント

微小血管像の詳細な評価は高拡大率でないと難しい場合がある．ただし，異常所見を過大評価しがちとなるため注意が必要である．

検査／読影のコツ

画像3

浸水下の最大拡大で微小血管像の詳細な観察が可能となる．形状の不均一性については，画面を2～4分割して各部位の所見を対比するとよい．当然，画像のみで確定診断とはならないため，生検は必要である．

❖ 病理組織像（画像4）

中分化型腺癌と診断された．

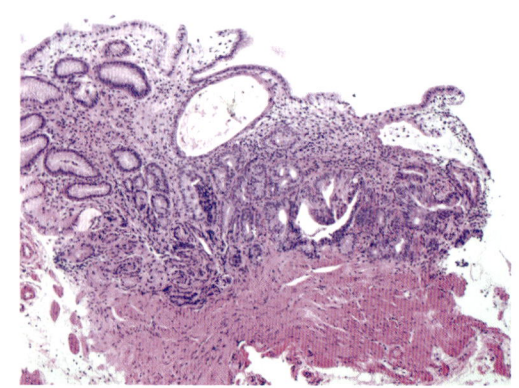

画像4

見逃し・誤りを防ぐための検査と診断のコツ

❖ 画像診断のポイント

- 病変の拾い上げは通常観察によるところが大きい

❖ 画像検査の選択

- 通常観察で癌を疑う病変があれば，NBI拡大観察を行う
- NBI拡大観察がなければ，色素内視鏡により陥凹部の形態を評価した後，陥凹部より狙撃生検する

❖ 鑑別のポイント

- 胃炎による限局性の小陥凹との鑑別が重要である．通常観察での腫瘍性小陥凹の特徴は一般的に不整な辺縁と棘状の陥凹面とされている
- 図1は体下部小彎の胃炎による小陥凹性病変である．通常観察（図1A）のみで良悪性の鑑別は困難である
- NBI拡大画像（図1B）で観察すると，表面構造は整で，上皮下毛細血管の蛇行や口径不同などの所見はなく，上皮下毛細血管に囲まれた領域の形状は均一である．また，その内部に星芒状の腺窩開口部が整に配列し，開口部の上皮の辺縁にLBC（light blue crest）を認める．また，その周囲には腺窩辺縁上皮が明瞭に観察される．生検組織では腸上皮化生を伴う胃炎性変化であった
- NBI拡大は癌を疑う所見があった場合に確定診断が時に困難であるため生検を要するが，本病変のように明らかに良性と診断できる場合には生検を省略できる

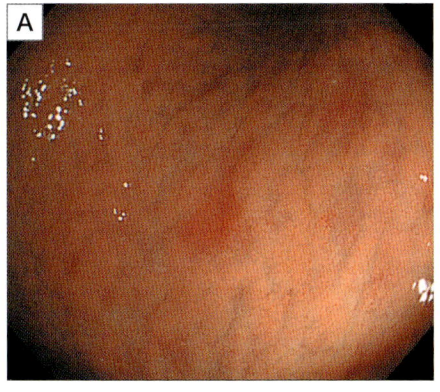

図1 ● 体下部小彎の胃炎による小陥凹性病変
A）通常内視鏡検査画像，B）NBI拡大像

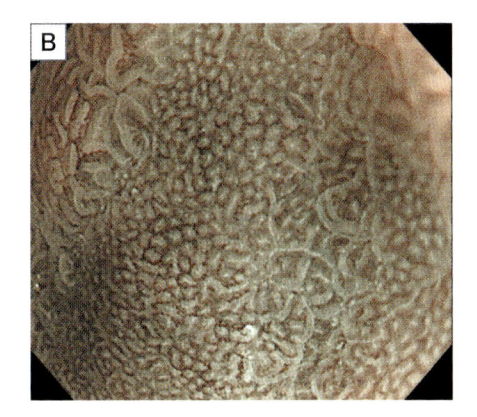

応用編　消化管癌の画像診断のポイント

3. 胃癌の画像所見と鑑別診断　　B. 画像診断のポイント

3）潰瘍瘢痕と鑑別が必要な胃癌

上堂文也

疾患の基本知識

❖ 病態・病理

　　胃潰瘍は胃粘膜の防御機構と胃酸を主体とする攻撃因子とのバランスが崩れることによって，胃粘膜が欠損する病態である．消化性潰瘍自体は良性疾患であるが，表面型の早期胃癌に消化性潰瘍が合併したり，進行癌による癌性潰瘍との鑑別が臨床の場で重要となる．

❖ 診断のポイント

　　潰瘍性病変の良悪性の鑑別の一番のポイントは，**潰瘍または瘢痕の辺縁にⅡc成分があるかどうかである**．すなわち，上皮性腫瘍は腫瘍組織が非腫瘍組織と境界（フロント）を形成しながら連続性に増殖・進展するため，明瞭な境界をもつ領域を形成する．良悪性の最終的な診断は生検によってなされるが，潰瘍や瘢痕部からやみくもに生検をとるだけでは誤診のもととなる．内視鏡的に癌の有無を読み，疑わしい部位から正確に狙撃生検することが重要である．そのためには色素やNBI拡大などの画像強調観察（image enhanced endoscopy）が有用である．

症例画像　潰瘍瘢痕と鑑別を要する早期胃癌

❖ 通常内視鏡検査像（画像1）

症例は60歳代の男性．前医で胃角部に潰瘍を指摘され，生検でgroup 5のため精査加療目的で紹介受診となった．当院受診までの間にプロトンポンプ阻害薬を処方されていた．胃角小彎に潰瘍瘢痕を認める．

見逃しやすい／誤りやすいポイント

潰瘍瘢痕部の中心に発赤した粘膜を認め，同部から簡単に生検を採取しがちである．

検査／読影のコツ

瘢痕の中心から左右を対比すると，画面左（前壁）側は粘膜の集中が瘢痕の中心になだらかに

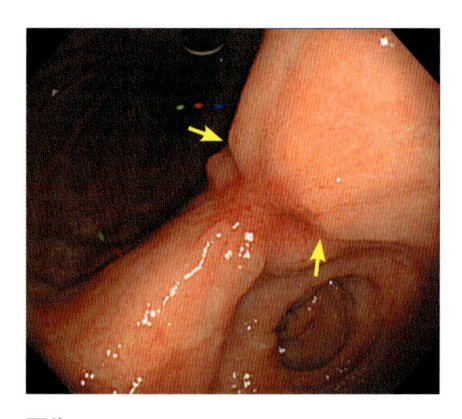

画像1

収束していくのに対して，画面右（後壁）側では集中してくるひだが瘢痕の中心に来るまでにアクセントをもって曲がっているのがわかる（矢印）．また，発赤面が左右非対称で，後壁側に伸び出している．

❖ インジゴカルミン色素内視鏡像（画像2）

色素内視鏡では通常観察で認めた病変の形態と色調がより明瞭となった．後壁から肛門側にかけて発赤した陥凹面が広がっているのがわかる．

検査／読影のコツ

通常観察で異常を疑った場合は，手間をいとわず色素内視鏡検査を行う．また，その際には病変部のみならず周囲粘膜にも色素を撒布し，必ず周囲の病変以外の粘膜と対比することが重要である．

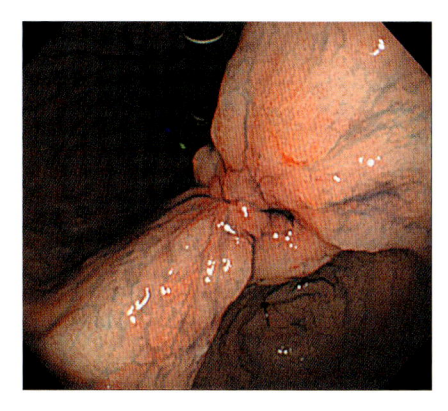

画像2

❖ NBI拡大画像（画像3）

瘢痕の右（後壁）側の発赤した陥凹面のNBI拡大画像では，不整で密な表面構造が周囲と明瞭な境界を形成して存在しているのがわかる（A）．それに対して，瘢痕の左（前壁）側では周囲粘膜と同様の表面構造が連続性に瘢痕中心の1点にまで変化しているのがわかる（B）．後壁側の不整表面構造をもつ陥凹面からの生検で高分化型管状腺癌と診断された．

見逃しやすい／誤りやすいポイント

NBI拡大画像も生検同様，通常観察や色素内視鏡像を参考に観察部位を絞り込んでいく必要がある．

検査／読影のコツ

微小血管の評価には最大倍率での観察が必要であるが，表面構造の評価は中拡大程度で周囲粘膜と対比しながら診断した方がわかりやすいことがある．中拡大で周囲粘膜と対比しながら，徐々に拡大をあげて病変部の詳細な観察に移行していくとよい．

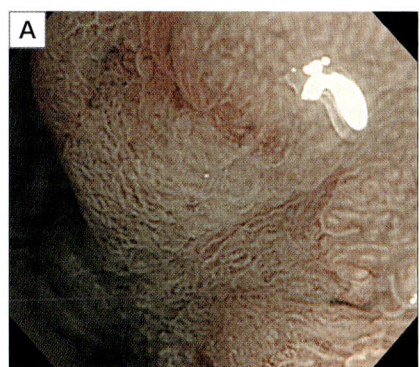

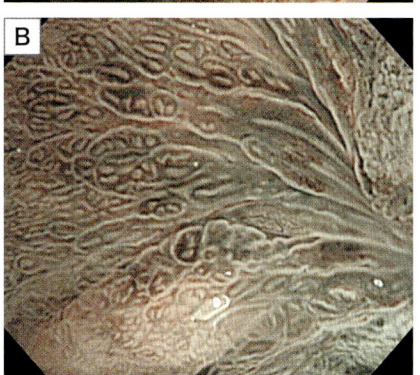

画像3

次ページへ続く

❖ 病理組織像（画像4）

術前SM癌と診断され外科手術が行われた．発赤した陥凹面に一致して高分化型管状腺癌が認められた．癌は瘢痕の中心部で粘膜下層に浸潤していた．

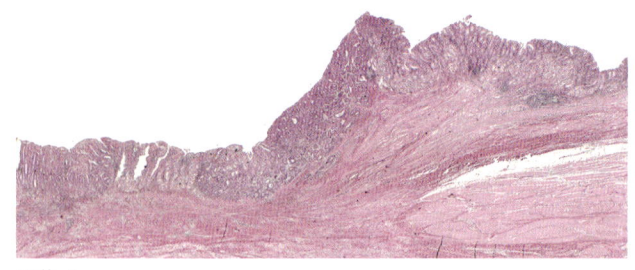

画像4

見逃し・誤りを防ぐための検査と診断のコツ

❖ 画像診断のポイント

- 瘢痕の辺縁のⅡc面を読み取る

❖ 画像検査の選択

- 潰瘍性病変を見つけた場合は通常観察でおおまかな形態を評価する．異常を少しでも疑った場合は画像強調観察を行う．通常観察で異常を拾い上げることができるかどうかが，その後の精査を行うか否かにつながるため，通常観察での診断は基本的に重要である

❖ 鑑別のポイント

- 治療前の初回内視鏡時に病変は開放性潰瘍であった（図1 A）．潰瘍性病変の活動期には周囲粘膜の浮腫などの影響から，辺縁のⅡc面の診断が困難で，生検でも良性組織しかとれないことがある（悪性サイクル，p.71）．そのため，胃潰瘍では治療後に潰瘍治癒の判定と同時に，良悪性の鑑別も含めて経過観察の内視鏡検査が必須である

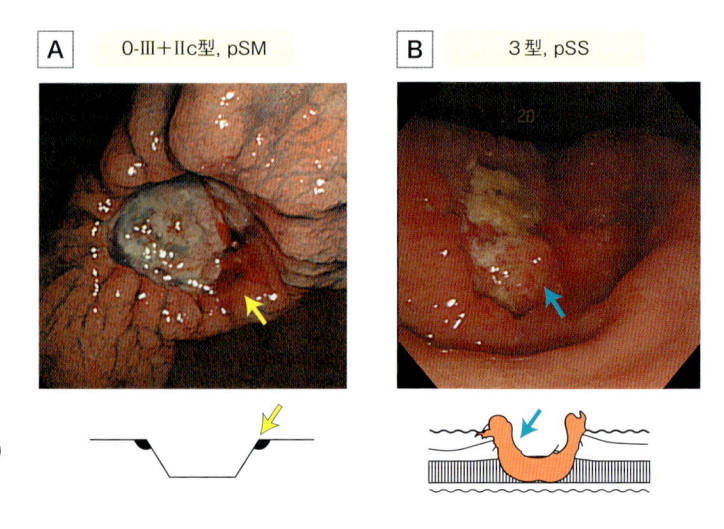

A　0-Ⅲ+Ⅱc型, pSM　　B　3型, pSS

図1 ● 良性潰瘍に合併する癌（早期癌）と癌性潰瘍（進行癌）の違い

表1 ● 良性潰瘍と悪性潰瘍の鑑別

	良性潰瘍	悪性潰瘍	
		良性潰瘍＋Ⅱc： 0Ⅲ＋Ⅱc	癌性潰瘍
辺縁	整	整	不整
Ⅱc成分（境界）	なし	あり	ときにあり
白苔付着	均一	均一	不均一

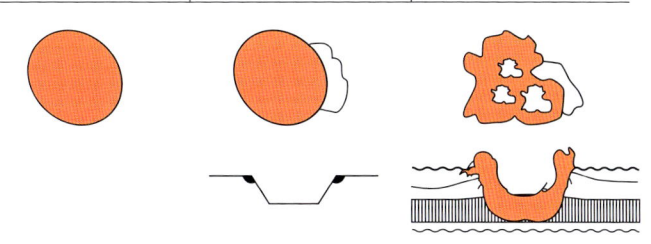

- また潰瘍性病変を癌と診断した場合も，潰瘍自体は良性の消化性潰瘍（早期癌）であるのか，癌性潰瘍（進行癌）であるのかを鑑別する必要がある．良性潰瘍は辺縁が整な円形〜類円形で，上皮の欠損した潰瘍底を覆う白苔は均一であることが多い（図1 A）．それに対して，癌性潰瘍は腫瘍が壊死を起こして潰瘍を形成しているため，辺縁が不整で潰瘍底は壊死物質と腫瘍組織が混在し不均一である（図1 B）．生検を採取する際，前者では潰瘍辺縁のⅡc部から（黄色矢印），後者では潰瘍底の中の壊死の少ない腫瘍組織から（水色矢印）組織を採取する必要がある
- 良性潰瘍と悪性潰瘍の鑑別点を表1に示す

応用編　消化管癌の画像診断のポイント

3. 胃癌の画像所見と鑑別診断　B. 画像診断のポイント

4）粘膜下腫瘍様の形態を示す胃癌

新美惠子，藤城光弘

疾患の基本知識

❖ 病態生理

　胃癌は本来胃の粘膜固有層から発生し，粘膜の側面方向に向かって発育する上皮性悪性腫瘍であり，通常癌腫の一部は粘膜面に露出する．しかし，稀に癌腫のほとんどが非癌部に覆われた粘膜下腫瘍様の形態を示す．成因として，①粘膜下への癌浸潤によるもの，②粘膜下異所腺によるもの，③リンパ細網組織の増生によるものが考えられる．

❖ 診断の方法

　粘膜下腫瘍様の形態を示す胃癌とは，X線・内視鏡所見上，粘膜下腫瘍様所見を呈し，固定標本肉眼所見および組織学的所見で，癌の粘膜露出面の長径が腫瘍長径の1/3以下のものと定義される．粘膜表面の癌細胞露出がわずかのため，術前の生検による組織学的正診率は低く，60％程度で確定診断は困難なことが多い．生検は，粘膜内に癌の存在する粘膜表面もしくは陥凹周辺のⅡc部分，または粘膜下の癌が露出した陥凹内部で壊死組織の少ない部分より採取する．生検で診断が得られない場合は，内視鏡的粘膜切除術（EMR）やボーリング生検，超音波内視鏡ガイド下穿刺吸引生検（EUS-FNAB）を考慮する．

症例画像　粘膜下腫瘍様胃癌

❖ 通常内視鏡検査像とインジゴカルミン撒布像（画像1）

体上部前壁に直径15mm程度の隆起性病変を認める（A）．周囲は比較的なだらかに隆起しており，大部分は正常粘膜に被覆されているが，腫瘍中央部には不整発赤の陥凹を認める．インジゴカルミン撒布（B）では，bridging foldと思われる周囲からのひだ集中や病変部の不整陥凹・びらんが明瞭化する．また小彎側からのひきつれもはっきり認め，陥凹面は病変中心から偏在していることがわかる．胃内への空気送入にても隆起が目立ち，腫瘍の

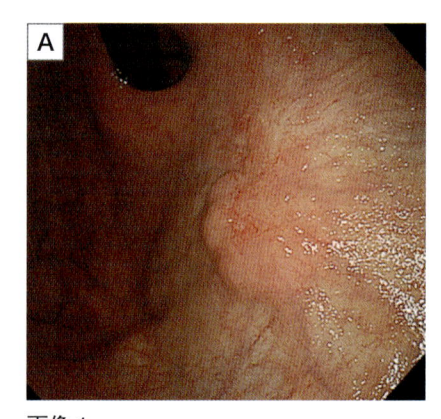

画像1

厚み，硬さとして感じられ，MP以深への浸潤が疑われる．

> **見逃しやすい／誤りやすいポイント**

隆起表面が平滑でbridging foldを伴い，粘膜下腫瘍との鑑別が困難である．不整な発赤，びらん，陥凹，辺縁の白苔のはみだしなどの所見に注意し観察する．

> **検査／読影のコツ**

陥凹面の観察とともに，空気調節にて病変の広がりや硬さを評価する．本症例はMP以深への浸潤が疑われる像であり，EUSやX線，CTなどにて深達度の評価をする必要がある．

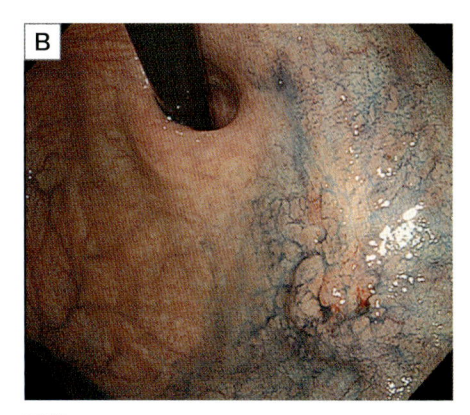

画像1

❖ NBI像（画像2）

周辺隆起部では腫瘍性変化を疑う表面構造異常ははっきりしないが，隆起の中心に存在する陥凹部では構造異常と異常血管を疑う．拡大観察を併用し，詳細な観察するのが望ましい．

> **見逃しやすい／誤りやすいポイント**

腫瘍表面に癌が露出している部分が少ないため，癌の露出している部位を探し，その部位を中心に観察する．

> **検査／読影のコツ**

腫瘍の表面構造や血管構造を観察する．特に癌の表面への露出が疑われる陥凹面での観察が重要である．本症例では，陥凹面での構造異常と異常血管が疑われ，また腫瘍の硬さや厚みなどから，隆起は癌の浸潤によるものと考えられた．深達度や腫瘍の広がりは，EUSやCTなどで併せて評価する．

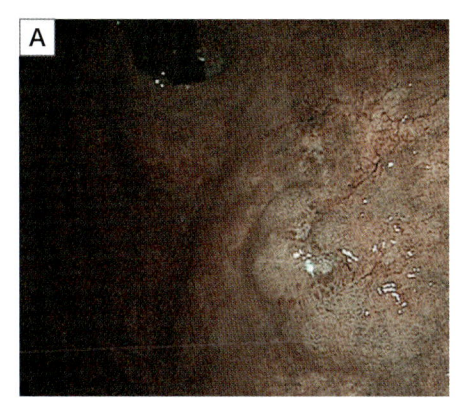

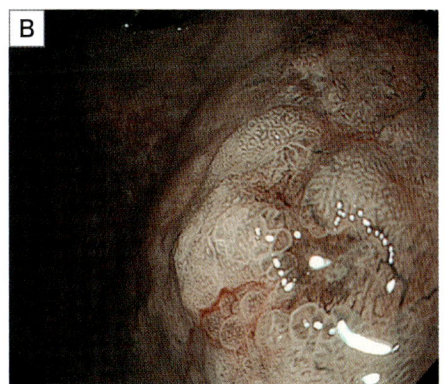

画像2

❖ CT（画像3）

体上部に15mm大の造影効果のあるenhance noduleを認める（矢印）．周囲への浸潤やリンパ節腫大，胸腹水は認めなかった．深達度はMP以深と予想された．

検査/読影のポイント

造影CTにて深達度やリンパ節転移，遠隔転移などの腫瘍の広がりを評価する．

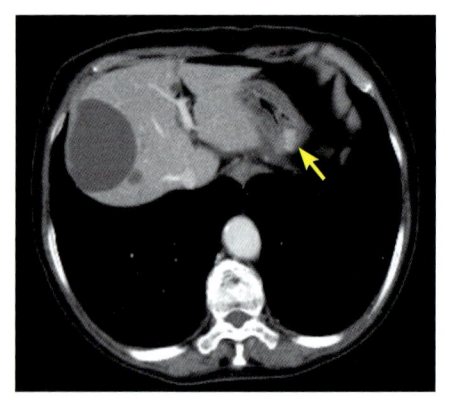

画像3

❖ 病理組織像（画像4）

生検ではtub1-2の腺癌が認められ（矢印），周囲に線維化，中等度のリンパ球浸潤を伴っていた．

検査/読影のコツ

組織学的には，①充実型低分化腺癌（por1）とlymphoid stromaを伴う群，②組織型にかかわらずリンパ球浸潤が強い群，③癌巣周辺に限局した線維化を認める群，④粘液癌，⑤粘膜下異所腺（SHG）からの発生が考えられる群，⑥その他，に分類可能とされている．最終的には，**腫瘍の粘膜内での広がりは少なく，早期に粘膜下に浸潤し，粘膜下層以深での境界明瞭な増殖を示す**ことが必要であり，手術検体にて腫瘍全体を評価する．

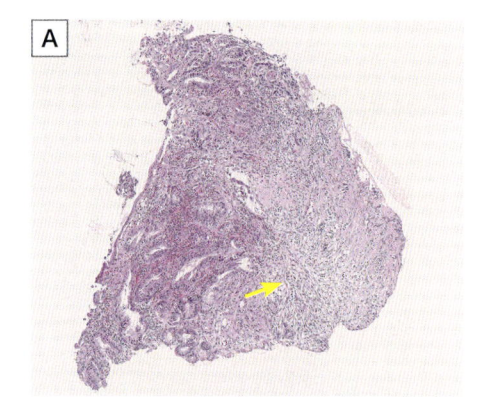

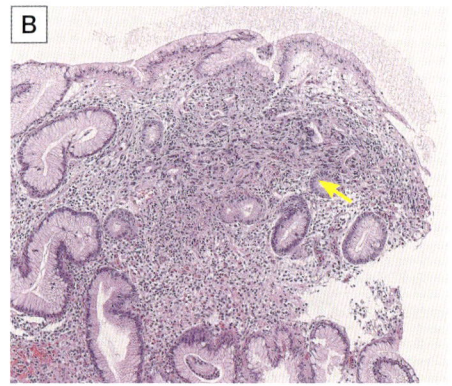

画像4

見逃し・誤りを防ぐための検査の診断とコツ

❖ 画像診断のポイント

- 内視鏡所見の特徴として，**不整びらん，血管透見像の不整，蚕食像を伴う不整陥凹面，辺縁の白苔のはみ出し**などの所見を腫瘍中央部から偏在して認める
- **病変の一部の上皮性変化を見逃さない**ことが重要であり，不整発赤，血管透見像の不整

が癌の診断に重要であり，陥凹を有するものでは色素撒布法による蚕食像が特徴的とされる．ただし，潰瘍や陥凹を認めないものも22％あるので，経過観察が必要である
- 経過中に胃癌を疑った際は，ボーリング生検やEUS-FNAを検討し，確定診断を得ることが有用である

❖ 画像検査の選択

- 通常内視鏡検査にて粘膜下腫瘍様隆起を見つけたら，不整陥凹，発赤などがないか観察する
- 陥凹があれば，可能な限り色素撒布やNBI拡大を用い陥凹部の詳細な観察を行う．超音波内視鏡にて深達度診断の補助を行い，上部消化管造影，CTにて周囲の広がりを観察する

❖ 鑑別のポイント

1）粘膜下腫瘍様胃癌

上皮性の特徴として，境界鮮明な不整発赤，不整びらん，不整陥凹，辺縁の白苔のはみだしなどの所見を腫瘍表面に認める（図1）．

2）転移性胃癌

通常多発し，多くは粘膜下腫瘍の形態をとる．隆起は類円形で，隆起の立ち上がりはなだらかである．隆起の中心部はなだらかにへこむことが多く，その辺縁には原発性の癌でみられるような辺縁不整，蚕食像は伴わない．

3）粘膜下腫瘍

表面に境界明瞭なびらんや発赤を認めず，陥凹している場合もその辺縁は平滑で同部まで正常粘膜で覆われている．

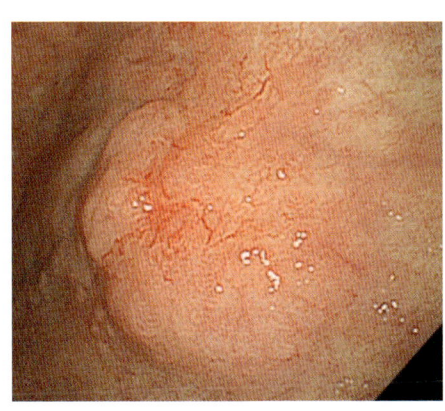

図1 ● 粘膜下腫瘍様胃癌の不整陥凹面

文献

1）吉田茂昭，他：粘膜下腫瘍の形態を示した胃癌．胃と腸，30：737-832，1995
2）牛尾恭輔，他：消化管のまれな粘膜下腫瘍および粘膜下腫瘍様病変の診断．胃と腸，39：663-677，2004
3）石黒信吾，他：粘膜下腫瘍様の形態を示す胃癌．胃と腸，38：1519-1526，2003
4）結城豊彦，他：粘膜下腫瘍様の形態を示した胃癌．胃と腸，38：1527-1536，2003

3. 胃癌の画像所見と鑑別診断　B. 画像診断のポイント

5）診断が難しいスキルス胃癌
―粘膜面の観察や空気量調節の重要性について

石原　立

疾患の基本知識

❖ 病態・病理

　スキルス胃癌は発育が急速で，早い段階から粘膜下に浸潤する特異な発育浸潤形式を有する．粘膜表面の変化に乏しく早期診断が困難なため，進行して発見され予後も不良である．スキルス胃癌の肉眼的特徴は，**壁の硬化と皺襞肥大**である．一方で原発巣と考えられる部位には，通常限局性の腫瘍形成や潰瘍形成は認められない．組織学的には粘膜下層以深で癌細胞が単個または小胞巣を形成して，びまん性ないし散在性浸潤し，間質に著しい繊維形成を伴う[1]．

　スキルス胃癌には幽門部ならびに胃体部に発生するものがある[2]．前者は幽門腺領域に発生し胃体部方向に浸潤すると同時に幽門狭窄を来し幽門型とされる．原発巣として比較的広い粘膜内癌部を有し，粘膜下層以深の癌浸潤域は狭く，粘膜癌部と粘膜下層以深での癌浸潤域の大きさの差が少ない．一般に限局型が多く，胃全域に及ぶものは少ない．一方後者は胃底腺領域に発生し，原発巣は小さいが，粘膜下層以深で広範な拡がりを示す．肉眼的には胃壁全体の硬化性肥厚により，鉛管状あるいはleather bottle状を示し，linitis plastica（LP）型胃癌と呼ばれている．LP型胃癌は粘膜面の変化に乏しいことが多いため，早期発見が困難である．また一般に進行も速く，病変を見逃すと病変治癒のチャンスを逃すことになる．

　LP型胃癌は，萎縮のない胃底腺粘膜内（大彎，あるいは前後壁）に発生する潰瘍性変化のない未分化型癌から発生すると考えられている．このような癌がLP癌に進展していく初期像がpre-LP型癌と呼ばれており，その特徴は，①胃底腺領域に存在する粘膜下層に浸潤した未分化型癌，②粘膜下層浸潤範囲は原発巣（粘膜内病変）より広い，③原発巣の潰瘍化がない，④2cm以下のⅡc型，⑤肉眼的に胃壁浸潤所見がみられない，とされている．さらに癌が深部胃壁をびまん性に浸潤した状態はlatent LP型癌と呼ばれ，さらに胃壁の収縮や硬化が加わりtypical LP型胃癌となる．スキルスを見逃さないだけでなく，より早期の癌の発見に努める必要がある．

❖ 診断の方法

　スキルス胃癌の形態的な特徴は，**胃壁硬化と皺襞肥大**である．スキルス胃癌の壁硬化は，間質への癌浸潤と著しい繊維形成に伴うもので，**胃体部の大彎に好発する**．壁硬化が全周に及

ぶと胃は鉛管状になる．スキルス胃癌の壁硬化は炎症や浮腫に伴うものと比べて極めて硬く，送気しても胃の形状はほとんど変わらない．表面の大部分を肥厚した非癌粘膜で覆われ発赤やびらんを伴う．近接観察すると胃小区模様は明瞭で，表面はちりめん状である．粘膜から漠然と生検しても癌が検出されないことが多く，癌の発生部位（粘膜病変が存在する部位）を同定し生検するか，びらんや潰瘍を認める部位より多めに生検を採取する必要がある．

症例画像① 典型例

❖ 上部消化管造影検査（画像1）

胃体上部から幽門にかけて全周性の狭窄を認めた．病変は噴門部や幽門輪，十二指腸には及んでいなかった．

見逃しやすい／誤りやすいポイント
スキルス胃癌に典型的な所見．

検査／読影のコツ
胃壁は高度の硬化によりleather bottle状の外観を呈している．

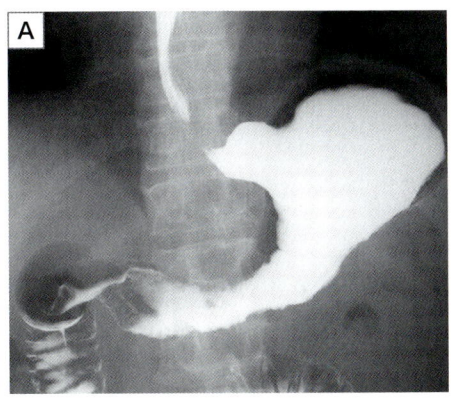

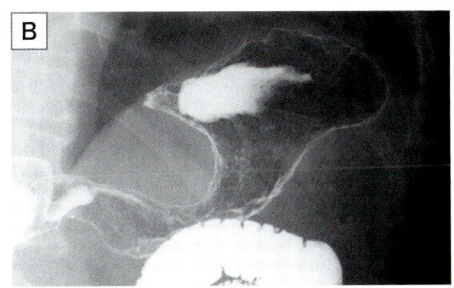

画像1

❖ 上部消化管内視鏡検査（画像2）

胃体部の壁の硬化は著明で，送気しても内腔がほとんど伸展しなかった．大彎側のひだは著明に肥厚し，溝が消失している．体部後壁に浅い潰瘍形成を認めるが，他は非癌粘膜で覆われていた．

見逃しやすい／誤りやすいポイント
スキルス胃癌にほぼ典型的な所見．

検査／読影のコツ
著明な壁硬化や皺壁腫大の所見からスキルス胃癌の診断は容易に行える．

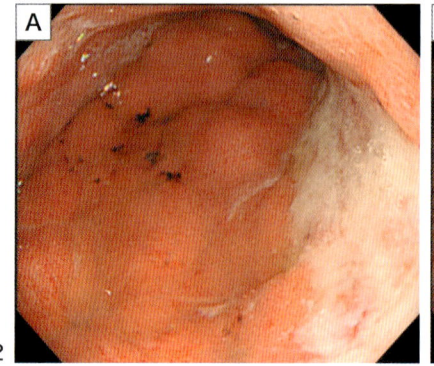

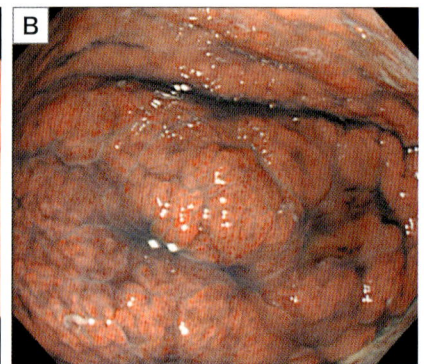

画像2

症例画像② 胃体部主体のスキルス胃癌

❖ 通常内視鏡検査，インジゴカルミン撒布像（画像3）

胃体部の大彎を中心に皺壁の肥大を認め，やや近接して観察すると胃小区模様は明瞭で，表面はちりめん状である．胃壁は硬化し，十分に送気しても胃はほとんど伸展しなかった．腫大した皺壁を詳細に観察すると，胃体上部の大彎前壁よりに，陥凹性変化（B，黄色矢印）を認めた．

見逃しやすい／誤りやすいポイント

皺壁の肥大や胃壁硬化の所見から，スキルス胃癌が強く疑われる．しかし肥大した皺壁から漫然と生検を行っても，癌が検出されないことが多い．

検査／読影のコツ

スキルス胃癌の診断を胃壁の伸展性すなわち硬化所見のみに頼っていると，診断が困難な症例が存在する．本症例では胃体上部の大彎前壁よりに陥凹性変化を認めた．空気量が不十分だと見落とす危険がある．同部が癌の発生部位（粘膜病変が存在する部位）と考えられるため，さらに詳細な評価を行う必要がある．

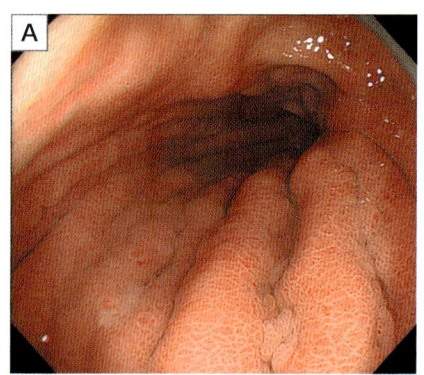

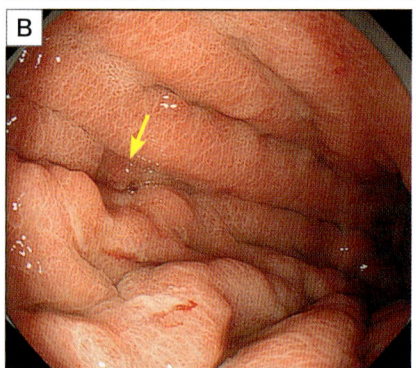

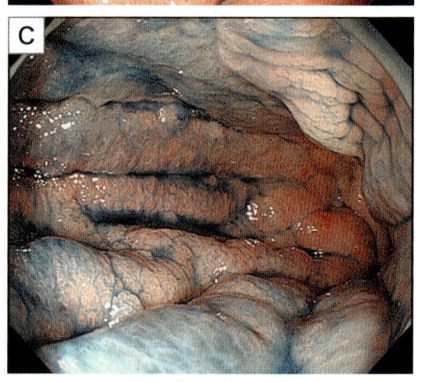

画像3

❖ NBI拡大像（画像4）

胃体部大彎の大部分は，正常に近い胃底腺粘膜で覆われていた．次に通常観察でみられた陥凹部をNBIで観察すると，境界が明瞭で無構造な領域を形成し，内部には不明瞭ではあるものの走行が不整な異常血管がみられた（矢印）．

見逃しやすい／誤りやすいポイント

スキルス胃癌では，粘膜病変が存在する部位から生検を採取する必要がある．

検査／読影のコツ

本症例では胃体上部の大彎前壁よりに陥凹性変化を認めた．十分に空気を入れ，同部のNBI拡大を観察したところ，走行が不整な異常血管を認めた（矢印）．同部より生検を採取したところ，低分化腺癌と印環細胞癌の成分を認めた．

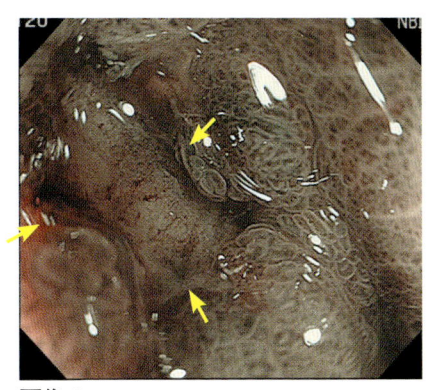

画像4

❖ CT検査（画像5）

胃体部に全周性の壁肥厚を認める（A，黄色矢印）が，他臓器への浸潤を疑う所見はみられなかった．胃周囲に腫大したリンパ節を認める（A，青色矢印）．大網上に軟部結節を認め（B，赤色矢印），腹膜播種が疑われた．

見逃しやすい／誤りやすいポイント

スキルス胃癌では膵臓などの周囲臓器への浸潤の有無や腹膜播種の有無，腹水の有無を特に注意して評価する必要がある．

検査／読影のコツ

本症例では，周囲臓器への浸潤を認めなかったが，大網上に軟部結節があり腹膜播種が疑われた．腹膜播種が陽性であれば根治外科切除ができないので，外科手術前にステージングを目的とした腹腔鏡検査を行い，腹膜播種が確認された．外科切除を断念し，全身化学療法とした．

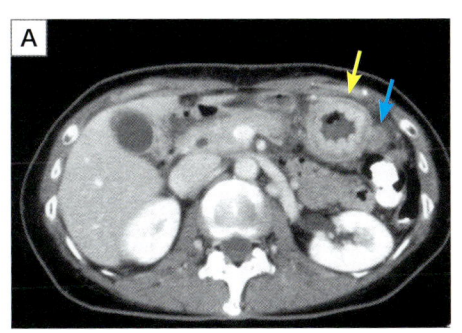

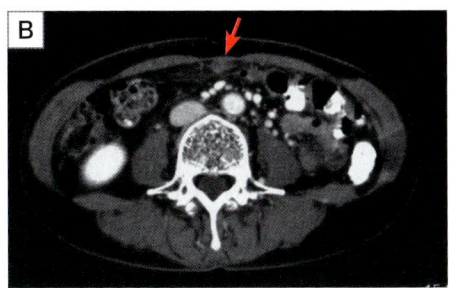

画像5

症例画像③　体部小彎主体の胃癌

❖ 上部消化管造影検査（画像6）

胃体部を中心に，壁の伸展性の低下を認めた．

見逃しやすい／誤りやすいポイント

壁の伸展不良所見からスキルス胃癌の可能性を考慮する必要がある．

検査／読影のコツ

皺壁の肥大所見はみられないが，胃壁の伸展不良所見からスキルス癌を念頭におき鑑別を進める必要がある．

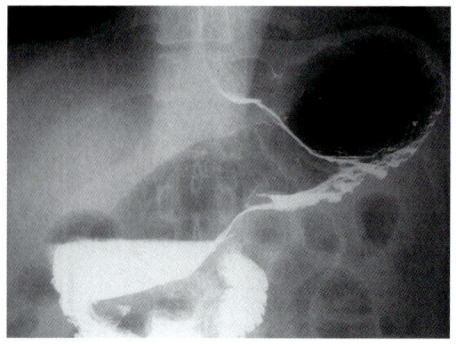

画像6

❖ 上部消化管内視鏡検査（画像7）

胃体部の小彎から後壁を中心に粘膜の肥厚と軽度の伸展不良を認めた（A，B）．反転観察すると，体部の小彎から後壁は発赤し，血管透見が完全に消失した粘膜を認めた（C，D）．

見逃しやすい／誤りやすいポイント

体部の小彎から後壁は胃を見下ろしながら観察する際には接線方向になる．また反転観察する際には内視鏡の影になるため，丁寧な観察を怠ると病変を見逃しやすい．

検査／読影のコツ

本症例では，壁硬化や皺壁肥大が高度ではなく，これら所見から胃癌と断定することは困難である．しかし胃の見下ろし観察で胃壁の肥厚がみられ，反転観察でも発赤し血管透見が完全に消失した粘膜を認めたので，これらの所見から癌が強く疑われる．また噴門部の大彎唇が肥厚しているが（D，矢印），このような所見を癌浸潤以外でみることは稀である．最終的には胃体上部後壁大彎よりのびらんがみられた部位を中心に生検し，中分化から低分化腺癌が認められた．本症例は，典型的なスキルス胃癌に比べ，壁硬化がまだ高度となっていないため，詳細な粘膜観察を怠ると見逃す可能性がある病変である．

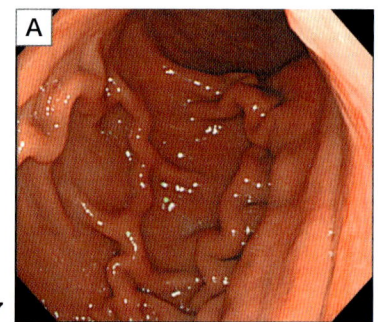

画像7

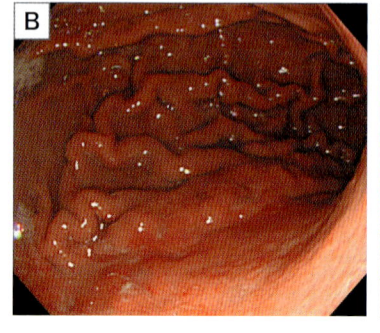

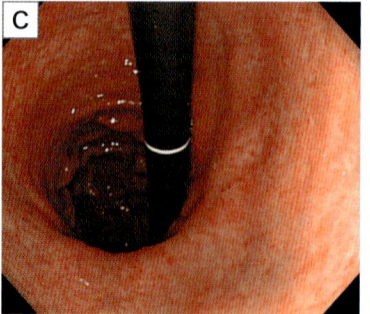

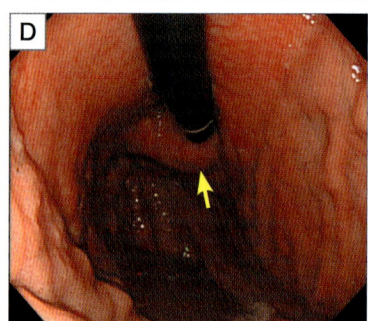

❖ 病理組織所見（画像8）

胃全摘術を施行した．組織所見はスキルス性浸潤を認める低分化腺癌であった．腫瘍径：110×80mm，腫瘍深達度：SE．

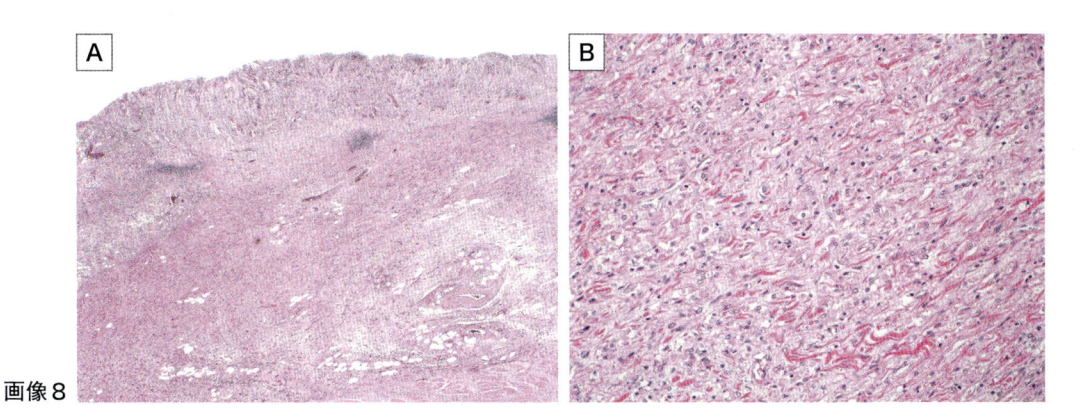

画像8

見逃し・誤りを防ぐための検査と診断のコツ

❖ 診断のポイント

- 壁硬化が高度でない場合は，胃内に十分な送気を行い，粘膜面の評価を行う必要がある
- 萎縮のない胃底腺粘膜内に陥凹性変化が見られれば，同部の拡大観察や生検採取を行う

❖ 画像検査の選択

- スキルス胃癌を行う場合，上部消化管造影検査による胃壁硬化の評価と内視鏡による粘膜面の評価が必要である

文　献
1) 中村恭一 著，Linitis plasticaへの道．『胃癌の構造（第2版）』，pp.200-261，医学書院，1990
2) 岩渕三哉，他：スキルス胃癌の発育・進展．最新医学，41：980-986，1986

3. 胃癌の画像所見と鑑別診断　B. 画像診断のポイント

6) アニサキス症との区別が必要なスキルス胃癌

石原　立

疾患の基本知識

❖ 病態・病理

1) スキルス胃癌について

「スキルス胃癌の病態・病理」については前項『診断が難しいスキルス胃癌』(p.202) 参照．

2) アニサキス症について

アニサキスは回虫目アニサキス科アニサキス属に属する動物の総称で，海産動物に寄生する寄生虫である．人への感染は主に，サケ，サバ，アジ，タラ，イカなどの魚介類を介して起こる．食習慣として生魚摂取が多い本邦では，アニサキス症の発生頻度は高く，1年間に少なくとも2,000〜3,000件以上発生しているとの報告もある[1]．アニサキスは経口的に人体に侵入するため，病変の大部分は消化管に発生する．アニサキス症はアニサキスの寄生部位により，胃アニサキス症，腸アニサキス症，腸管外アニサキス症に分けられる．しかしこれらの中でも胃アニサキス症の頻度が圧倒的に高い．

アニサキス症の機序として虫体刺入によるⅠ型，あるいはⅢ型アレルギー反応が考えられている．従ってアニサキスを摂取しても，感作されていない場合には本症を発症することなく経過すると考えられる．胃アニサキス症の典型的な症状は食後数時間のうちに始まる激しい腹痛と嘔吐である．激しい嘔吐のわりに，下痢を一切認めないことが一般的な食中毒との違いである．

❖ 診断の方法

1) 胃アニサキス症とスキルス胃癌の鑑別

胃アニサキス症にみられる変化は，刺入した虫体に対するアレルギー反応による粘膜の炎症および浮腫であり，繊維化はあっても軽度である．一方，スキルス胃癌では，癌細胞が高度の繊維化を伴いながらびまん性かつ広範に浸潤するため粘膜下層以深が短縮し，粘膜が寄せ集められて皺壁肥大や粘膜の顆粒状変化を来す．胃アニサキス症では，粘膜の腫脹や粘膜下腫瘍様隆起を認めるが，これらの変化は虫体刺入の好発部位である大彎側に多い．炎症が強い場合や複数のアニサキスが胃粘膜に刺入しているケースでは，広範な壁肥厚や皺壁腫大を認め，スキルス胃癌に類似する所見を呈することもある．

2）上部消化管造影検査・内視鏡による評価

　スキルス胃癌と胃アニサキス症の鑑別には，上部消化管造影検査による胃壁硬化の評価と内視鏡による粘膜面の評価が重要である．**スキルス胃癌でみられる壁の硬化像は高度で**，十分な空気量で伸展させた上部消化管造影検査像でも範囲をもった明らかな硬化像を認めることが多い．一方アニサキスによる胃病変では，十分な空気量で伸展させた場合，辺縁像のわずかな直線化を認める程度で，明らかな硬化像を認めることは稀である[2]．

　また内視鏡により粘膜面を観察すると，スキルス胃癌では皺壁肥大と顆粒状変化を呈するのに対し，胃アニサキス症では皺壁肥大やびらんを認めることはあるものの少なく，粘膜面も平滑で発赤や顆粒状変化を認めることは稀である．

3）病歴や臨床経過

　病歴や臨床経過も胃アニサキス症とスキルス胃癌の鑑別に重要である．例えば発症の数時間前に魚介類摂取していて，血液検査で炎症所見とともに好酸球増多やIgEの上昇を認めれば，胃アニサキス症を疑う必要がある．上部消化管内視鏡検査での虫体確認や抗アニサキス抗体の変化により確定診断が下せる．また**胃アニサキス症では，虫体が確認されない場合でも，保存的治療で軽快する（vanishing tumor）ことが多い**[3]ため，診断に苦慮する場合は経時的変化が参考になる．

症例画像①　アニサキス症

❖ 通常内視鏡検査（画像1）

［春藤内科胃腸科：中村滋子様，春藤譲治先生よりご提供いただいた写真を使用］

胃体上部大彎前壁よりの皺壁に肥大を認めた．しかし胃壁の硬化所見はみられなかった．

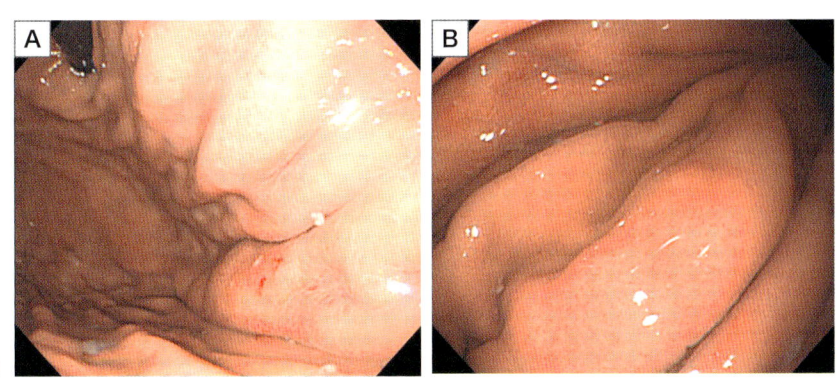

画像1

症例画像② 胃体部後壁のスキルス胃癌

❖ 通常内視鏡検査（画像2）

胃体中部から胃角部の後壁を中心に皺壁の肥大と浮腫状の変化を認める．送気にて胃がある程度伸展するため，壁硬化所見は明瞭でなかった．また粘膜表面に発赤やちりめん状変化はみられない．しかし胃角直上の後壁の浮腫状粘膜内にびらんを認めた（B，矢印）．

見逃しやすい／誤りやすいポイント

皺壁の肥大や浮腫状の所見から，スキルス胃癌が疑われるが，胃アニサキス症などの炎症性変化を否定できない．

検査／読影のコツ

スキルス胃癌と胃アニサキス症の鑑別には，胃壁硬化の評価と内視鏡による粘膜面の評価が重要である．本症例では内視鏡所見で，壁硬化所見は明瞭でなく，粘膜変化を主体に評価する必要がある．胃角直上の後壁にみられたびらんは，スキルス胃癌における粘膜病変の可能性があり，両者の鑑別に重要である．

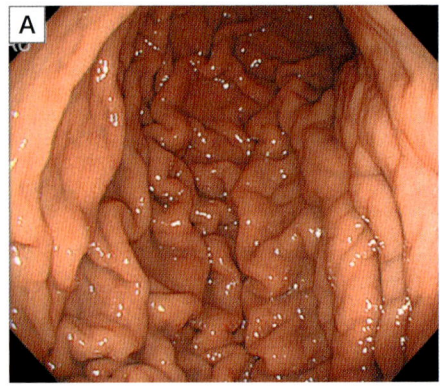

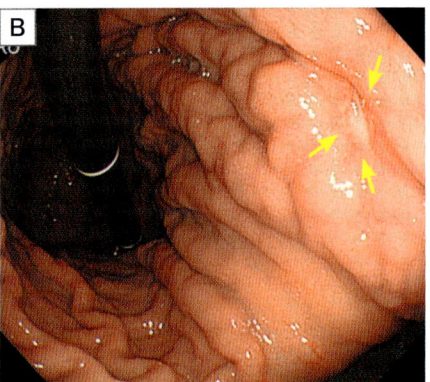

画像2

❖ NBI拡大像（画像3）

通常観察でみられた陥凹部をNBIで観察すると，境界が明瞭で無構造な領域を形成し，内部には不明瞭ではあるものの走行が不整な異常血管がみられた（矢印）．

見逃しやすい／誤りやすいポイント

スキルス胃癌が疑われる病変で，粘膜内癌の成分を確認できれば確定診断できる．

検査／読影のコツ

本症例では胃角直上の後壁に陥凹性変化を認め，同部のNBI拡大観察で走行が不整な異常血管を認めた．同部より生検を採取したところ，低分化腺癌と印環細胞癌の成分を認めた．

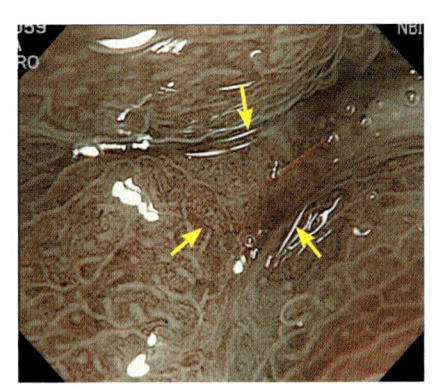

画像3

❖ 病理組織所見（画像4）

胃全摘術を施行した．組織所見では，粘膜下層から漿膜下層を主体に不明瞭に広がる低分化腺癌と，一部に印環細胞癌の成分を認めた．190×130 mm，腫瘍深達度：SEであった．

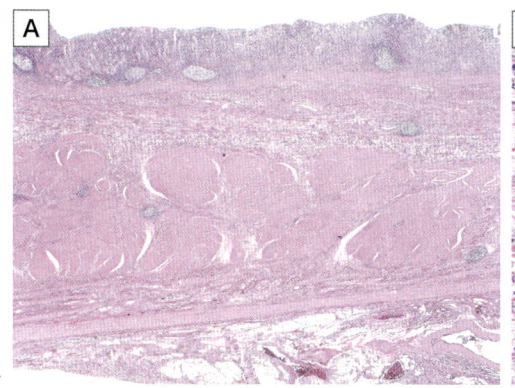

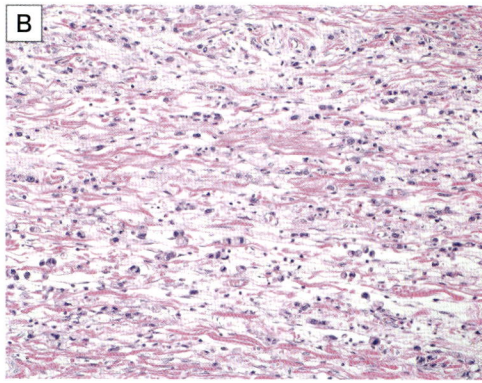

画像4

症例画像③　胃体部大彎のスキルス胃癌

❖ 通常内視鏡検査（画像5）

胃体部大彎を中心に皺壁の肥大を認める．粘膜表面にわずかな発赤やちりめん状変化を認めるが，粘膜に癌を疑う所見を認めなかった．

見逃しやすい／誤りやすいポイント

皺壁の肥大所見から，スキルス胃癌が疑われるが，癌の発生部位（粘膜病変が存在する部位）が明らかでなく，胃アニサキス症などの炎症性変化を否定できない．

検査／読影のコツ

スキルス胃癌と胃アニサキス症の鑑別には，胃壁硬化の評価と内視鏡による粘膜面の評価が重要である．本症例では十分に送気しても胃はほとんど伸展せず，胃壁の高度硬化がみられた．胃アニサキス症では炎症や浮腫に伴い軽度の壁硬化を認めることがあるが，本症でみられたような高度かつ広範な壁硬化を来すことはない．従って本症例は内視鏡上スキルス胃癌が強く疑われる．

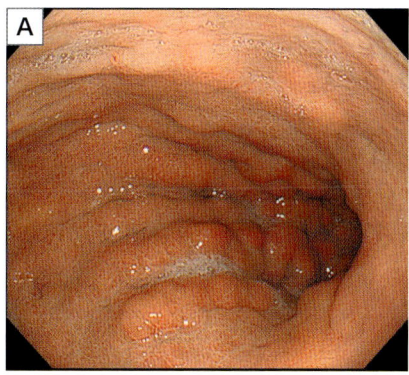

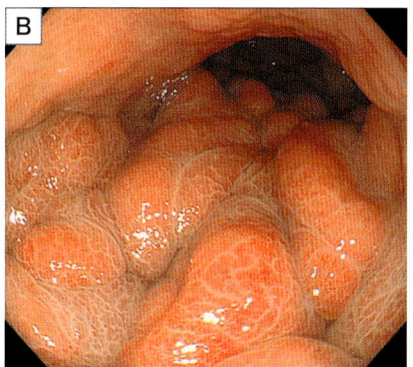

画像5

❖ 病理組織所見（画像6）

胃全摘術を施行した．組織所見はスキルスタイプの浸潤を認める低分化腺癌で腫瘍径：130×120 mm，腫瘍深達度：SEであった．

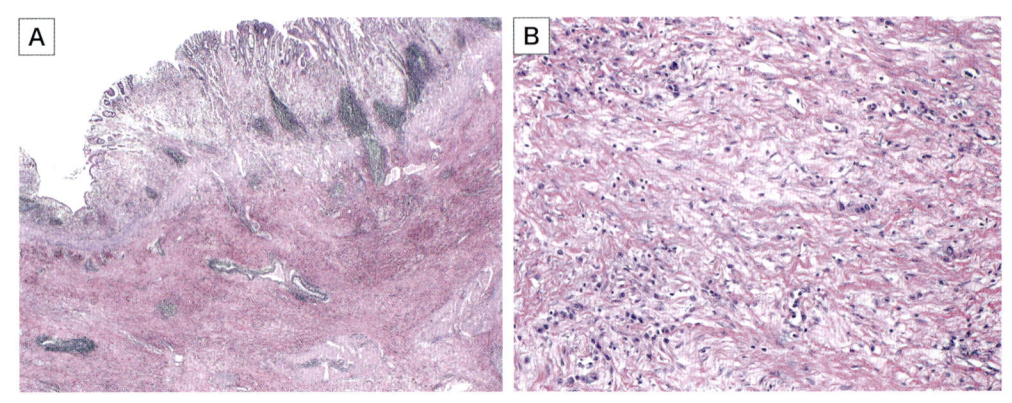

画像6

見逃し・誤りを防ぐための検査と診断のコツ

※『5）診断が難しいスキルス胃癌』の項も参照（p.207）

❖ 診断のポイント

- アニサキス症による壁硬化はスキルス胃癌ほど強くない
- 好酸球やIgEの値，抗アニサキス抗体も鑑別の参考になる

〔謝　辞〕
　本稿の作成にあたり，胃癌との鑑別が困難なアニサキス症に関する各種資料をお送りいただき，ご指導いただいた平成記念病院：小原弘嗣先生，富山赤十字病院：芝原一繁先生，済生会福岡総合病院：落合利彰先生，中江病院：熊本光孝先生，春藤内科胃腸科：中村滋子様，春藤譲治先生にこの場をかりてお礼を申し上げます．

文　献

1）石倉　肇：日本におけるAnisakidosisの発生状況の解析．臨床と研究，72：1152-1158，1995
2）矢田親一朗，他：びまん浸潤型胃癌と鑑別を要する炎症性疾患．胃と腸，37：1701-1714，2002
3）松本主之，他：消化管アニサキス症．胃と腸，37：429-436，2002

応用編　消化管癌の画像診断のポイント

3. 胃癌の画像所見と鑑別診断　B. 画像診断のポイント
7）悪性リンパ腫

小田一郎，後藤田卓志

疾患の基本知識

❖ 病態・病理

　胃原発悪性リンパ腫は，一部のものを除きそのほとんどがB細胞性であり，indolentリンパ腫であるMALT（mucosa-associated lymphoid tissue）リンパ腫か，aggressiveリンパ腫であるdiffuse large B-cellリンパ腫（DLBCL，以下DLBCL）に大別される．

❖ 診断の方法

　限局期の胃悪性リンパ腫の治療法として，MALTリンパ腫に対してはH. Pylori除菌療法が第一選択であるのに対し，DLBCLは，化学療法＋放射線療法あるいは手術療法が第一選択となる．その確定診断および組織型の診断は，生検組織診断により行われるが，両者の組織型が混在する場合があり，そのような症例ではDLBCL成分は，病変の深部に存在し，生検では診断困難なことがある．よって，組織型の推定に内視鏡による肉眼所見も極めて重要となる．また，両者は，それぞれ早期胃癌，進行胃癌との鑑別診断が必要である．

症例画像①　MALTリンパ腫

❖ 通常内視鏡検査画像，インジゴカルミン撒布画像（画像1）

　胃角部大彎後壁に約35 mm大の浅い陥凹性病変を認める．

見逃しやすい／誤りやすいポイント

　陥凹は褪色調で，一見Ⅱc型早期胃癌様であるが，境界は不明瞭である．また，全体的に浮腫状で光沢があり，陥凹内には発赤や白苔を伴うびらんが多発している（A）．さらに，インジゴカルミンを撒布しても陥凹の境界は不明瞭で，蚕食像を認めない（B）．胃体上部大彎には，

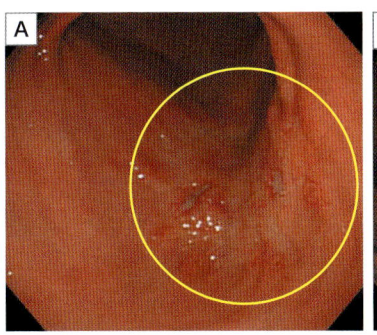

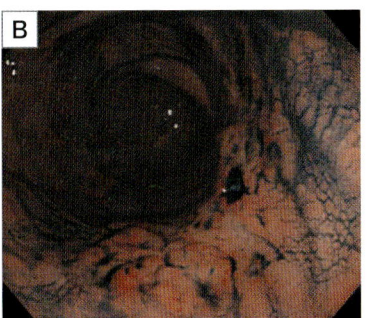

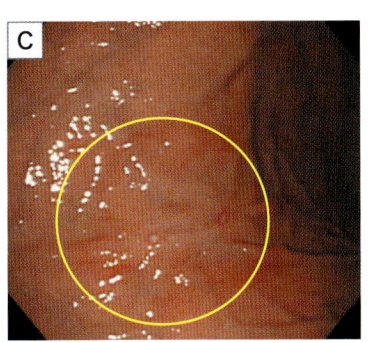

画像1

多発病変としてびらんと浮腫状に肥厚した粘膜からなる病変も認めた（C）．

検査／読影のコツ

Ⅱc型早期胃癌との鑑別のため，インジゴカルミン撒布により蚕食像の有無の確認を行うとよい．また，**MALTリンパ腫の特徴である病変の多発性，多彩性**に注目することも必要である．

❖ 病理組織所見（画像2）

MALTリンパ腫では，生検検体による病理組織所見で，小型～中型異型リンパ球のびまん性増殖，LEL（lympho-epithelial lesion）を認める．

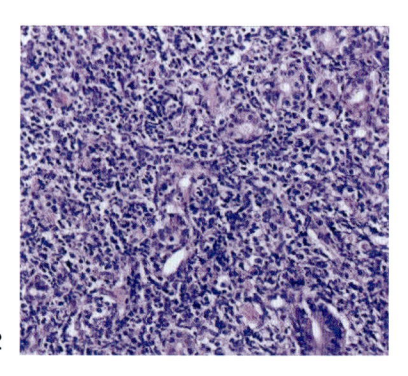

画像2

症例画像② DLBCL

❖ 通常内視鏡検査画像，インジゴカルミン撒布画像（画像3）

前庭部後壁から小彎にかけて大きな潰瘍性病変を認める．

見逃しやすい／誤りやすいポイント

一見すると2型進行胃癌様であるが（A），**辺縁隆起は耳介様**で，潰瘍と辺縁隆起の境界は比較的スムースである（B，矢印）．

検査／読影のコツ

上記ポイントのほかに，病変の大きさ，浸潤の深さのわりに壁の伸展性がよく，柔らかい病変として観察されることにも注目する必要がある．

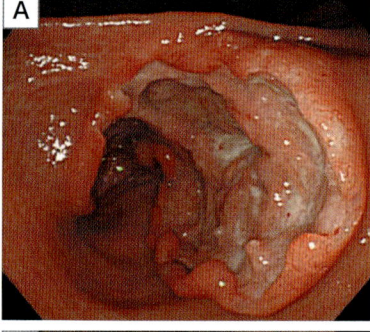

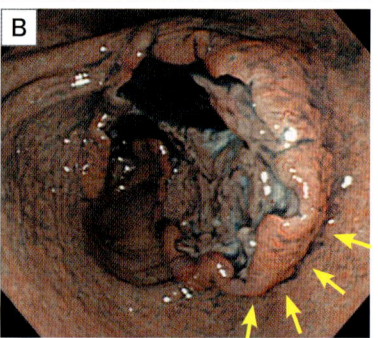

画像3

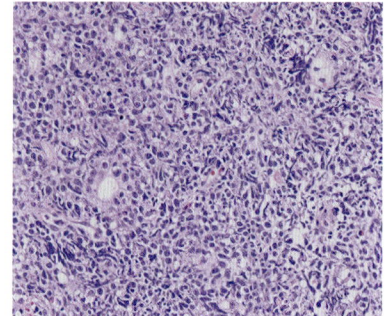

❖ 病理組織所見（画像4）

DLBCLでは，中型～大型の異型リンパ球がびまん性に浸潤増殖する像を示す．その他，病期診断には，胸部腹部CT，EUS，PET，下部消化管検査，骨髄検査などが必要に応じて施行される．

画像4

見逃し・誤りを防ぐための検査と診断のコツ

❖ 画像診断のポイント

　胃悪性リンパ腫の肉眼所見の特徴として，以前より，(1)**粘膜下腫瘍の性格を有する**，(2)胃癌に比較して壁の伸展性がよい，(3)**病変が多発し，多彩な肉眼像が混在することが多い**，(4)**潰瘍を有する病変では，平皿状の潰瘍で，耳介様の辺縁隆起を伴うことが多い**，などといった特徴がよく知られている．肉眼分類では，佐野らは下表のように分類している．表層型ではMALTリンパ腫の組織像を呈することが多く（症例①），DLBCLの典型的内視鏡像は，決壊型である（症例②）[1)2)]．

①表層型	びらん，敷石状粘膜，境界不明瞭なⅡc様の陥凹など
②潰瘍型	粘膜ひだ集中を伴い，潰瘍形成の目立つ
③隆起型	粘膜腫瘍隆起が多く，ときに表面にはびらんを有する
④決壊型	周堤を有する潰瘍性病変で，2型進行胃癌に類似する
⑤巨大皺襞型	胃粘膜ひだが肥厚し，4型進行胃癌に類似するが，胃壁の伸展性は保たれる

❖ 画像検査の選択

　治療方針決定には，組織型の決定，病期診断が必須である．組織型では，MALTリンパ腫とDLBCLの混在する場合があり，そのような症例ではDLBCL成分は，病変の深部に存在するため，生検では診断困難なことがあり注意を要する．表層型を逸脱するような病変では，常にDLBCLの可能性を念頭におく必要がある．

❖ 鑑別のポイント

　MALTリンパ腫は，Ⅱc型早期胃癌との鑑別が重要となる．Ⅱc型早期胃癌は，MALTリンパ腫に比べ，光沢はなく，陥凹の境界は明瞭で，蚕食像を認める（図1A）．これらの所見は，インジゴカルミン撒布にてより明瞭になる（図1B）．

　DLBCLは，2型進行胃癌との鑑別が重要となる（図2A）．**2型進行胃癌の潰瘍と周堤隆起の境界は，不整ではみ出し像を示す部分を有する**（図2B，矢印）．また，潰瘍底の凹凸が目立ち，全体的に硬さを感じる．

　その他，鑑別の参考となる所見を表1，2に示す．

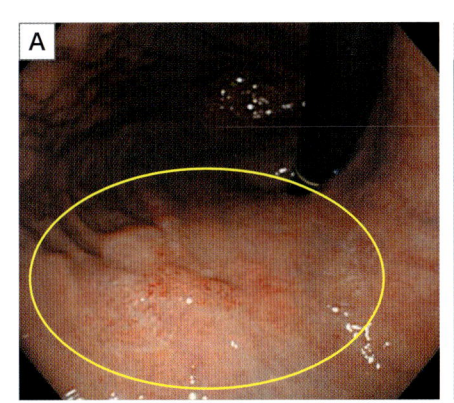

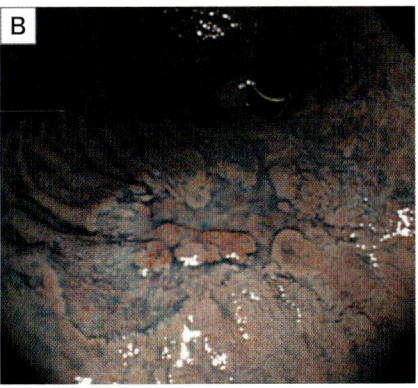

図1●
Ⅱc型早期胃癌の内視鏡像，インジゴカルミン撒布画像

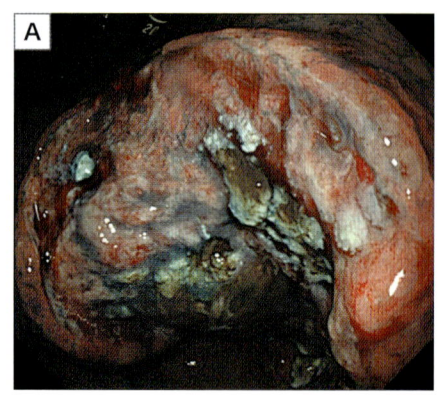

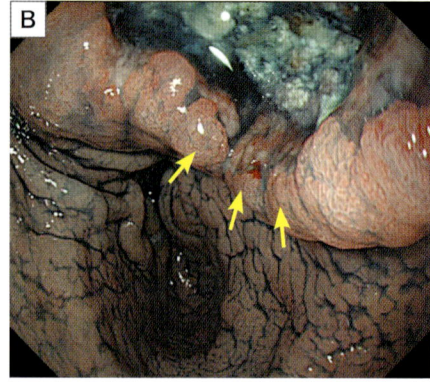

図2● 2型進行癌のインジゴカルミン撒布画像

表1● 浅い陥凹を伴う病変の鑑別

	胃MALTリンパ腫	0Ⅱc型胃癌	胃潰瘍瘢痕
陥凹の境界	不明瞭，不連続	明瞭，連続性	不明
陥凹底	均一な凸凹，びらん	凸凹不整，インゼルを伴うことがある	平滑
ひだの先端	蚕食像（−）	やせ，中断，蚕食像	なだらかに先細り
陥凹の数	陥凹，びらん多発	単発	単発あるいは多発
その他	多彩な所見		瘢痕帯を有する例では鑑別が困難

文献3より改変

表2● 深い陥凹を伴う病変の鑑別

	胃悪性リンパ腫	2型胃癌	胃潰瘍
全体像	多彩な粘膜下腫瘍様	ドーナツ状，平皿状	円形，類円形の潰瘍
潰瘍底	・結節状あるいは顆粒状 ・ときに平坦 ・白苔は不均一	・凸凹不整，一部結節状 ・汚い壊死物質や凝血塊が付着 ・白苔は不均一で，一部潰瘍底が露出	・平坦で滑らか ・均一な白苔で覆われる ・ときに血液が付着
潰瘍辺縁	・境界明瞭 ・ときに下掘れ状	・不規則に入り込む ・なだらかに底に移行 ・白苔のはみ出し	・境界明瞭，ときに下掘れ状 ・A_1 stageでは白苔のはみ出し ・辺縁に再生上皮
周堤	・光沢のある平坦な輪状 ・粘膜下腫瘍様の所見	・結節状で不均一 ・易出血性 ・立ち上がりが急峻で境界明瞭	・浮腫状で硬さはない ・表面平滑 ・立ち上がりはなだらか
周囲の所見	・胃壁の伸展性は比較的保たれている ・多発性病巣を伴う	・粘膜の伸展性は保たれている ・集中ひだはむしろ乏しい	・粘膜の伸展性は保たれている ・集中するひだは滑らかに次第に細くなる

文献3より改変

文　献

1) 永田和弘，下田忠和，落合淳志，他：胃悪性リンパ腫の肉眼像と組織像の対比．胃と腸，33：361-372，1998
2) 小田一郎，斉藤大三：消化管内視鏡検査　知っておきたい基礎知識　胃悪性リンパ腫．Medicina，38：2140-2143，2001
3) 「内視鏡所見のよみ方と鑑別診断－上部消化管」（第2版），医学書院，2007

応用編　消化管癌の画像診断のポイント

3. 胃癌の画像所見と鑑別診断　B. 画像診断のポイント

8）転移性胃癌

忌部　航，後藤田卓志

疾患の基本知識

❖ 病態・病理

　悪性腫瘍の消化管転移は頻度の高い臓器から小腸，大腸，胃への転移とされ，転移性胃癌は比較的稀である[1]．しかし，白血病および悪性リンパ腫による転移例を除いた癌腫の胃転移例は剖検例から2.3％とも報告されており[2]，上部内視鏡検査を施行する上で転移性胃癌の内視鏡像を熟知しておく必要がある．また，悪性腫瘍の治療法が進歩し長期生存患者が増加しつつあることを考慮すると，転移巣の早期発見は治療方針決定の上で重要となる．

　転移性胃癌の原発巣は，悪性黒色腫の29.6％，乳癌の11.6％，食道癌の11.5％，肺癌の6.8％と報告されている．転移個数について，以前は胃への転移は多発する傾向にあるといわれていたが，最近では単発性のものが半数以上を占めるという報告が多い．

　胃転移巣は胃体部の大彎に好発して認められ，血行性転移と胃大彎を支配する動脈，すなわち胃十二指腸動脈，胃大網動脈との関連性が示唆されている．

❖ 診断の方法

　転移性胃腫瘍の内視鏡診断上の特徴像として粘膜下腫瘍（SMT）様の形態をとるものが多く経験される[3]．このうち頂部に陥凹や潰瘍を有さない病変では，GIST（次項）などのSMTとの鑑別は困難であり，ボーリングバイオプシーなどの検体採取が重要となる．頂部に陥凹または潰瘍を有する病変では，隆起に対して陥凹面の占める比率がSMTと比較して大きいのが特徴であるが，タコイボ胃炎，Ⅱa＋Ⅱc早期胃癌，2型進行胃癌，lymphoid stomaなどとの鑑別が必要となる[4]．

　SMT様の形態以外では，原発性胃癌に類似の内視鏡像を呈する転移性胃癌がある．この場合，進行癌に類似する大きな病変のことが多く，4型進行胃癌同様にひだの腫大や壁肥厚を示すものもある[5]．

症例画像① 乳癌の胃転移症例

❖ 通常内視鏡検査像（画像1A），インジゴカルミン撒布像（画像1B）

体中部後壁に発赤陥凹を伴う扁平な約3cmの胃壁肥厚を認める．

見逃しやすい／誤りやすいポイント

粘膜下腫瘍様の典型例とは異なる形態を示す．大彎のヒダ内に存在することから送気を十分に行わないと見落とす可能性もある．

検査／読影のコツ

非萎縮胃粘膜に存在している腫瘍性病変であり原発性胃癌とは背景胃粘膜が異なっているが，限局型4型進行胃癌との鑑別が必要になる．

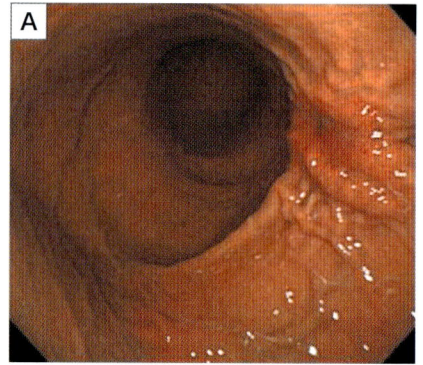

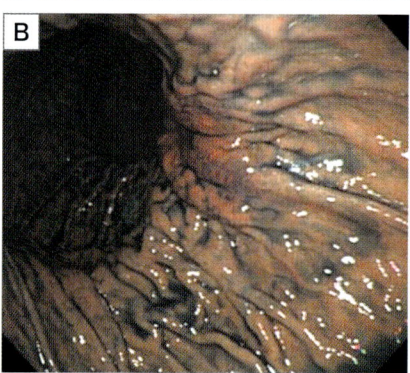

画像1

❖ 病理組織像（画像2）

生検では核小体の目立つ大小不同の核を持つ細胞が索状に増殖している．胃粘膜上皮を認めるが連続性に乏しく粘膜下腫瘍様の像を示す（HE像）．免疫染色の結果，CD7（＋），CK20（−），GCDFP-15（＋）であり，既往のinvasive ductal carcinomaの像と極似しており乳癌の転移と診断した（GCDFP-15）

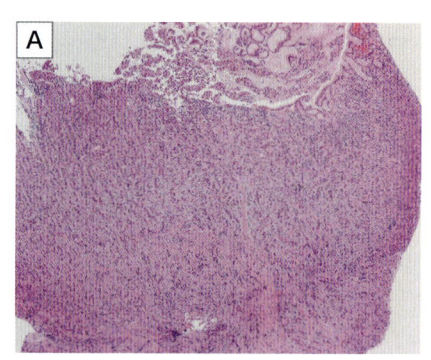

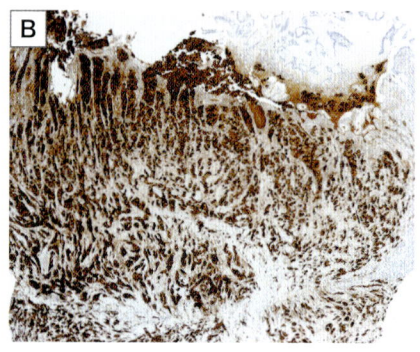

画像2

症例画像② 肺小細胞癌の胃転移症例

❖ 通常内視鏡検査画像（画像3）

体上部小彎に粘膜下腫瘍様であり，頂部に中央陥凹を伴う典型的な転移性胃腫瘍の形態を認める．

見逃しやすい／誤りやすいポイント

表面は非腫瘍粘膜に覆われ，頂部に陥凹を伴う粘膜下腫瘍様の隆起性病変でありGISTとの鑑別が必要になる（GISTの項，p.221参照）

検査／読影のコツ

GISTなどのSMTに比して頂部の潰瘍が相対的に大きく，いわゆるbull's eye signに相当する所見である．

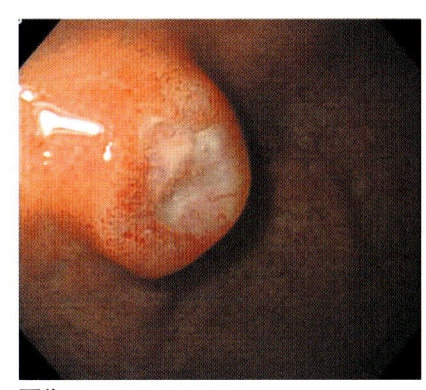

画像3

❖ 病理組織像（画像4）

腫瘍性病変からの生検では，N/C比の高い異型細胞が髄様に増殖し小集簇として認める（HE像）．生検による免疫染色の結果，シナプトフィジン（＋），クロモグラニンA（＋），CD56（＋），TTF1（－），Ki-67（5％）であり既知の肺腫瘍の病理結果と同様であった（シナプトフィジン像）．

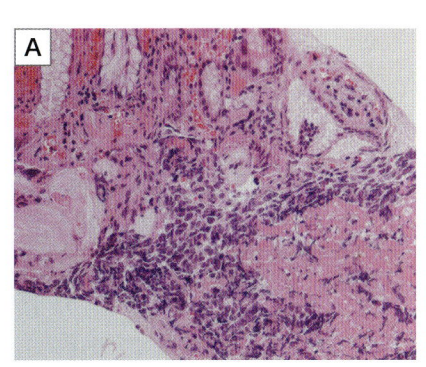

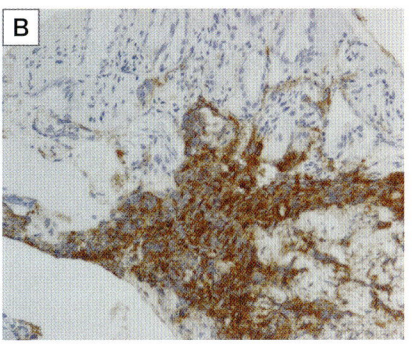

画像4

症例画像③　悪性黒色腫の胃転移症例

❖ 内視鏡検査画像（画像5）

悪性黒色腫の診断で入院した症例．噴門部から体下部まで全周性に黒色の表在性病変を認める．

見逃しやすい／誤りやすいポイント

いわゆる腫瘍性病変を呈さない症例である．単に黒色斑として認識される．

検査／読影のコツ

多発する黒色の病変であり，高い隆起や潰瘍は形成しない．悪性黒色腫の胃転移の典型例である．

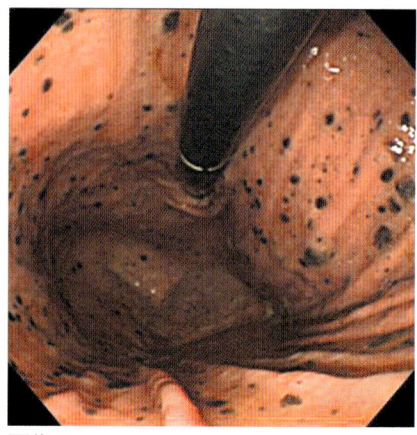

画像5

見逃し・誤りを防ぐための検査と診断のコツ

❖ 画像診断のポイント

- bull's eye signやtarget signといわれる比較的大きな中心陥凹を伴うSMT
- 胃体部大彎が好発部位

❖ 画像検査の選択

- X線写真でも転移性胃癌を疑うことができるが，その診断には生検診断が欠かせないため内視鏡での診断が基本
- 原発巣の検索のため確かな既往歴の問診とCT検査やPET検査などの全身の検査

❖ 鑑別のポイント

- 背景胃粘膜の特徴を念頭に置いた上部内視鏡検査の実施
- 辻褄が合わない腫瘍性病変を認めた場合には転移性胃癌を疑う
- 単発性のSMTの場合は，GISTなどとの鑑別は困難

文　献

1) 佐野量造，『胃疾患の臨床病理』，医学書院，1974
2) Oda I, Kondo H, Yamano T, et al.：Metastatic Tumors to the Stomach：Analysis of 54 Patients Diagnosed at Endoscopy and 347 Autopsy Cases. Endoscopy 33：507-510, 2001
3) 濱中久尚，小田一郎，後藤田卓志，他：転移性胃腫瘍の形態的特徴　内視鏡像を中心に．胃と腸，38(13)，2003
4) 斎藤大三，吉田茂昭，吉森正喜，他：転移性胃腫瘍の内視鏡的検討．Progress of Digestive Endoscopy，20：138-142，1982
5) 奥村幸哉，他：転移性胃腫瘍の臨床病理学的検討．日消誌，73：303，1976

応用編　消化管癌の画像診断のポイント

3. 胃癌の画像所見と鑑別診断　　B. 画像診断のポイント

9) GIST

後藤　修，藤城光弘

疾患の基本知識

❖ 病態・病理

　　GIST（gastrointestinal stromal tumor）とは主に消化管に発生する中胚葉由来の間葉系腫瘍の一つである．高頻度に *c-kit* 遺伝子異常を有し，免疫染色では大半でKITやCD34の発現がみられることから，消化管壁に存在するCajalの介在細胞を細胞起源とするという説が有力である[1]が，その実態は十分に解明されていない．また，**GISTには良・悪性の区別がなく基本的にはすべてmalignant potentialを有するとされているため**，実臨床においては悪性度評価に基づいて治療方針を決定する[2]．

❖ 診断の方法

　　多くの場合固有筋層との連続性をもつ場合が多く，肉眼的には粘膜下腫瘍（SMT）の形態を呈するが，発育様式により内視鏡的に病変を捉えにくい場合がある．特に壁外発育型の場合は内腔からの指摘が困難であり，CTなどで初めて指摘されることが多い．超音波内視鏡検査（EUS）は有効であるが，平滑筋腫，神経鞘腫など他の間葉系腫瘍との鑑別は画像所見のみでは困難であるため，**GIST診療ガイドラインでは診断確定のために超音波内視鏡ガイド下穿刺吸引細胞診/針生検（EUS-FNA/B）が推奨されている**[3]．

症例画像　GIST

❖ 通常内視鏡検査像（画像1）

胃体中部小彎に径約4 cm大の粘膜下隆起を認める．表面は正常粘膜で覆われており，胃粘膜ひだが隆起の上をまたいでいる（bridging fold）（矢印）．十分な送気で腫瘤はわずかに内腔に突出し，壁外発育型の粘膜下腫瘍を疑う所見である．

見逃しやすい／誤りやすいポイント

痩せた女性など内臓脂肪の少ない症例では正常臓器による壁外性圧排との鑑別が

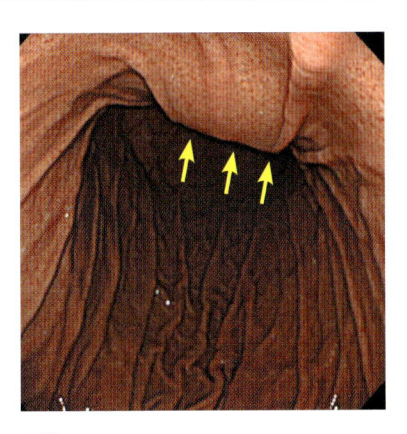

画像1

困難である．特に穹隆部における脾臓（副脾）による圧排，胃体部大彎における横行結腸による圧排などに注意が必要である．

検査／読影のコツ

呼吸性変動による隆起の移動の有無，また送気・脱気による隆起の変化を注意深く観察し記載する．SMTを疑った際はCT，EUSなど他の検査も考慮する．

❖ 消化管造影像（画像2）

胃体中部小彎に粘膜下腫瘤もしくは壁外性圧排を想起させる緩やかな隆起を認める（矢印）．粘膜面は周囲と変化なく連続しており，bridging foldが明瞭に観察される．

見逃しやすい／誤りやすいポイント

解剖図を考慮すれば正常臓器による圧排との鑑別は比較的容易であるが，SMTか壁外腫瘍による圧排かの区別は困難である．

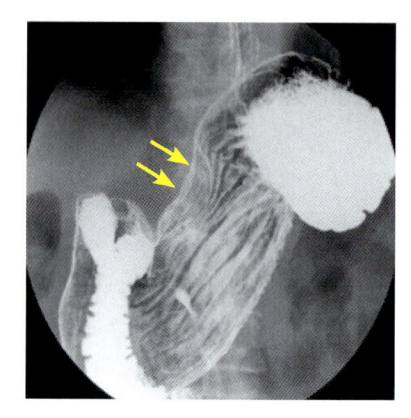

画像2

検査／読影のコツ

立ち上がり，腫瘍径，腫瘍の高さの情報を得るため，病変を複数方向から撮影する．

❖ 超音波内視鏡像（画像3）

通常観察における隆起に一致して八つ頭状の腫瘍性病変を認める．病変は第四層と連続しており壁外に突出している．辺縁はhypo-echo，中心部はややhyper-echoだが，一部に腫瘍壊死を疑うanechoを認める．

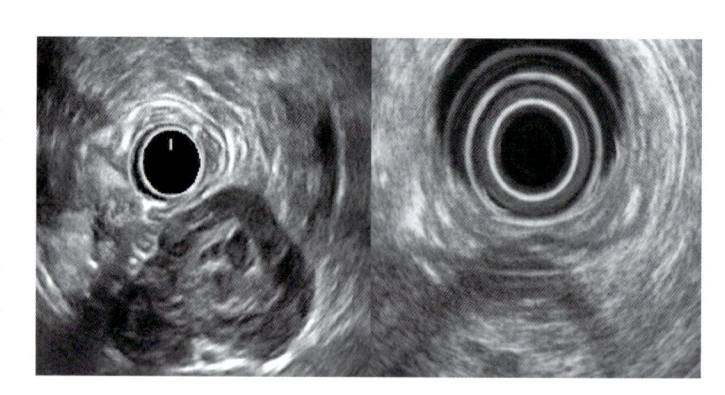

画像3

見逃しやすい／誤りやすいポイント

壁外発育型の粘膜下腫瘍は，通常観察で想定したものより大型の腫瘍として観察されることがある．プローブを慎重に操作し全体像を把握するように努める．

検査／読影のコツ

専用機で層構造の把握が困難な時は細径プローブ（12MHz, 20MHz）による観察を試みる．

❖ CT像（画像4）

胃小彎側に胃壁に接する軟部組織腫瘤を認める．鑑別として胃粘膜下腫瘍，小網原発の間葉系腫瘍，腫大リンパ節が挙げられるが，画像上区別は難しい．

見逃しやすい／誤りやすいポイント

小病変はCTでは捉えにくいことがあるため，腫瘍の存在する部位をthin sliceで撮影するなどの工夫が必要である．

検査／読影のコツ

造影CTでは造影早期に内部が不均一に濃染される腫瘤として描出されることが多い．

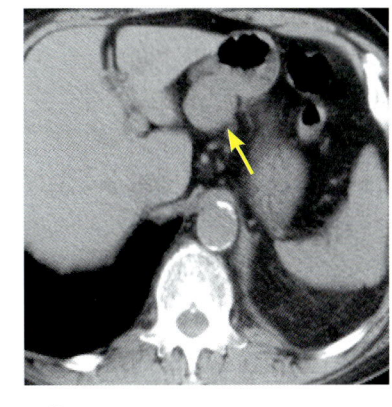

画像4

❖ 手術標本（画像5）

固有筋層より発生し壁外に発育する白色充実性腫瘍．内部に出血，空洞化がみられる．好酸性線維性胞体をもつ紡錘形細胞が束状に錯綜するように増殖しており，KIT（＋），CD34（＋），Desmin（−），S-100（−）でGISTの診断．核分裂像は5個/50HPF以下であり，腫瘍径と併せlow risk for aggressive behaviorに相当する．

見逃しやすい／誤りやすいポイント

GISTは良悪性の区別がない疾患であるため，現時点では腫瘍径，核分裂像などから悪性度を評価する[2]．

検査／読影のコツ

免疫染色によりGISTとそれ以外の間葉系腫瘍を鑑別するが，すべての染色が陰性となった場合は*c-kit*やPDGFRα遺伝子の突然変異検索が有用である．

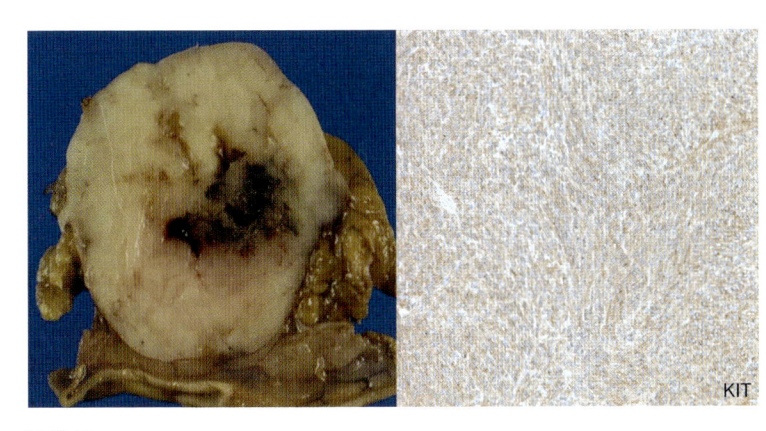

画像5

見逃し・誤りを防ぐための検査と診断のコツ

❖ 画像診断のポイント

- 通常観察の際は必要十分な送気を行って胃の全体像を把握した上で，胃壁の不自然な曲面を視野に捉えることが重要である

❖ 画像検査の選択

- EUSで最大径，形態，主座，層構造と発生部位，内部エコー所見を主に観察する
- 造影CTは治療を検討する際には必須の検査であるが，小病変の評価には不向きである
- 通常内視鏡検査所見とともにGIST診療ガイドラインを参照して治療方針を決定するのが望ましい[3]．ガイドライン上，5 cm以上のSMTは手術，2 cm未満で悪性所見がなければ経過観察，2〜5 cmは精査を行い悪性所見を認めるか，組織学的にGISTの診断がなされれば手術適応としている
- 各画像検査における悪性所見とは，通常観察で潰瘍形成，辺縁不整，急速増大の所見，CTで壊死・出血，辺縁不整，血流豊富の所見，EUSで実質エコー不均一，辺縁不整の所見を認めた場合とされている

❖ 鑑別のポイント

- EUSを用いて正常臓器あるいは経過観察・治療を必要としない腫瘍を鑑別する．壁外性圧排，脂肪腫，囊胞，リンパ管腫，迷入膵などは一般的にEUSで鑑別可能である
- 診断確定が必要な場合はEUS-FNA/Bを考慮する

文献

1) Hirota S, Isozaki K, Moriyama Y, et al：Gain-of-function mutations of c-kit in human gastrointestinal stromal tumors. Science 279：577-580, 1998
2) Fletcher CD, Berman JJ, Corless C, et al：Diagnosis of gastrointestinal stromal tumors：A consensus approach. Hum Pathol 33：459-465, 2002
3)『GIST診療ガイドライン（2008年9月改訂第2版）』日本癌治療学会, 日本胃癌学会, GIST研究会 編）金原出版, 2008

4. 十二指腸癌の画像所見と鑑別診断　A. 基本知識と典型例

十二指腸癌の基本知識と典型例

吉村　昇，郷田憲一，田尻久雄

疾患の基本知識

❖ 疫学・病理

　十二指腸癌は比較的稀な疾患であるが，小腸癌の中では最も頻度が高く，47〜55％を占める[1)2)]．十二指腸癌の部位別では半数以上が乳頭周囲に発生し，乳頭部癌は胆道癌の一つと考えられ，非乳頭部癌とは臨床像や治療法が大きく異なる．

　乳頭部癌，非乳頭部癌のいずれも**腺癌**が最も多く，大腸と同様に主な発癌形式としてadenoma-carcinoma sequenceが考えられており，**腺腫**は前癌病変として重要である[3)]．その他の発生母地としては，①十二指腸粘膜からの*de novo*発生，②Brunner腺腫の癌化，③迷入膵や異所性胃粘膜の癌化，④十二指腸潰瘍の癌化などが報告されている．

❖ 分類・病期

1）形態分類

　十二指腸癌の肉眼型は，大腸癌取扱い規約の肉眼分類[4)]（p.259参照）に準じ，**表1**のように分類されることが多い．

2）病期

　十二指腸癌に対する診療ガイドラインはなく，病期分類は確立されていない．しかし，一般的に早期癌を「癌腫が粘膜から粘膜下層にとどまる病変でリンパ節転移の有無は問わない」と定義し，筋層以深へ浸潤するものを進行癌とすることが多い[5)]．

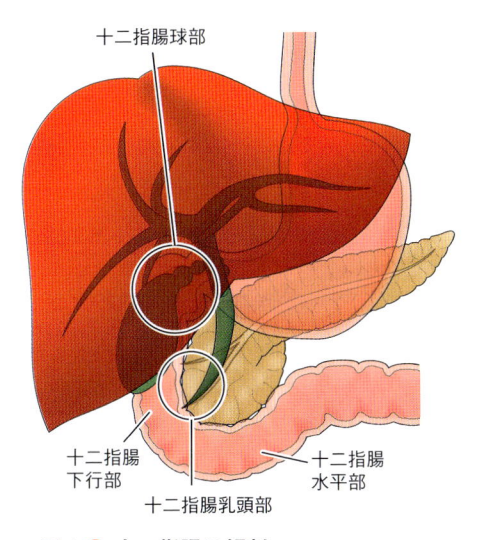

図1 ● 十二指腸の解剖

表1 ● 肉眼型分類

基本分類		0型（表在型）の亜分類		
0型	表在型	Ⅰ	隆起型	
1型	隆起腫瘤型		Ⅰp	有茎性
2型	潰瘍限局型		Ⅰsp	亜有茎性
3型	潰瘍浸潤型		Ⅰs	無茎性
4型	びまん浸潤型	Ⅱ	表面型	
5型	分類不能		Ⅱa	表面隆起型
			Ⅱb	表面平坦型
			Ⅱc	表面陥凹型

文献4より一部改変

症例画像　十二指腸粘膜内癌

❖ 通常内視鏡検査像（画像1）

十二指腸に径12mm大の正色調の隆起性病変を認める．病変は広基性で0-Ⅰs型であり，病変の辺縁部は，不均一・不連続性に**乳白色調変化**を呈している．

見逃しやすい／誤りやすいポイント

本病変は背景粘膜との色調の違いに乏しいため粘膜下腫瘍との鑑別を要するが，立ち上がり急峻でくびれを持っており，表面構造は周囲の健常部とは明らかに異なる．よって粘膜下腫瘍ではなく上皮性病変であると考えられる．

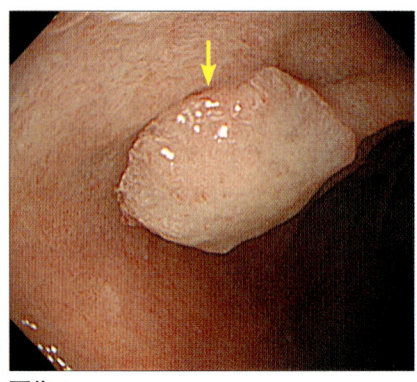

検査／読影のコツ

画像1

粘膜内癌の拾い上げにおいては，わずかな粘膜面の凹凸とともに色調変化に着目する．多くの病変が発赤調または**乳白色調変化**を伴っている場合が多く[6]，病変の境界はインジゴカルミン撒布で容易に判別できる．

❖ NBI併用拡大内視鏡像（画像2）

病変辺縁部のNBI併用拡大（中等度拡大）内視鏡像である．隆起した病変部と規則的な絨毛構造を呈する周囲の粘膜の間には明瞭な境界が認められる．病変部には**不整・不均一な粘膜模様**を有し，一部で**粘膜模様の微細化・不明瞭化**も伴う．また，毛細血管が絨毛間を不規則に走行している像が観察される．

見逃しやすい／誤りやすいポイント

通常内視鏡でも辺縁部に見られた乳白色調変化は，NBI観察を行うことでより明瞭となり，その評価が容易となる．

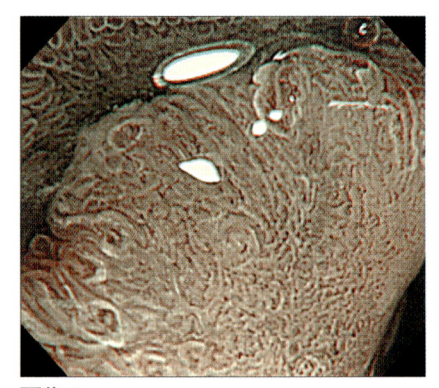

画像2

検査／読影のコツ

遠景で十分に観察し，上皮性か非上皮性かの鑑別をある程度行った後に，拡大観察を行う．出血は少量でもNBIでの観察を困難にするため，病変から出血させないよう，洗浄，粘液除去，色素撒布，近接観察に際しては細心の注意を払い慎重に行うべきである．

❖ 超音波内視鏡像（画像3）

脱気水充満法で20MHzの細径プローブを用いた超音波内視鏡像である．十二指腸壁は5層構造として描出され，病変部の第2～3層は著明に肥厚している（矢印）．

見逃しやすい／誤りやすいポイント

病変自体はlow echoで第2層に限局している．第3層はhigh echoを主体としており内部に小さなlow echoや無echoを混じている．

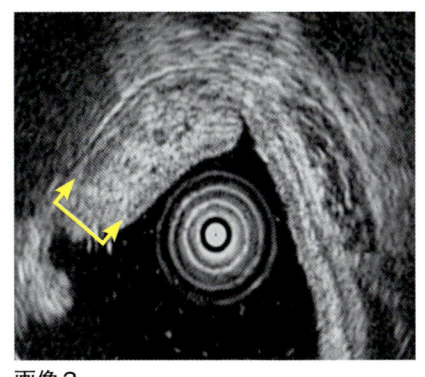

画像3

検査／読影のコツ

細径プローブを用いたラジアル式走査では，脱気水を管腔に充満させ，病変と周囲粘膜の層構造の連続性に着目する．深達度評価が深読みや浅読みとならないよう，エコーが病変部に垂直方向に放射されるよう心がける．そうすれば各層の境界エコーが明瞭に描出される可能性が高まり，超音波内視鏡像の的確な読影が可能となる．

❖ 低緊張十二指腸造影検査（画像4）

Billroth-Ⅰ法再建後の吻合部近傍，十二指腸の前壁側に径12mm大の透亮像を認める（矢印）．

見逃しやすい／誤りやすいポイント

bridging fold様所見を伴う隆起性病変であり粘膜下腫瘍との鑑別を要する．実際にはbridging foldではなくKerckling襞上にある病変で，ほぼ全周性に明瞭な境界を有するため上皮性病変と診断できる．

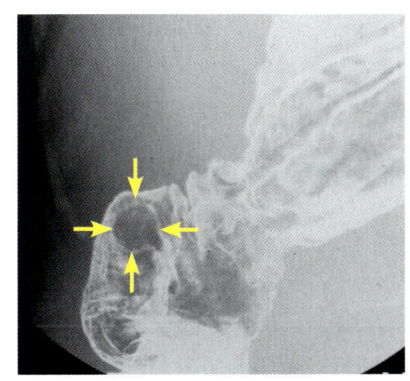

画像4

検査／読影のコツ

主に二重造影による正面像，側面像を撮影し，病変の深達度診断は側面像に反映される．しかし，襞上の病変の場合，側面像が強調されることもあるため，深読みに注意する．

❖ 病理組織像（画像5）

病変の中央部で核の重層化が目立つ異型腺管が密に増生する像を認め，**高分化腺癌**と診断された．腫瘍腺管の増殖は粘膜内に限局していた．

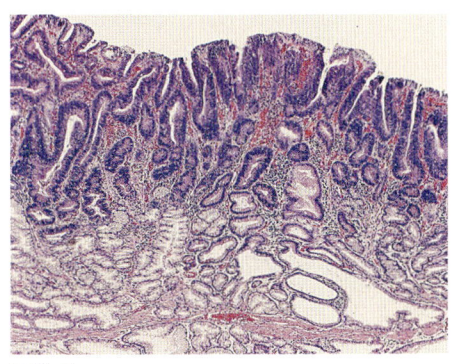

画像5

見逃し・誤りを防ぐための検査と診断のコツ

❖ 画像診断のポイント

　近年，十二指腸腺腫・粘膜内癌の報告は増加する一方である．大多数は上部消化管内視鏡検査で発見されており，パンエンドスコピーの普及によるところが大きい．十二指腸癌はVater乳頭周囲に発生する頻度が最も高いが，第3部，第4部にもそれぞれ約20％，約10％発生すると報告されている[7)8)]．従って，ルーチン内視鏡検査においても可能な限り深部まで注意深く観察する必要がある．

❖ 画像検査の選択

　まず，病変を発見するモダリティとして現時点では上部消化管内視鏡が第一選択であるが，今後カプセル内視鏡も有力な選択肢となるであろう．深達度診断は内視鏡で観察される壁肥厚や伸展不良所見に加え，超音波内視鏡や低緊張十二指腸造影所見を加味して評価する．粘膜下層以深への浸潤が疑われる場合は，リンパ節や遠隔転移の評価のため，CT・MRI・PET検査等を追加施行する．

❖ 鑑別すべき疾患のポイント

　Brunner腺過形成の典型像は柔らかい半球状の隆起を示し，病変の主座が上皮下または粘膜下層にあることから表面粘膜は周辺粘膜と同様，不整所見はない．異所性胃粘膜は球部に発生し，正色調あるいは発赤調の顆粒状隆起が多発する場合が多い．腺腫は低異型度の場合，全体的に乳白色調を呈し，粘膜模様に不整・不均一所見があっても軽度である場合が多い．辺縁のみに限局した乳白色調変化，または**発赤**を伴う場合は高異型度腺腫から粘膜内癌の可能性が高いと考えられる[6)]．

文　献

1) North JH, Pack MS : Malignant tumors of the small intestine: A review of 144 cases. Am Surg 66 : 46–51, 2000
2) Dabaja BS, Suki D, et al : Adenocarcinoma of the small bowel: presentation, prognostic factors, and outcome of 217 patients. Cancer 101 : 518–526, 2004
3) Hamilton SR, Aaltonen LA, et al : World health organization classification of tumours: Pathology and genetics of tumours of the digestive system: International agency for research on cancer. pp. 69–92, 2000
4) 『大腸癌取扱い規約　第7版補訂版』（大腸癌研究会），金原出版，2009
5) 中山善文，門脇康二，他：陥凹型十二指腸癌の1例．日消外会誌，33：477–481, 2000
6) Yoshimura N, Goda K, et al : Endoscopic features of nonampullary duodenal tumors with narrow-band imaging. Hepatogastroenterology, 2010（in press）
7) 斉藤修治，遠藤　格，他：治癒切除が可能であった第4部の十二指腸癌の1例．日消外会誌，34：485–489, 2001
8) 尾上俊介，加藤岳人，他：原発性十二指腸癌自件例10例の臨床病理学的検討．日消外会誌，39：1458–1463, 2006

応用編　消化管癌の画像診断のポイント

4. 十二指腸癌の画像所見と鑑別診断　B. 画像診断のポイント

1）腺腫との鑑別が必要な乳頭部癌

今津博雄，田尻久雄

疾患の基本知識

❖ 病態・病理

　乳頭部腫瘍は比較的稀で，乳頭部腺腫は剖検例の0.04〜0.62%，乳頭部癌は0.2%と報告されている．乳頭部癌は膵癌などの乳頭部近傍に発生する他の悪性腫瘍と比べて組織学的に分化度が高く，また早い病期から黄疸などの症状を呈するため，切除率や予後がよいとされている．

❖ 診断の方法

　乳頭部癌の診断は内視鏡検査・生検を中心に行われ，乳頭部腫瘍の全体像を捉えるためには側視鏡が有用である．しかし，乳頭部腺腫が腺腫内に癌を伴っていることも少なくなく，乳頭部癌を腺腫から正確に鑑別することは典型例を除き容易ではない．内視鏡下生検による乳頭部癌の診断精度は低く，25〜50％の偽陰性率が報告されているが，近年，NBI拡大内視鏡が，生検の診断能を補うモダリティとして期待されている[1]．また病期診断には超音波内視鏡が用いられる．

症例画像　乳頭部癌

❖ 通常内視鏡検査像（画像1）

乳頭は非対称性に腫瘤状に腫大している．表面は平滑・顆粒状でびらんや潰瘍形成を認めない．腫瘤の口側には微細な発赤を認める．

見逃しやすい／誤りやすいポイント

典型例では潰瘍形成やびらん，結節を伴うが，腺腫内の狭い領域に癌が存在する場合もあり，通常観察と生検だけでは乳頭部癌であっても腺腫と診断されてしまうことも少なくない．

検査／読影のコツ

潰瘍形成やびらんを伴う場合や非対称性の腫大を呈する場合，癌の存在を疑う所見である．

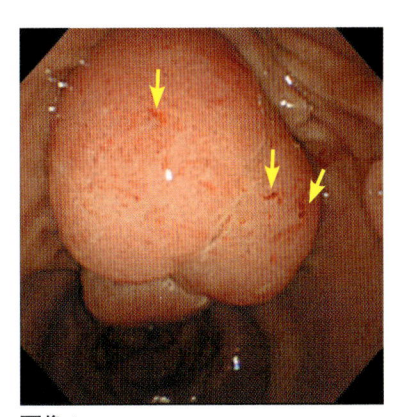

画像1

観察は側視鏡，直視鏡を駆使し，病変全体をくまなく観察する．典型像を示していなくても微細な発赤を認める領域は癌による異常血管を伴っている可能性があり，狙撃生検を考慮する．

❖ NBI併用拡大内視鏡検査像（画像2）

腫瘤肛門側の粘膜模様は松毬様であり，均一である．また拡張，屈曲蛇行，口径不同といった異常血管を認めない（A）．腫瘤口側の粘膜模様は不均一で無構造領域を伴っている．また拡張，屈曲・蛇行する異常血管を認める（B）．

見逃しやすい／誤りやすいポイント

同じ腫瘍内に腺腫と癌が混在している場合を常に念頭に置き，異常血管や不均一／無構造な粘膜模様といった所見を探すことが重要である．ただし，NBI拡大内視鏡観察でもこれらの所見をとらえられず，生検と併せて腺腫と診断してしまうこともある．

検査／読影のコツ

松毬様の均一な粘膜模様で異常血管を伴わない所見が腺腫の所見であり，癌の場合は不均一あるいは無構造な粘膜模様に拡張，屈曲蛇行，口径不同を呈する異常血管を伴う．

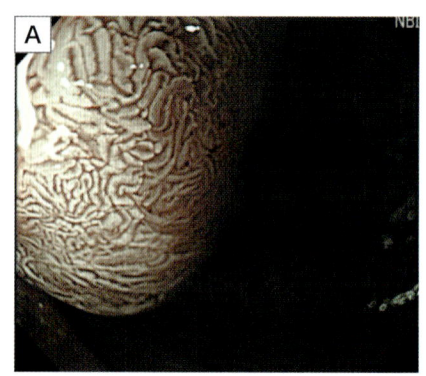

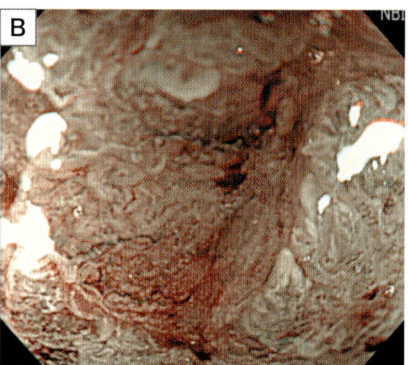

画像2

❖ 超音波内視鏡検査像（画像3）

内部均一な低エコー腫瘤を認める．十二指腸粘膜下層は保たれており，浸潤の所見はない（A）．また乳頭部近傍の主膵管に拡張を認める（B）．

見逃しやすい／誤りやすいポイント

十二指腸壁に浸潤する場合，乳頭部癌の診断は容易であるが，乳頭部にとどまる癌の場合，超音波内視鏡による腺腫と癌の鑑別は不可能である．

検査／読影のコツ

総胆管や主膵管の拡張は腺腫でもみられるが，腺腫よりも癌に多い所見であり，注意を要する．しかし，一般に超音波内視鏡は腺腫と癌の鑑別よりも乳頭部癌の病期診断に有用である．

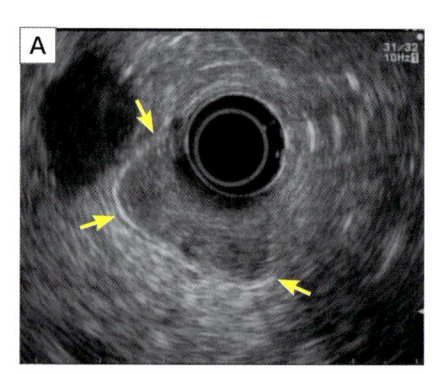

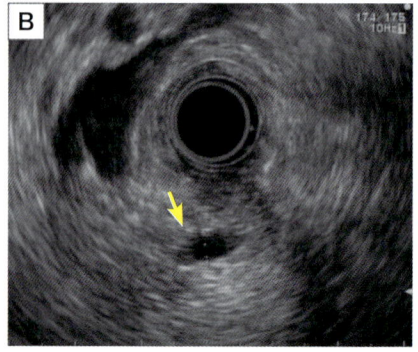

画像3

❖ 病理組織像（画像4）

NBI併用拡大内視鏡検査で癌が疑われた領域の生検では，異型細胞による複雑な腺腔形成と乳頭状増殖を認め，高分化型腺癌と診断された．治療法として膵頭十二指腸切除術が行われ，癌取扱い規約による病期分類では局所深達度m，pT1，N0，M0，stage Ⅰと診断された．

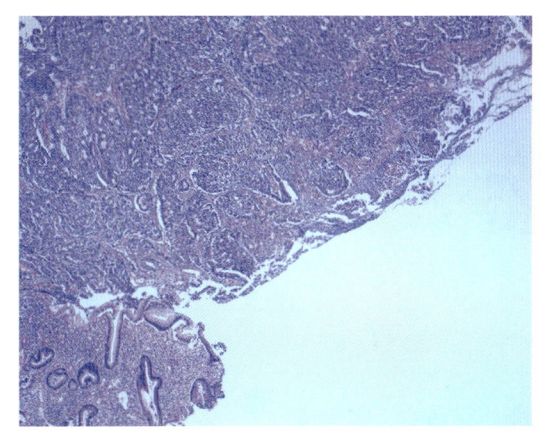

画像4

見逃し・誤りを防ぐための検査と診断のコツ

❖ 画像診断のポイント

- 通常内視鏡検査では**非対称性の乳頭部腫瘤，びらん，潰瘍の存在，不均一な顆粒状もしくは結節状の表面構造**があれば乳頭部癌を疑う
- NBI併用拡大内視鏡検査では**不均一もしくは無構造な粘膜模様や異常血管**があれば乳頭部癌を考える

❖ 画像検査の選択

- 通常内視鏡検査を第一選択として行うが，直視鏡の観察に加え，側視鏡による観察も行う．通常内視鏡検査に引き続き，**NBI併用拡大内視鏡検査**を行い，腫瘍の表面構造を観察する
- 乳頭部癌が疑われれば生検で腺腫であっても**超音波内視鏡**を行い，十二指腸壁を含めた周囲臓器への浸潤の有無，総胆管，主膵管拡張の有無を観察する

❖ 鑑別のポイント

- 乳頭部腺腫の一部，狭い領域に癌が混在している可能性を常に念頭におき，特にNBI併用拡大内視鏡観察では乳頭部全体をくまなく観察し，前述した癌の所見が腫瘍の一部でもみられないかどうかチェックする
- NBI併用拡大内視鏡検査でも乳頭部癌を拾い上げる感度は84％にとどまる[1]．さらに生検による感度も低いため，内視鏡検査で腺腫と診断された場合は**内視鏡的乳頭切除術**を考慮する

文献

1) 今津博雄，他：Vater乳頭部の拡大観察と良悪性診断．胃と腸，42：765-779，2007

応用編　消化管癌の画像診断のポイント

4. 十二指腸癌の画像所見と鑑別診断　　B. 画像診断のポイント

2）膵臓癌の浸潤との鑑別が難しい十二指腸原発癌

今津博雄，田尻久雄

疾患の基本知識

❖ 病態・病理

　十二指腸原発癌は消化管原発癌の0.3％を占める比較的稀な疾患であるが，全小腸原発癌の半数を占め，小腸原発癌の中では最も頻度が高い．男性に多く，好発部位は進行癌では差が認められないものの早期癌は球部が半数以上を占める．隆起型がほとんどであり，組織学的には乳頭管状腺癌，分化型腺癌が多い[1]．

❖ 診断の方法

　従来，稀で予後不良とされてきた十二指腸原発癌であるが，近年では上部消化管内視鏡検査の普及に伴い，早期の段階で発見された十二指腸原発癌の報告も増加している．一般に上部内視鏡検査で隆起性病変，潰瘍性病変，十二指腸の狭窄といった所見が認められれば，内視鏡下生検によって診断される．また，十二指腸に近接する膵頭部の悪性腫瘍が十二指腸に直接浸潤することも珍しくなく，鑑別や深達度診断のために超音波内視鏡検査，CT検査，MRI検査が行われる．

症例画像　中分化型十二指腸癌

❖ 通常内視鏡検査像（画像1）

　十二指腸下行脚に比較的境界明瞭な，周堤様隆起に囲まれた発赤調の辺縁不整な陥凹を認める．陥凹面の粘膜模様は消失し，凹凸を伴っている．十二指腸下行脚は腫瘍により狭窄を認めた．

見逃しやすい／誤りやすいポイント

　膵頭部癌はしばしば十二指腸に直接浸潤する．浸潤が消化管に及ぶと，消化管腔の歪みや発赤調の粘膜面が出現し，膵頭部癌の存在を疑う．

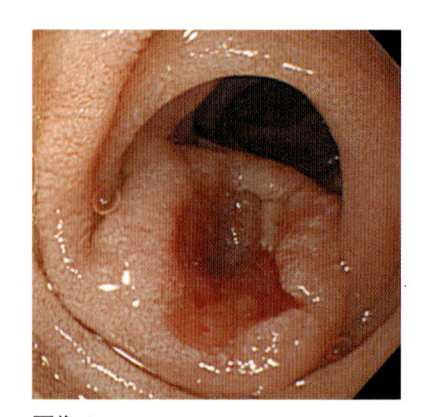

画像1

検査／読影のコツ

十二指腸原発癌のほとんどは隆起型で，進行とともに消化管腔を輪状に狭窄するのに対し，膵頭部癌の十二指腸浸潤では，消化管腔の歪みとともに不整な発赤を伴う粘膜面を形成することが多い．さらに進行とともに潰瘍の形成や，乳頭状粘膜を呈することもある．超音波内視鏡検査は十二指腸原発癌の深達度診断のみならず，膵頭部癌の鑑別にも有用である．

❖ 病理組織像（画像2）

本症例は内視鏡下生検にて，異型細胞の増殖を認め，管状腺癌と診断された．膵頭十二指腸切除術が施行され，切除標本では深達度ss，癌取扱い規約による病期分類ではpT3，pN1，M0であり，stage Ⅲa，中分化型十二指腸癌と診断された．

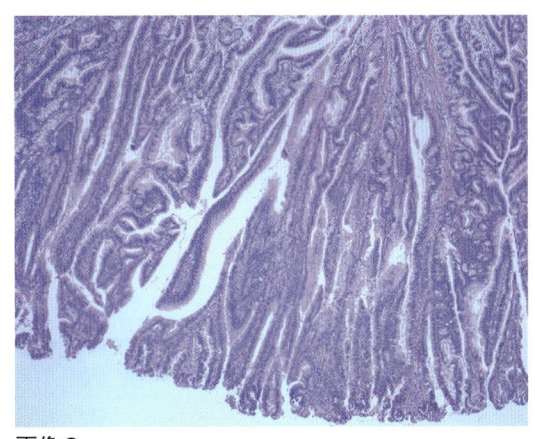

画像2

見逃し・誤りを防ぐための検査と診断のコツ

❖ 画像診断のポイント

- 通常内視鏡検査で隆起型の腫瘍を認め，粘膜面に凹凸，発赤，粘膜模様の消失，などの所見を伴えば十二指腸原発癌を疑う
- 消化管腔の歪みを伴っている場合は膵頭部癌の存在を疑う

❖ 画像検査の選択

- 通常内視鏡検査，内視鏡下生検を第一選択として行うが，膵頭部癌の十二指腸浸潤が疑われれば，超音波内視鏡検査やCT検査などが鑑別診断に有用である

❖ 鑑別のポイント

- 膵頭部癌の十二指腸浸潤では，消化管腔の歪み，狭窄とともに不整な発赤を伴う粘膜面を形成することが多い（図1）
- 超音波内視鏡検査などで膵頭部腫瘍と十二指腸壁に浸潤する像（→）を捉えることができれば鑑別診断は容易である（図2）

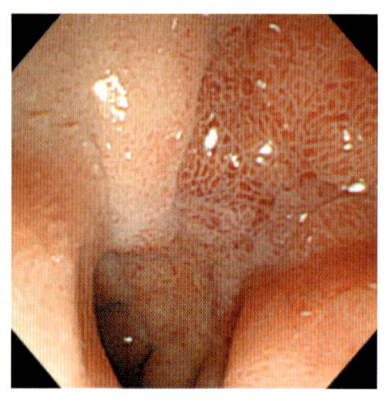

図1 ● 膵頭部癌の十二指腸浸潤
　　　（内視鏡像）

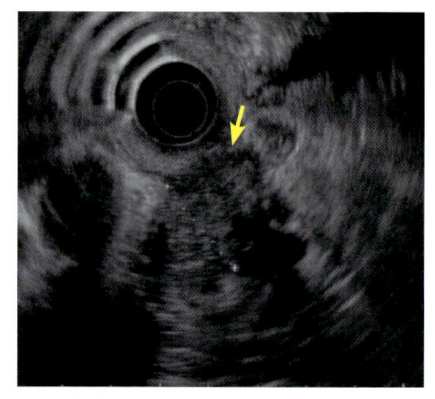

図2 ● 膵頭部癌の十二指腸浸潤
　　　（超音波内視鏡像）

文　献

1) 藤澤貴史，他：腺管絨毛腺腫をともなう早期十二指腸癌の一例 ―本邦報告例249例の臨床病理学的検討―．Gastroenterol Endosc 37：2768-2775，1995

4. 十二指腸癌の画像所見と鑑別診断　B. 画像診断のポイント

3）腺腫との鑑別が必要な濾胞性リンパ腫

郷田憲一，田尻久雄，池上雅博

疾患の基本知識

❖ 病態・病理

　消化管原発の悪性リンパ腫の80〜90％はMALT（mucosa-associated lymphoid tissue）リンパ腫やびまん性大細胞型B細胞性リンパ腫（diffuse large B-cell lymphoma：DLBCL）とされ，好発部位は胃であり，十二指腸に発生する頻度は約6％と稀である[1]．一方，濾胞性リンパ腫（follicular lymphoma：FL）の消化管原発の悪性リンパ腫に占める割合は5％未満と稀であるが[2]，その60％以上が十二指腸に発生しており，**十二指腸はFLの好発部位といえる**[3]．

❖ 診断の方法

　十二指腸に発生するFLの多くは無症状で，検診目的の上部消化管内視鏡検査で発見されている．内視鏡時の生検による組織学的検査で最終的に診断される．その際，**腫瘍表面マーカー（CD20, bcl-2, CD10, cyclin D1などが代表的）はMALTリンパ腫やマントル細胞リンパ腫との鑑別に有用**である．

症例画像　濾胞性リンパ腫

❖ 通常内視鏡検査像（画像1）

　十二指腸下行部に約半周性の著明な凹凸不整を示す白色調病変を認める（A）．

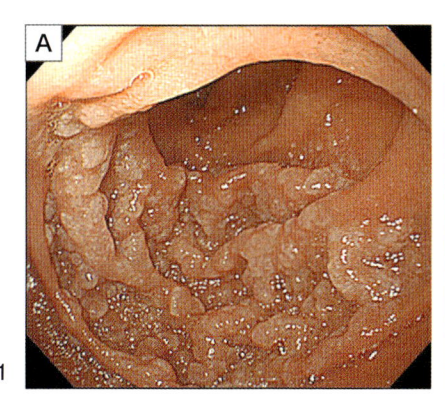

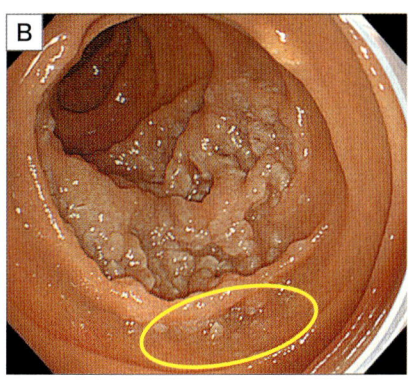

画像1

読影のポイント

病変は主に白色調を示す小隆起の集簇からなり，病変内では白色調を呈する部位と周囲と同じ色調（正色調）を呈する部位とがモザイク様に混在している（B）．

❖ 色素内視鏡検査像（インジゴカルミン撒布）（画像2）

見逃しやすい／誤りやすいポイント

病変内において，白色調小隆起間には絨毛構造が保たれた粘膜が介在している（A：矢印）．病変の辺縁には，多数の分散した白色調小隆起が認められる（線内：Bならびに画像1のB）．

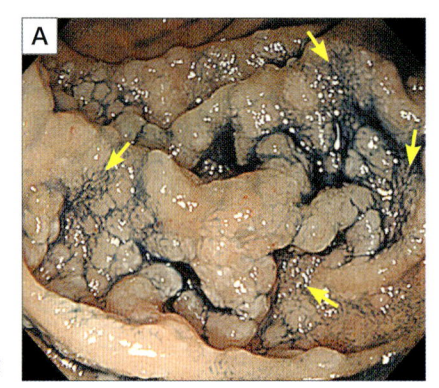

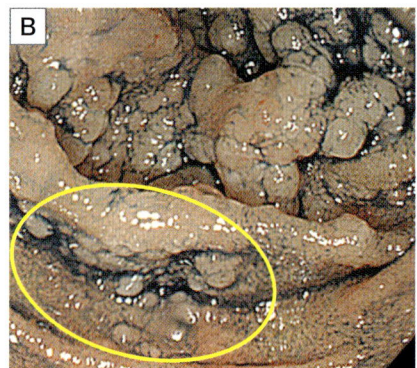

画像2

❖ NBI拡大内視鏡検査像（画像3）

読影のポイント

病変の周囲の健常な十二指腸絨毛構造（左下線内）に比し，白色病変部では明らかに肥大した絨毛構造を示し，癒合傾向もみられる（A）．緊満感のある粗大顆粒状の白色隆起も多数認められ，その表層には少数のゆるやかに蛇行する微小血管が認められる（B）．

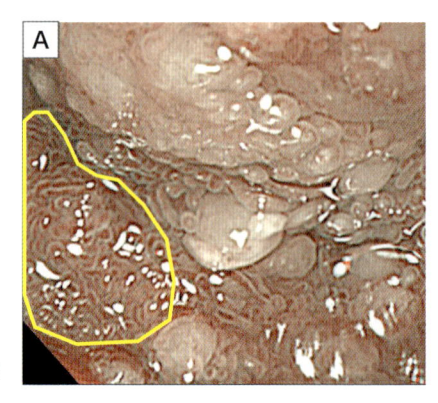

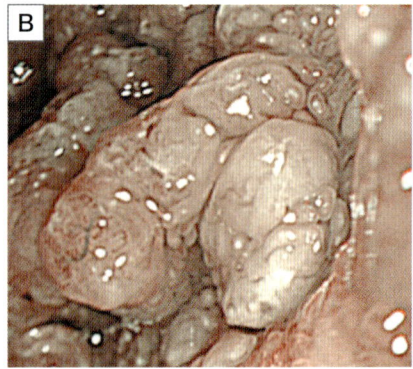

画像3

❖ 生検組織像（画像4）

主に小型の異型リンパ球が濾胞様構造を形成しながら粘膜から筋板内にかけて増生している（A, B）. 免疫組織化学的染色では, CD10抗体陽性（C）, bcl-2抗体陽性（D）を示しFLと診断した.

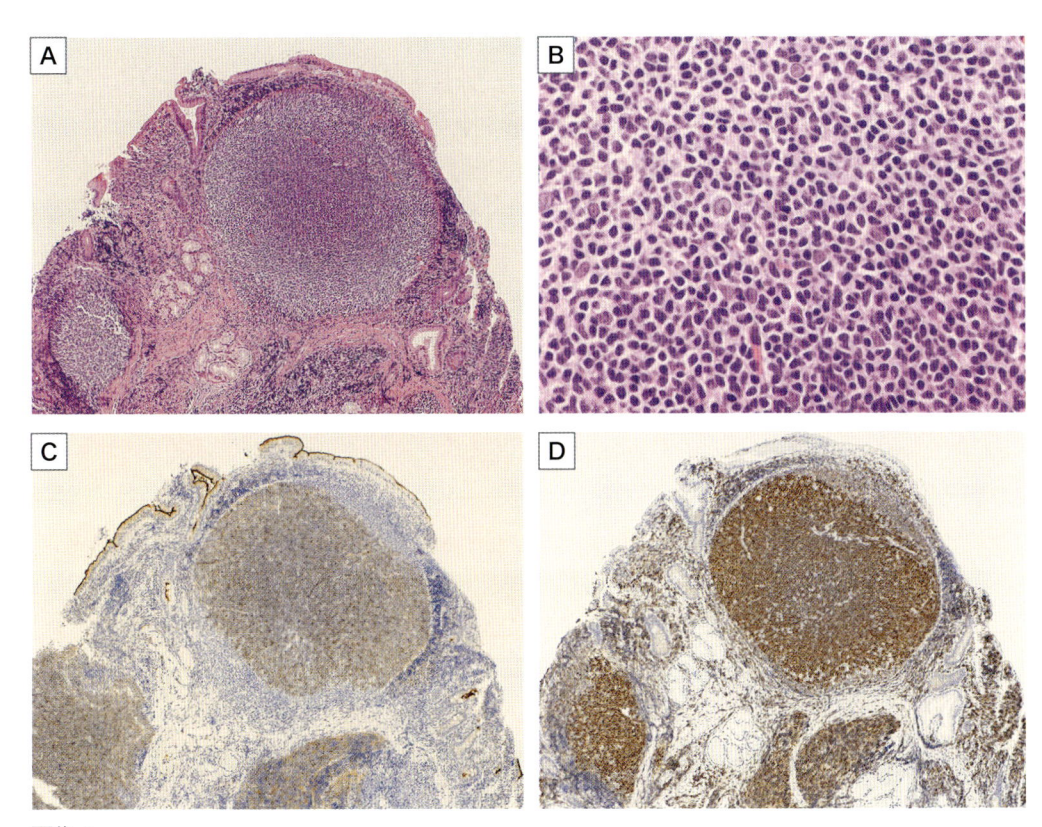

画像4

見逃し・誤りを防ぐための検査と診断のコツ

❖ 画像診断のポイント

FLの十二指腸病変は下行部のVater乳頭近傍やその対側に見られる場合が多い. 多数の白色調顆粒状隆起から構成されていることが, その内視鏡的特徴像である. **白色顆粒状隆起が広い範囲に散在する場合, それらが限局性に集簇する場合, その両者が混在する場合などがある**[4]. 絨毛先端部まで腫瘍リンパ球がリンパ濾胞様構造を伴いつつ密に浸潤増殖していることが白色顆粒状隆起を示す成因と考えられる.

❖ 画像検査の選択

上部消化管内視鏡検査および病理組織学的に十二指腸FLと診断された場合, 治療方針決定

のため，全身検索して臨床病期診断を行う必要がある．具体的には，下部消化管内視鏡検査（終末回腸），頸部～骨盤部CT，ガリウムシンチグラフィ，小腸造影X線検査 or 小腸内視鏡検査（カプセル or バルーン），骨髄穿刺などがある．最近ではfluorodeoxyglucose positron emission tomography（FDG-PET）を行う施設も増えている．

❖ 鑑別のポイント

　本病変のような限局性に白色顆粒状隆起が集簇する病変においては，白色調を呈する腺腫との鑑別が問題となる．FLの場合，あくまで白色小隆起の集簇が基本であり，インジゴカルミン撒布像にて，絨毛構造の保たれた粘膜の介在が認められることが多い．また，FLの辺縁には分散する小さな白色隆起が存在し，全周性に境界を"線"として認識困難なことなども鑑別のポイントとなろう．さらに，拡大観察も有用と思われ，FLの白色化した絨毛が肥大または癒合する像が観察できる．また，時に緊満感を有する粗大顆粒状隆起を形成し，その部位では粘膜模様は消失している．

　一方，白色調腺腫の場合，形態学的に不均一な絨毛構造を示すものの，癒合し著明な肥大を来すことは少なく，境界は"線"として認識可能である．また，腺腫の白色化の原因は腺窩上皮細胞内に貯留した脂肪滴と考えられている．そのため拡大観察では，腺口の周囲を主体に粘膜微細模様に沿って白色を呈しているのが観察できる[5)6)]．

　十二指腸に発生する悪性リンパ腫としてMALTリンパ腫も鑑別すべき疾患として腺腫と同様に重要である．MALTリンパ腫は顆粒状粘膜や多発びらん，浮腫状粘膜，粘膜下腫瘍様隆起など多彩な内視鏡像を示す．FLが十二指腸下行部に好発するのと対照的に，MALTリンパ腫は球部に限局することが多く[7)]，内視鏡像に局在部位を加味することで鑑別は可能である．

文　献

1) Crump M, Gospodarowicz M, Shepherd FA：Lymphoma of the gastrointestinal tract．Semin Oncol 26: 324-337, 1999
2) A clinical evaluation of the International Lymphoma Study Group classification of non-Hodkin's lymphoma．The Non-Hodkin's Lymphoma Classification Product．Blood 89: 3909-3918, 1997
3) Yoshino T, Mitake K, Ichimura K, et al：Increased incidence of follicular lymphoma in the duodenum．Am J Surg 24：688-693, 2000
4) 中村常哉，鈴木隆史，松浦　昭，他：十二指腸悪性リンパ腫の臨床病理学的特徴．胃と腸，36：1529-1540, 2001
5) 田中三千雄，薄田勝男，大倉康男，他：十二指腸における隆起性病変の拡大観察とその臨床的意義．胃と腸，38：1709-1720, 2003
6) Yoshimura N, Goda K, Tajiri H, et al：Endoscopic futures of nonampullary duodenal tumors with narrow band imaging．Hepatogastroenterology 2010 (in press)
7) 岩室雅也，吉岡正雄，小川恒由，他：十二指腸原発follicular lymphomaの5例．Gastroenterol Endosc 48：2289-2294, 2006

5. 小腸癌の画像所見と鑑別診断　A. 基本知識と典型例

小腸癌の基本知識と典型例

佐藤博之，砂田圭二郎，山本博徳

疾患の基本知識

❖ 病態・病理

1）疫学

　　消化管に原発する悪性腫瘍に占める原発性小腸悪性腫瘍の割合は低く，おおよそ2％前後とされている．この中で十二指腸を除く空腸，回腸を原発とする小腸癌はおおよそ40％前後とされており，**消化管原発悪性腫瘍に占める小腸癌の割合は1％にも満たない稀な疾患**と計算できる[1)2)]．発症年齢は，若年から高齢者まで幅広く認められるが，男性・女性とも発症平均年齢はおおよそ55歳から60歳とされている．男女比では，男性がやや多く1.2〜1.5：1とされている[1)3)]．

2）症状

　　腹部の不快感や膨満感，腹痛，嘔気，嘔吐，貧血，顕出血，腫瘤触知など他の消化器癌と同様であるが，こういった**症状が自覚される場合にはすでに進行癌の状態である場合が多い**．病状によっては，腸閉塞や腸重積，穿孔などの合併症を来すので注意が必要である．

3）部位

　　発生部位として空腸と回腸では空腸に多いとされる[1)4)]．**空腸の癌はTreitz靱帯から100 cm以内にほぼ9割程度が存在し，また，回腸においては回盲弁から100 cm以内に，やはり9割近くが存在する**との報告がある[1)5)]．これらの報告は近年開発され，普及してきたバルーン内視鏡やカプセル内視鏡といった新たなモダリティの出現以前の報告であり，部位については今後新しい知見が出てくる可能性もある．

4）病理

　　原発性小腸癌の多くは高−中分化型腺癌であるとされているが，腫瘍の一部もしくは癌浸潤深部に低分化型および未分化型腺癌を認めることもある．

❖ 病期・分類

　　American joint committee on cancer（AJCC）の『Cancer Staging Manual（第6版）』にはTNM分類（表1）による病期分類が掲載されている．これによると，stage I が4％とされ，以下stage II 20％，stage III 39％，stage IV 35％，不明2％との報告である．形態分類については統一されたものはないが，臨床上では大腸癌の形態分類を便宜上使用することもある．

表1 ● TNM分類による小腸癌のstaging

原発腫瘍（T）	
TX	原発腫瘍の評価が不可能
T0	原発腫瘍を認めない
Tis	上皮内癌
T1	腫瘍が粘膜固有層または粘膜下層に浸潤
T2	腫瘍が固有筋層に浸潤している
T3	腫瘍が固有筋層を越え漿膜下層に浸潤するか，腹膜非被覆傍筋層組織（腸間膜または後腹膜腔）に2cm以内の拡がりを認める*1
T4	腫瘍が臓側腹膜を貫通するか，直接他臓器または他組織に浸潤する（小腸のほかのループおよび腸間膜への浸潤，後腹膜腔への2cmを超える浸潤のほか，漿膜を介して腹壁に至る浸潤；十二指腸に限り，膵への浸潤も含まれる）

*1 腹膜非被覆傍筋層組織とは，空腸および回腸では，腸間膜部を指し，漿膜を伴わない部分の十二指腸では，後腹膜腔を指す

所属リンパ節（N）	
NX	所属リンパ節の評価が不可能
N0	所属リンパ節に転移を認めない
N1	所属リンパ節転移あり

遠隔転移（M）	
MX	遠隔転移の評価が不可能
M0	遠隔転移を認めない
M1	遠隔転移あり

病期分類

因子 stage	T	N	M
0	Tis	N0	M0
I	T1	N0	M0
	T2	N0	M0
II	T3	N0	M0
	T4	N0	M0
III	any T	N1	M0
IV	any T	any N	M1

文献6より引用

症例画像①　小腸癌1

❖ 腹部造影CT（画像1）

黄色矢印に囲まれた領域の**小腸壁に造影効果**を認める．**限局性の壁肥厚像**であり小腸癌の典型的な造影CT所見である．

見逃しやすい／誤りやすいポイント

単純CTでは，大きさによっては腫瘤を伴った腸管と正常腸管の区別がつかないことがある．

検査／読影のコツ

必ず単純・造影CT（可能であればダイナミックCT）を行うべきである．

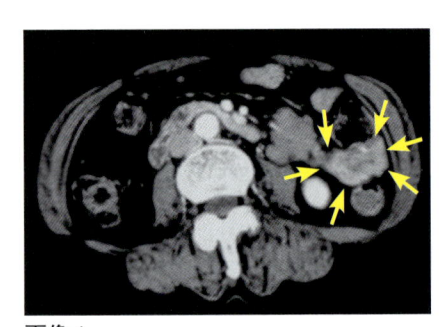

画像1

❖ 小腸造影（画像2）

経口からロングチューブを用いて造影を行った．空腸上部（Treiz 靱帯に比較的近い空腸）に狭窄像（黄色矢印）を認める．

見逃しやすい／誤りやすいポイント

生理的な小腸の蠕動による小腸管腔の変化を狭窄の存在と見誤る可能性がある．

検査／読影のコツ

蠕動の影響を少なくするために鎮痙剤を使用する．圧迫子での圧迫も併用する．

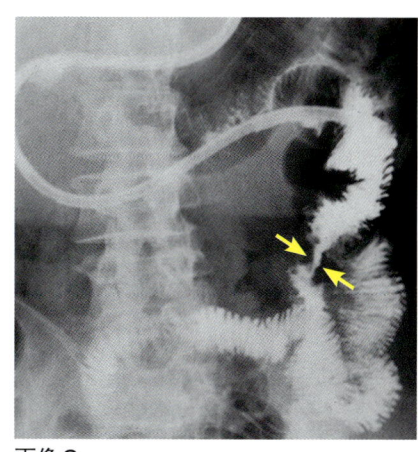

画像2

症例画像②　小腸癌2

❖ 腹部超音波検査（画像3）

黄色枠で囲んだ領域に**辺縁は低エコー，内部は高エコーの小腸癌の腫瘤**を認める．

見逃しやすい／誤りやすいポイント

体表近くに腫瘍が存在する場合には，見逃しや見誤りは少ないが，そうでない場合には描出が困難となる．また，肥満や腸管ガスの存在なども同様に描出の妨げとなる．

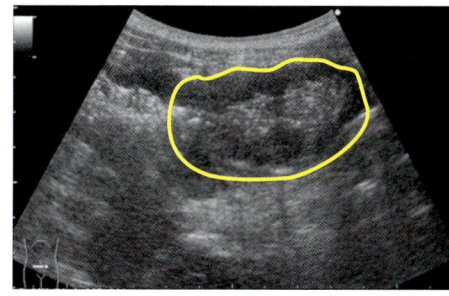

画像3

検査／読影のコツ

空腹時に行う．腹壁の緊張を取るように患者に指導する．体位変換も適宜行い，より明瞭な画像所見が得られるように工夫する．

症例画像③④　小腸癌3，4

❖ ダブルバルーン内視鏡検査

症例③：幽門輪から約40 cm肛門側の空腸に腫瘍を認めた（黄色枠）．腫瘍は内腔をほぼ閉塞していたが，黄色矢印部分にpin hole状に開口を認めた．また腫瘍からは自然出血も認められた（画像4）．

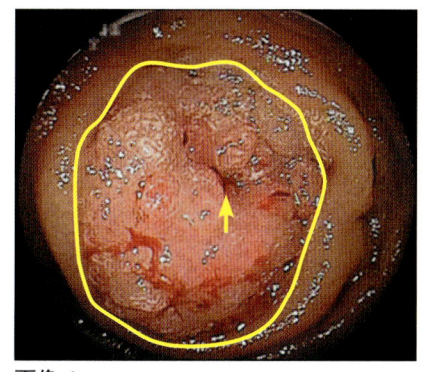

画像4

症例④：Treiz靭帯から約5センチ肛門側に，時計皿状の腫瘍を認めた（黄色枠）．画像4で見られたようなpin hole状の狭窄ではなかったがやはり内腔は狭窄していた（画像5）．

見逃しやすい／誤りやすいポイント

上皮性の腫瘍である癌では，腫瘍に硬さがあり，提示したような**狭窄例では内視鏡通過は困難**である．一方**リンパ腫では狭窄型でも腫瘍に柔らかさがある**．

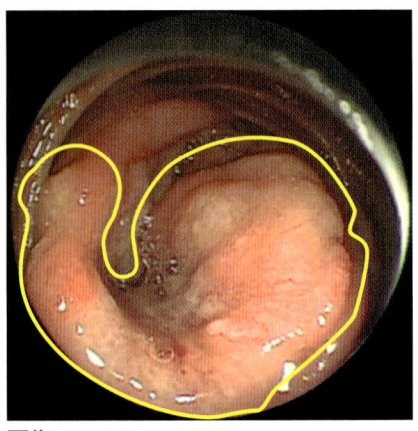

画像5

症例画像⑤　小腸癌5

❖ ダブルバーン内視鏡下選択的小腸造影

ダブルバルーン内視鏡では，内視鏡先端のバルーンを拡張させ，腸管をwedgeし，造影剤を鉗子口から注入する選択的造影ができる（画像6）．この方法であれば，内視鏡が通過できなくても，腫瘍の全体像を捉えることができる．

この症例では，狭窄と硬化を呈しており，いわゆる**napkin-ring sign**様であった．

また，内視鏡施行前に，CTなどの他の画像検査を行っておくこともしばしば有用であり，腫瘍の描出のみならず，腸管外の情報（リンパ節の腫大など）が鑑別に役立つことも多い．

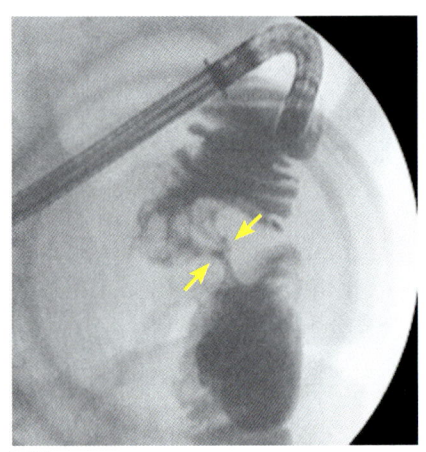

画像6

見逃し・誤りを防ぐための検査と診断のコツ

❖ 画像診断のポイント

- 簡便かつ低侵襲な検査から行う
- 存在診断能力の高い検査を行う
- 補助診断に有用な他の画像検査や血液マーカーなどを併せて行う

❖ 画像検査の選択

- 腹部造影CT：基本編2-3（p.107）でも述べているが，任意多断面構成（MPR）を用

いることにより，小さな腫瘍でも検出可能なことが多い．単純のみならず造影CT像も同時に撮影するのが望ましい．小腸癌は，造影効果を伴った限局性の壁肥厚所見を呈するからである．また周囲への浸潤やリンパ節転移，遠隔転移の有無など腸管外の情報を得ることもできる

- 腹部超音波検査：極めて低侵襲で，装置さえあれば容易に実施できる．腹壁から腫瘤を触れる場合には特に有用である．しかしながら，検者による描出能力の差や腹部ガスの影響といった不確定要素が存在する
- 腹部単純X線：イレウスなどの存在を確認できても小腸癌そのものを描出することはできない

以上の検査を行って，ある程度の情報を得た後に精査目的で小腸造影や小腸内視鏡検査などを選択するのがよい．

❖ 鑑別すべき疾患とそのポイント

上下部内視鏡検査を行っても出血源を認めない消化管出血では小腸出血を疑って精査を行うことが必要である．顕性出血を認めなくても慢性の鉄欠乏性貧血に便潜血陽性を伴う場合も同様である．小腸出血の原因の一つとして小腸腫瘍を念頭に置く必要がある．また，通過障害を疑う症状を繰り返す場合も腫瘍などの狭窄病変を疑って精査することが必要である．

しかし，どの小腸悪性腫瘍においても，臨床症状として特異的なものはないため，常にこれらの鑑別を念頭に置いておく必要がある．

- 小腸癌
  CEA値：ただし，全例で上昇するわけではない
  PET：明瞭に描出される場合もあるが，そうでない場合もある
- 悪性リンパ腫
  ガリウムシンチグラフィー：リンパ腫瘍性病変への集積像
  可溶性インターロイキン2受容体値：異常高値にて，リンパ腫の存在をさらに疑う
- 消化管間質腫瘍（gastrointestinal stromal tumor：GIST）
  腹部CT：腸管管腔外に向かって発育するような腫瘍像．大きな腫瘍の時に腫瘍内部の濃度が不均一

文　献

1) 八尾恒良，他：小腸腫瘍—最近5年間（1995〜1999）の本邦の集計．胃と腸，36：871-881, 2001
2) 倉金丘一：本邦における原発性空・回腸癌の臨床統計的考察．最新医学，34：1053-1058, 1979
3) Verma D, et al：Adenocarcinoma of the small intestine. Am J Gastroenterol 101：1647-1654, 2006
4) Severson RK, et al：Increasing incidence of adenocarcinomas and carcinoid tumors of the small intestine in adults. Cancer Epidemiol Biomakers Prev 5：81-84, 1996
5) 八尾恒良，他：最近10年間（1970-1979）の本邦報告例の集計からみた空・回腸腫瘍．胃と腸，16：1049-1056, 1981
6) Small intestine. In：American Joint Committee on Cancer：AJCC Cancer Staging Manual. 6th ed. pp 107-112, Springer, New York, 2002
・『小腸疾患の臨床』（八尾恒良，飯田三雄 編），医学書院，2004
・『ダブルバルーン内視鏡—理論と実際』（菅野健太郎 監修，山本博徳，喜多宏人 編），南江堂，2005
・特集：小腸疾患2008．胃と腸，43（4），2008
・特集：小腸疾患　診断・治療学の進歩．日本臨床，66（7），2008

応用編　消化管癌の画像診断のポイント

5. 小腸癌の画像所見と鑑別診断　B. 画像診断のポイント
1）カルチノイド

高橋陽子，藤森俊二

疾患の基本知識

❖ 病態・病理

　カルチノイドとは癌（carcinoma）に類似する（-oid）という名称である．神経内分泌腫瘍（neuroendocrine tumor : NET）という神経内分泌細胞から発生する腫瘍で，2003年の新しいWHO分類では転移の有無，病理組織学的な細胞の分化度，腫瘍径，浸潤などを指標に高分化型神経内分泌腫瘍，高分化型・低分化型内分泌癌に分類される（p.288参照）．
　緩徐に発育し組織異型性が低い腫瘍であるが，浸潤性で転移能を持つ．原腸系臓器組織に分布する神経内分泌細胞由来の上皮性悪性腫瘍であるが，粘膜深層に発生し粘膜下層へと膨張するように増大して腫瘤を形成するため，初期には正常粘膜に覆われた粘膜下腫瘍を呈する．増大すると腫瘍の頂部にびらんや潰瘍を形成して出血することがあり，小腸出血の原因となる．
　小腸カルチノイドは多発しやすく，直腸カルチノイドなどに比較して肝臓に転移しやすい．稀にカルチノイド症候群による皮膚紅潮，下痢などの随伴症状も出現することがある．

❖ 診断の方法

　カプセル内視鏡，小腸内視鏡検査，腹部CT，MRI検査，小腸造影検査などを行うが，腫瘍が小さい場合が多く，CT，MRI検査では描出が困難なことが多い．
　進展した腫瘍の場合，CT，MRI検査では腫瘍から放射状に広がる索上構造物が特徴的な所見とされている．小腸造影検査では初期には表面平滑な粘膜下腫瘍像を呈し，粘膜表面に潰瘍を形成するとバリウム斑として描出され，進展とともに腸管の屈曲や短縮，狭窄所見が認められる．
　確定診断のためには小腸内視鏡検査を行い直接組織を採取する必要があるが，粘膜下腫瘍を呈している場合は組織の採取が困難なことが多く，ボーリング生検が必要となることがある．
　鑑別すべき疾患は，GIST（p.253），悪性リンパ腫（p.249），転移性小腸腫瘍など，粘膜下腫瘍を呈する疾患である．

症例画像　小腸カルチノイド

❖ カプセル内視鏡検査（画像1）

A：表面平滑で黄白色を呈した粘膜下腫瘍様の隆起を認める（黄色矢印）

B：点墨の近傍に10mmを超える隆起性病変を認め（黄色矢印），頂部に陥凹を認める（赤色矢印）．

見逃しやすい／誤りやすいポイント

腫瘍が小さい場合，粘膜下腫瘍を呈していることが多く，注意深く観察しないと見逃しやすい．腫瘍が大きい場合は確認しやすいが，大部分が正常粘膜に覆われていることがあり，粘膜の形態の変化に注意が必要である．

検査／読影のコツ

病変の存在が疑わしければ読影を詳細に行うだけでなく，同検査を繰り返し施行することも有効である．小腸造影検査，小腸内視鏡検査など他のモダリティを組合わせたりすることにより診断率が上がる．

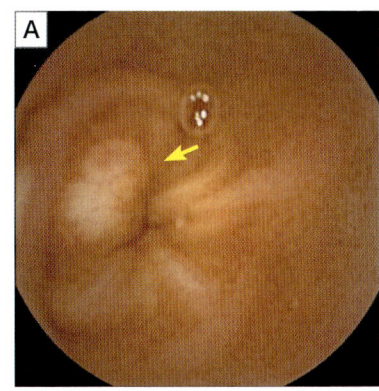

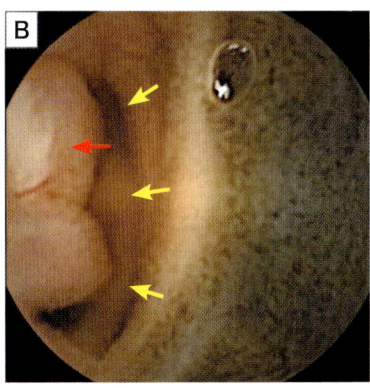

画像1

❖ ダブルバルーン小腸内視鏡検査とインジゴカルミン撒布像（画像2）

A：黄白色調で腫瘍の細血管が透見されるような粘膜下腫瘍様の隆起（黄色矢印）を認める．
B：インジゴカルミン液を撒布すると，より鮮明に病変が確認できる．

見逃しやすい／誤りやすいポイント

病変が小さいと，粘膜下腫瘍を呈していることが多く見逃しやすい．通常観察で粘膜に少しでも異常を認めた場合，積極的にインジゴカルミン液を撒布することにより病変が鮮明となり，見逃しを防ぐことができる．

検査／読影のコツ

インジゴカルミン液の撒布が微小病変の発見に有用であるが，粘膜下腫瘍様の病変も注意深く観察すると，色調の変化や腫瘍の血管透見の出現などに気がつく．

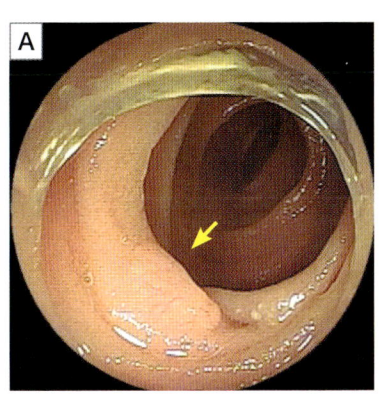

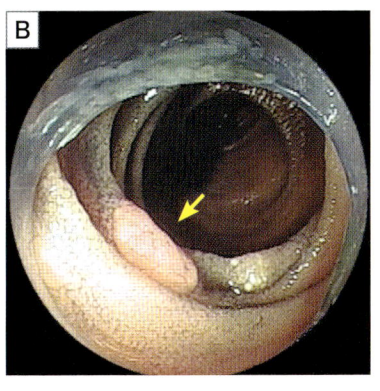

画像2

❖ ダブルバルーン小腸内視鏡検査

（画像3）

粘膜下腫瘍様の隆起性病変を認め，頂部の粘膜が一部脱落し，潰瘍を形成している（赤色矢印）．その奥にも粘膜下腫瘍様の隆起が認められ，確認すると，同様のカルチノイドであった（黄色矢印）．

見逃しやすい／誤りやすいポイント

腫瘍により粘膜の性状に変化のないものも多く，その場合インジゴカルミン液を撒布しても腫瘍に潰瘍などの変化がないと発見は困難である．

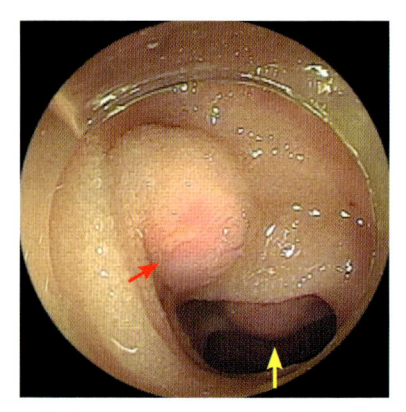

検査／読影のコツ

腫瘍は硬くクッションサイン陰性であるため，腫瘍が正常粘膜に覆われた隆起性病変の場合，鉗子で押してみることも重要である．超音波内視鏡検査を組合わせてもよい．また，写真の症例のように腫瘍が多発することも多く，1つ見つけても他にもないか注意深く観察する必要がある．

画像3

❖ 病理検査①（HE染色）（画像4）

小型の類円形核をもつ立方状の細胞が島状に配列しながら，粘膜下層を中心に一部固有層内に浸潤，増殖している．腺管構造の形成はなく，核分裂は認めない．

検査／読影のコツ

腫瘍の発生部位により組織型形態に特徴があり，写真の腫瘍は充実結節状（A型）と，中腸系（遠位十二指腸，空腸，回腸，虫垂，右結腸）の特徴を呈している．

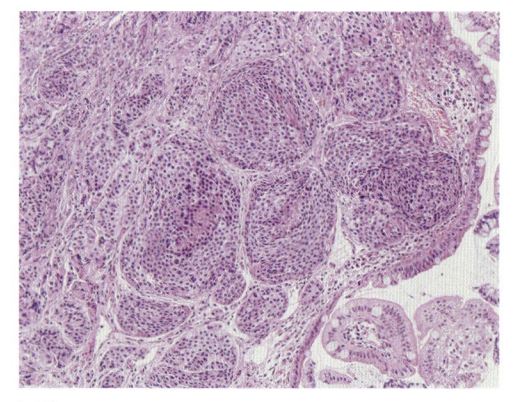

画像4

❖ 病理検査②（Grimelius, クロモグラニンA, CD56（NCAM））（画像5）

A：**Grimelius染色**：細胞質内に茶褐色調の顆粒が見られ，好銀性細胞（argyrophil cell）が確認できる．
B：**クロモグラニンA染色**：細胞質内が顆粒状に茶褐色に染色されている．
C：**CD56（NCAM）染色**：細胞質内が茶褐色に染色されている．

検査／読影のコツ

HE染色でカルチノイドが疑われた場合，好銀性の確認やクロモグラニンA，シナプトフィジン，CD56（NCAM）などの神経内分泌細胞マーカーの免疫組織染色が陽性であることを確認し，確定診断に至る．

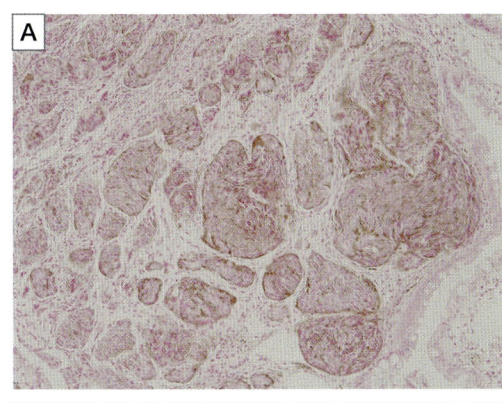

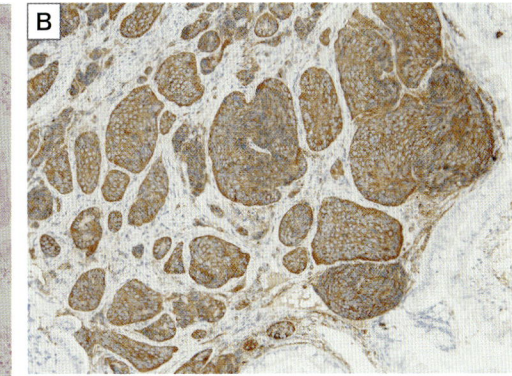

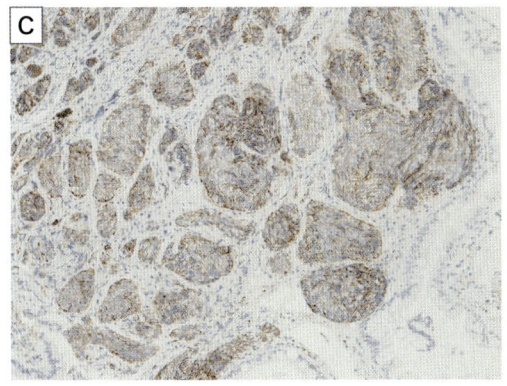

画像5

検査と診断のポイント

❖ 画像診断のポイント

- カルチノイドは全小腸に発生するが，終末回腸に発生することがあるため，**大腸内視鏡検査では必ず終末回腸の観察が必要**である．
- **腫瘍は多発することがあり，1つ見つけたら他にも存在する可能性があるため，より注意して観察する必要がある**．

❖ 画像検査の選択

- カプセル内視鏡検査は，簡便で侵襲もなく，存在診断の目的で施行しやすい検査である．検査後に何度も見返すことができるため，微細な病変を検出したり，一度見逃した病変を確認したりできる利点がある
- 腫瘍が小さい場合，腫瘍自体をCT，MRI検査で確認することは困難であるが，小さい腫瘍でも浸潤や転移することがあるため随伴所見として確認できる可能性があり，検査として必要である
- 小腸疾患を疑った時には小腸造影検査を行うことにより病変を指摘できることがある
- 確定診断には小腸内視鏡検査は必須である

❖ 鑑別のポイント

- 内視鏡所見では，腫瘍は粘膜下腫瘍を呈していることが多いが，**黄白色調で腫瘍の細血管が透見される**ことがあり，特徴的である．**進展すると腫瘍頂部の粘膜が脱落し，びらんや潰瘍を形成して出血することがあり，小腸出血の原因となる**
- 画像上の質的診断は困難なことが多く確定診断は内視鏡下生検でなされるが，粘膜下腫瘍を呈していることが多く，組織採取のためには時として**ボーリング生検**を行うなど工夫が必要である

文　献

- 藤森俊二，他：原発性小腸悪性腫瘍．日本臨牀，66：1286-1296，2008
- 髙橋陽子，他：腫瘍性疾患．臨牀と研究，86：1449-1454，2009
- 八尾恒良，他．カルチノイド『小腸疾患の臨床』pp.332-339，医学書院，2004
- Oberndorfer, S. et al：Kartinoide Tumoren des Dunndarms. Frankfurt Ztschr Patho 1：426-432, 1907
- 曽我　淳，他：カルチノイドとカルチノイド症候群．日本臨牀，51：207-221，1993

応用編　消化管癌の画像診断のポイント

5. 小腸癌の画像所見と鑑別診断　B. 画像診断のポイント

2）悪性リンパ腫

大塚和朗，工藤進英

疾患の基本知識

❖ 病態・病理

- 病変の主体が腸管にあるものをいう．小腸原発は消化管原発悪性リンパ腫の20～30％を占める．また，悪性リンパ腫は小腸原発性悪性腫瘍の30～40％を占める[1]
- 好発部位は回腸である
- B細胞性リンパ腫，特にびまん性大細胞型（DLBCL）が多い．その他，MALTリンパ腫，濾胞性リンパ腫やNK/T細胞リンパ腫もある
- 症状として，腹痛，腹部腫瘤，腸閉塞，体重減少，下血等がある

❖ 診断の方法

- 便潜血陽性の頻度が高い
- 肉眼形態は様々であり，分類法も様々であるが，主として，①隆起，②潰瘍，③MLP（multipl lymphomatous polyposis），④びまん，⑤混合/その他の5型に分類される
- **内視鏡生検によって確定診断がなされる**
- 病期診断は治療方針決定のため重要である．超音波内視鏡や，消化管X線造影，CT，シンチグラム，FDG–PET，骨髄穿刺等により行われる

症例画像　空腸悪性リンパ腫

❖ 小腸内視鏡画像（画像1）

中部空腸に発赤した絨毛や白色絨毛に覆われた粗大結節による全周性狭窄があり，内視鏡はかろうじて通過した．結節間には最大で半周を占める**深掘れ潰瘍**が散在していた．主病変の口側にも潰瘍が散在していた．

見逃しやすい／誤りやすいポイント

柔らかいことが多いが，潰瘍形成が著しいと線維化のため硬くなってくる．癌と異なり，**潰瘍周囲は平滑でoverghanging edge（はりだし）はなく，辺縁に不整はない**．

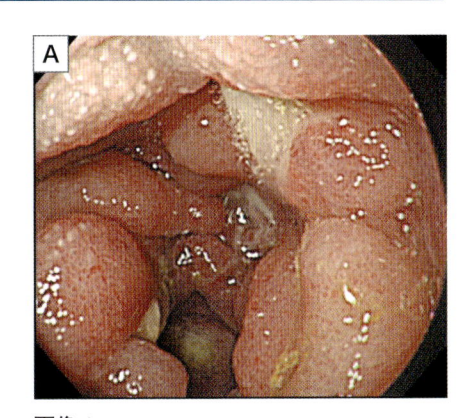

画像1

検査／読影のコツ
発赤部位はコンタクトにより容易に出血して観察困難となるので注意する．

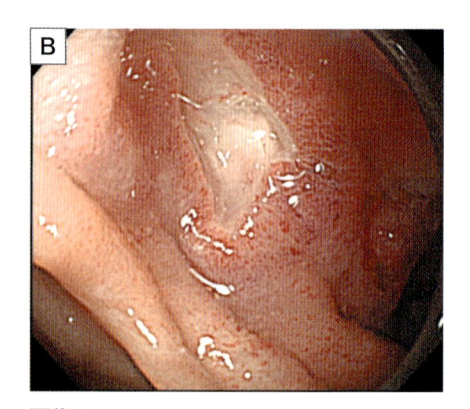

画像1

❖ 小腸内視鏡 NBI 画像（画像2）
発赤のため暗緑色の絨毛が潰瘍周囲に観察されている．

見逃しやすい／誤りやすいポイント
潰瘍内には絨毛のみならず血管も観察されず上皮の欠損がわかる．**周堤はなだらか**である．

検査／読影のコツ
出血で暗褐色になり観察困難になってしまうので注意する．

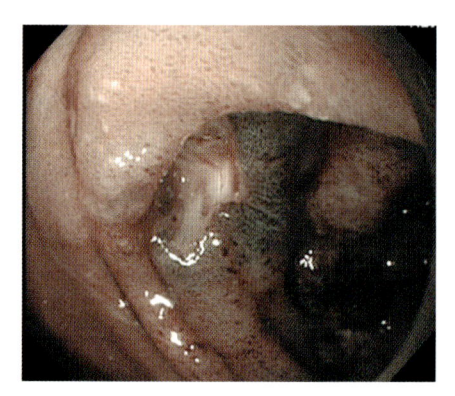

画像2

❖ 内視鏡下造影検査（画像3）
全周性の管腔が狭小化し，不規則な**結節**がみられる．口側に**拡張**がみられ通過障害が示唆される．

見逃しやすい／誤りやすいポイント
癌との鑑別が問題となるが，癌とは異なり，overghanging edge はない．

検査／読影のコツ
病変の広がりや大きさを客観的にとらえることができる．選択的なため腸管の重なりの影響を避けやすい．事前に洗浄液や腸液など腸内容をよく吸引しておかないと造影剤が希釈され不明瞭な像となってしまう．ダブルバルーン内視鏡では，内視鏡バルーンにより，注入した造影剤と空気の逆流が防止でき，二重造影像を得やすい．

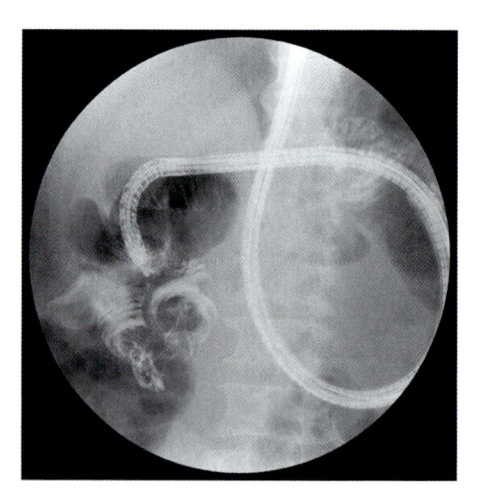

画像3

❖ CT画像（画像4）

小腸壁の全周性の肥厚がみられ，腸管膜にも多発する腫瘤がみられる（矢印）．

検査／読影のコツ

低侵襲に管外の情報を得ることができ有用である．
冠状断面・矢状断画像の作成や立体像の構築ができ，周囲臓器との関係が明瞭になる．

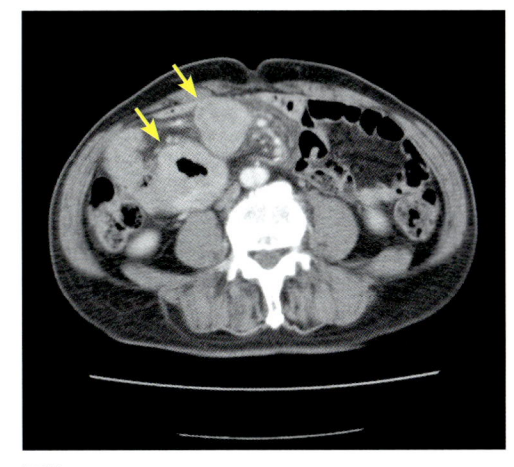

画像4

❖ 病理標本画像（画像5）

A：粘膜下層から押し上げるように腫瘍細胞が増殖している．
B：大型で異型の目立つ細胞が密に増殖している．
C：免疫組織染色ではCD20が陽性であり，B細胞性と考えられ，diffuse large B cell lymphoma（DLBCL）と診断される．

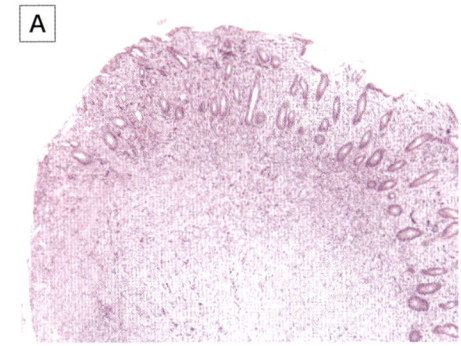

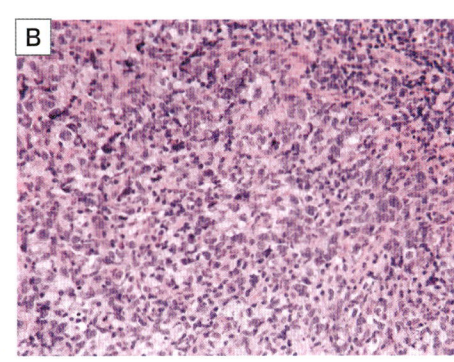

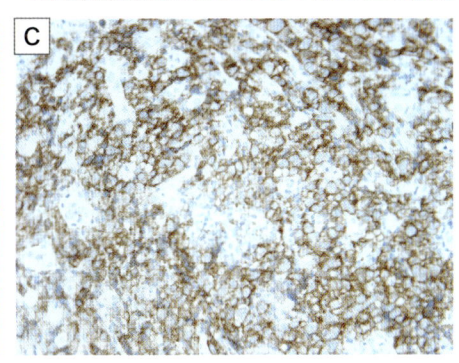

画像5

見逃し・誤りを防ぐための検査と診断のコツ

❖ 画像診断のポイント

- 多彩な肉眼型がみられる
  ① **隆起型**：粘膜下腫瘍であり，平滑な隆起がみられる
  ② **潰瘍型**：壁の伸展性が良好であり病変境界部は比較的なだらかである．癌と異なり辺

縁がoverhangしない．耳介様周堤がみられる
　　③**MLP型**：広範囲の消化管に無数の隆起性病変を呈するものである．種々の消化管ポリポーシスとの鑑別が重要である
　　④**びまん型**：びまん性に皺襞の腫大があり，IPSID（immunoproliferative small intestinal disease）では，微細顆粒状粘膜を呈する．T細胞リンパ腫では，びらんや潰瘍を伴う．アミロイドーシスや寄生虫症との鑑別が重要である
　　⑤**混合型/その他**：①～④に分類できないもの
- 濾胞性リンパ腫では，散在する白色調の顆粒状隆起やその集簇がみられ，多発する
- MALTリンパ腫等で，主に粘膜下層以深に腫瘍細胞があると粘膜面の変化が指摘しにくい
- 大きな腫瘤を形成しても狭窄・閉塞所見を示すことは少ない

❖ 画像検査の選択

- **造影CT**：不整な壁肥厚がみられる．全身検索が可能であり，病期診断にも有用である
- **小腸造影検査**：病変の分布や形状の詳細な観察が可能である
- **小腸内視鏡**：病変を精査することができ，生検診断が施行できる．NBIにて茶色の領域として認識されるという報告や，AFIでリンパ腫病巣は細胞密度の上昇と血流増加のためマゼンタに描出されるという報告がある
- **FDG-PET**：異常集積がみられ病期診断に有用である

❖ 鑑別のポイント

　　画像診断のみで確定診断することは困難であり，病理組織診断が必要である．潰瘍辺縁粘膜や粘膜下隆起の要素が強い部分から切れ味のいい大きめの鉗子で十分量の組織を採取する．複数個の生検が望ましい．

- **上皮性腫瘍**：隆起性のものは，表面に結節顆粒や分葉がみられる．潰瘍性のものは，潰瘍辺縁は不整でありoverhangがみられる
- **カルチノイド**：内視鏡所見では淡黄色で平滑な粘膜下腫瘍様隆起が特徴的とされている
- **GIST**：小腸では管外への発育が目立つ，管外型，混合型が多い（p.253参照）
- **アミロイドーシス**：絨毛の大小不同や黄白色調の顆粒状隆起の多発した粗造な粘膜がみられる
- **クローン病**：縦走潰瘍や敷石像といった特徴的な所見の他，縦列傾向をもつ不整形潰瘍，アフタ，びらんがみられる
- **結核**：周囲粘膜に萎縮瘢痕帯がみられる
- **虚血性腸炎**：浮腫や顆粒状粘膜がみられる

文　献
1）中村昌太郎，松本主之，八尾孝史，他：悪性リンパ腫．『小腸疾患の臨床』（八尾恒良，飯田三雄 編），医学書院，pp340-351，2004
・小林清典，勝又伴栄，春木聡美，他：小腸悪性リンパ腫の診断．胃と腸，41：304-314，2006
・二村　聡，大島孝一：消化管悪性リンパ腫の生検病理診断．胃と腸，44：875-888，2009

5. 小腸癌の画像所見と鑑別診断　B. 画像診断のポイント

3）GIST

大塚和朗，工藤進英

疾患の基本知識

❖ 病態・病理

- Gastrointestinal stromal tumor（GIST）は，紡錘形ないし類上皮型の腫瘍細胞からなり，c-kit 遺伝子産物である KIT を発現する腫瘍であり，消化管自律運動のペースメーカー細胞である Cajal 介在細胞由来と考えられている[1]．
- 症状：腹痛，腹部腫瘤，消化管出血が発見の契機となる．その他，穿孔，腸重積，軸捻転等もある
- 粘膜下腫瘍であり，発育形式は，管内型，管外型，壁内型，混合型の4つがある[2]．小腸では，管外型，混合型が多い

❖ 診断の方法

病理組織診断による．KIT または CD34 陽性のものが GIST とされる（図1）．また造影 CT ではよく濃染される．

図1 ● GIST の診断

症例画像　管外発育した空腸 GIST

❖ カプセル内視鏡画像（画像1）

正常粘膜に覆われた**暗青色の隆起の集簇**がみられる．

見逃しやすい／誤りやすいポイント

管内に発育する場合は，半球状の隆起として認識されるが，管外に発育する場合は，血管の腫大としてのみ認識されることがある．

検査／読影のコツ

腫瘍性病変では，数フレーム，時には1フレームにのみ写っていることも多く，疑わし

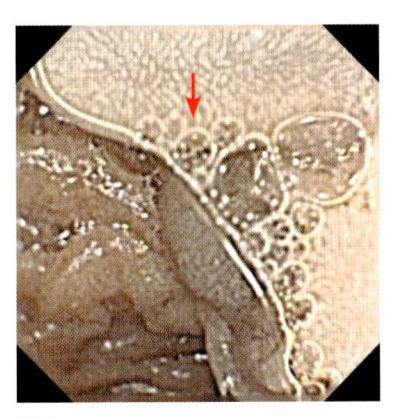

画像1

い画像がみられる場合は他の画像診断を併用していく必要がある．また，貧血や消化管出血が発見の契機となることが多く，カプセルとの接触で出血することもある．

❖ 小腸内視鏡画像（画像2）

正常粘膜に覆われた**暗青色の隆起の集簇**が片側性にみられる．

見逃しやすい／誤りやすいポイント

小腸内視鏡の観察は主にスコープの抜去時に行う．そのため挿入時に外筒等で粘膜損傷を起こすと，小病変ではアーチファクトとの鑑別が困難となる．

検査／読影のコツ

空腸病変では経口挿入が，回腸病変では経肛門挿入が選択される．挿入ルートの選択には，カプセル内視鏡の通過時間や，CT等の結果を参考にする．

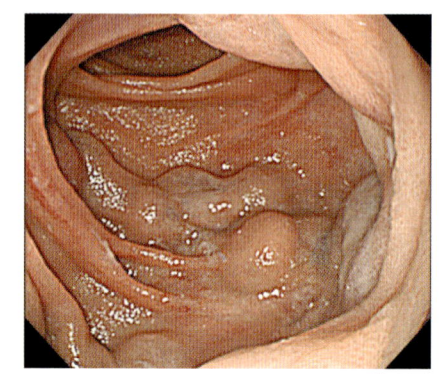

画像2

❖ 小腸内視鏡NBI画像とインジゴカルミン撒布像（画像3）

絨毛が明瞭に観察される（A）．NBI近接画像では**茶色の絨毛**もみられる（B）．

見逃しやすい／誤りやすいポイント

色素内視鏡観察やNBI観察により絨毛の性状がより明瞭に観察される．

検査／読影のコツ

粘液が付着していると色素内視鏡観察が困難になる．NBI観察では透明な粘液の影響は小さいが，**胆汁が付着していると赤く見えてしまう**ので，できるだけ水洗して観察する．

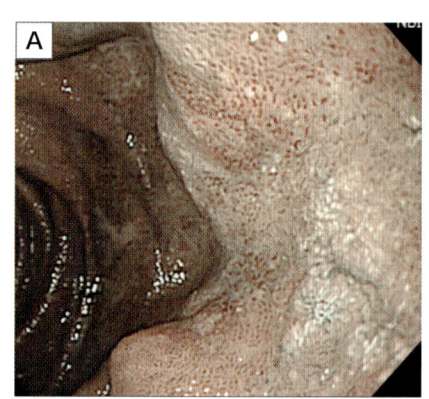

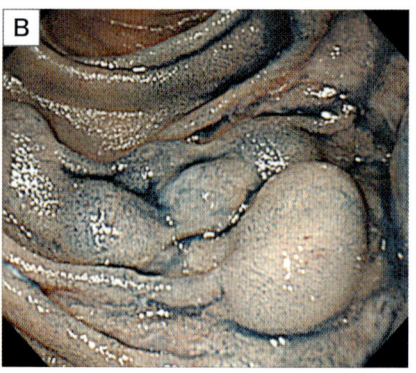

画像3

❖ CT画像と造影MRI検査（画像4）

骨盤内を占拠する**造影効果のある腫瘤**が観察される．**壊死部分**も観察される（A）．腫瘤の頭側には拡張蛇行した静脈が観察され，AVMや腸管血流の**うっ滞**が考えられる（B）．

検査／読影のコツ

低侵襲に管外の情報を得ることができ有用である．
冠状断面・矢状断画像の作成や立体像の構築ができ，周囲臓器との関係や血管支配が明瞭になる．

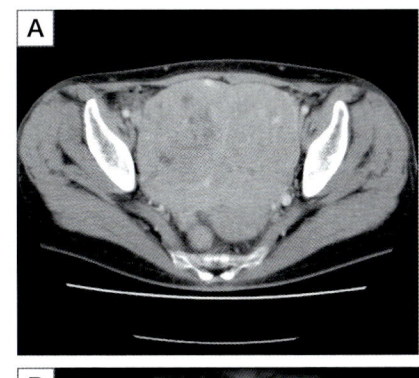

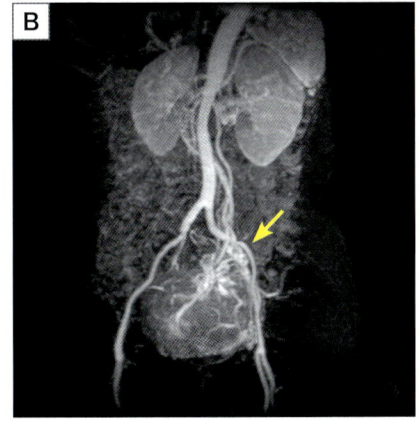

画像4

❖ 病理標本画像（画像5）

A：腫瘍が粘膜陥凹部の直下にまで増殖している
B：腫瘍周囲の血管がうっ滞により拡張している
C：紡錘状の腫瘍細胞が束状に錯綜している
D：免疫組織染色ではKIT陽性でありGISTと診断される

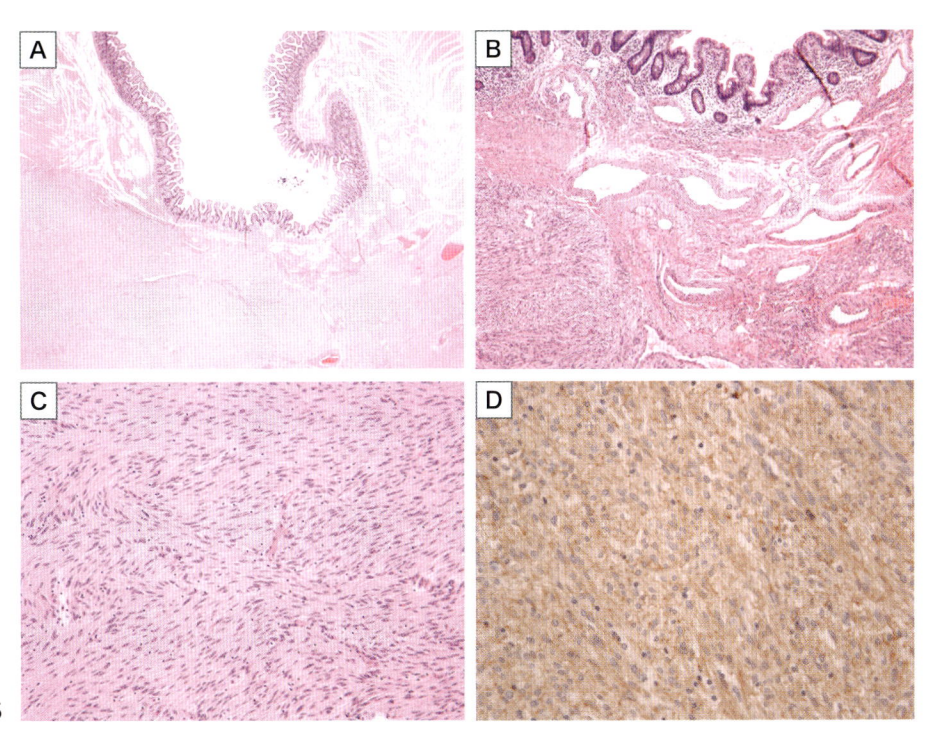

画像5

見逃し・誤りを防ぐための検査と診断のコツ

❖ 画像診断のポイント

- 原因不明の消化管出血がある時は積極的に検索を行うことが早期発見に重要である
- 管内型では，隆起として観察され中央に潰瘍形成していることもある
- 管外型では，所見は軽微で，随伴変化しかみられないこともある

❖ 画像検査の選択

- US：簡便で安全に施行でき，第一選択の検査である
- 造影CT：腫瘍濃染像がみられる．低侵襲に全体を把握することができる．腸管狭窄の有無も予想でき，カプセル内視鏡検査の滞留予防に有用である．また，バルーン内視鏡の挿入経路選択にも有用である
- カプセル内視鏡：低侵襲に全小腸の検索が可能である．顕性出血がみられる時は特に有用である．しかし狭窄がある時は滞留を起こす危険がある
- 小腸内視鏡：病変を精査することができ，EUSや生検診断も施行できる．侵襲性がある検査なので，事前に他のモダリティを参照して検査計画を立てておくことが望ましい
- FDG-PET：腹膜播種や肝転移の診断に有用であるが保険適用が得られていない

❖ 鑑別のポイント

- SMT（粘膜下腫瘍）であり多くは画像診断のみで確定診断することは困難であり，病理組織診断が必要である
- 表面に潰瘍を形成していることもある（図2）
- 生検時に大出血を起こすことがあるので注意が必要である[3]

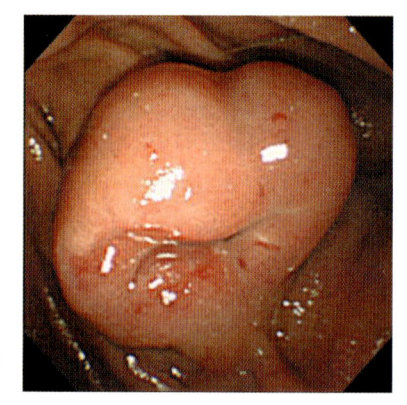

図2 ● 十二指腸混合型GIST
管内に表面平滑で中央に潰瘍形成した隆起が観察される

文 献

1) 垂水研一，古賀秀樹，堅田真司，他：間葉系腫瘍．胃と腸，43：539-546，2008
2) 平井郁仁，大重要人，岩下明徳：小腸間葉系腫瘍（GIST）．『小腸疾患の臨床』（八尾恒良，飯田三雄編），医学書院，pp352-360，2004
3) 藤森俊二，江原彰仁，瀬尾継彦，他：原発性小腸悪性腫瘍．日本臨牀，66：1286-1296，2008

応用編 消化管癌の画像診断のポイント

6. 大腸癌の画像所見と鑑別診断　A. 基本知識と典型例

大腸癌の基本知識と典型例

大竹陽介, 斎藤 豊

疾患の基本知識

❖ 病態・病理

1) 疫学

『がんの統計'09』によると1980年代に入りわが国の死因第1位となった悪性新生物の中で, 大腸癌（結腸癌および直腸癌）は部位別がん死亡率の第3位（男性3位, 女性1位）となっている[1]. 欧米においては罹患率, 死亡率ともに減少に転じているのに対して, わが国ではようやく頭打ちの状態にさしかかってきたという現状である. 食生活を含めた生活習慣の欧米化が進む一方で, その対策や検診, スクリーニングといった予防面がいまだ十分とは言えない状況である. 大腸癌は早期発見により完治が可能とされているにもかかわらず, 一次検診である便潜血検査および内視鏡検査をはじめとする精密検査（二次検診）の受診率が低い. 今後罹患率, 死亡率を減少させるためには検診受診率を向上させることが必須であり, より効率的で受け入れられやすい検査および検診プログラムの確立が待たれる.

2) 大腸癌の組織発生と関連遺伝子

従来, 散発性大腸癌の発生については, 腺腫を介するadenoma-carcinoma sequence説と非腫瘍粘膜から直接発生する*de novo*説とが長きにわたり議論されてきた. しかしながら進行癌に至る主経路はいずれなのか, 一定の見解は得られていない. 粘膜内癌の多くは腺腫が癌化したものと考えられており, 欧米では実際に内視鏡で発見した腺腫性ポリープをすべて摘除することで, 76～90％の大腸癌発生抑制効果があると報告されている[2]. しかし一方で早期大腸癌の発育形態の詳細な検討から, 進行癌の約80％は*de novo*癌であるとする報告もある[3]. いずれにおいても最終形である進行癌の肉眼形態は2型が大半であり, 進行癌そのものを対象として, その初期病変を検討するのは困難である. 遺伝子学的な背景についてはVogelsteinの多段階説が広く認知されている[4]. つまりadenoma-carcinoma sequenceにおいて, 腺腫の発生にはAPC遺伝子の変異が関与し, 腺腫の増大には*K-ras*遺伝子が, 腺腫から癌への進展には*p53*遺伝子の異常が, さらに浸潤にも複数の遺伝子異常が関与するというものである. 一方*de novo*癌の発生に関与する遺伝子学的背景はいまだ不明な点が多いが, adenoma-carcinoma sequenceとは異なった遺伝子異常の集積が推測される[5]. その他familial adenomatous polyposis（FAP：家族性大腸腺腫症）およびhereditary non-polyposis colorectal cancer（HNPCC：遺伝性非ポリポーシス大腸癌）といった家族集積性のものや, 潰瘍性大腸炎などの炎症性腸疾患を背景としdysplasiaを介して発生するcolitic cancerが挙げられる. 家族集積性のものであれば詳細な問診や家族歴の聴取が重要であるし, また炎症性腸疾患についても症状出現を契機に内視鏡的な経過観察が必要となり, 大腸癌発生のハイリスク集団としてエビデンスに基づいた治療法およびサーベイランスプログラムの確立

が待たれる．これらの大腸癌の発生に関与する遺伝子異常についても徐々に解明されつつあり，HNPCCにおいては複数のミスマッチ修復遺伝子異常が関与する[6]．潰瘍性大腸炎を背景とする大腸癌ではAPCやK-ras遺伝子の異常はあまり起こらず，p53の異常が比較的早期に起こるとされている[7]．また，hyperplastic polypからserrated adenoma（serrated polyp）への発育を経て発癌に至るserrated pathwayについても解明されつつある．

3）病理

　大腸癌の組織型では腺癌が最も多く，とりわけ管状腺癌（高分化および中分化）が大半を占める．粘膜内癌（M癌）では圧倒的に腺腫成分を伴うものが多く，肉眼的には隆起型を呈する．これはadenoma-carcinoma sequenceによる発癌の形式と考えられている．一方de novo癌は腺腫成分を伴わない癌とされ，肉眼型は表面陥凹型およびそれを主体とする複合型を呈する．その頻度は少ないとされているが，発見の困難さ，あるいは浸潤の速さによるという見方もある．進行癌では2型を呈するものが多いが，前述の通りその初期病変が腺腫内癌なのかde novo癌なのかを推定するのは困難である．

❖ 分類・病期

1）分類

　国内における大腸生検組織診断分類は大腸癌取扱い規約のグループ分類が主に用いられている．あくまで生検材料が対象であり，上皮性のものにのみ用いられる．これに対し日米欧の病理学者間の診断の一致を目指し提唱されたVienna classification[8]では生検材料だけでなく内視鏡あるいは手術で得られた切除標本に対しても用いられ，生検診断に浸潤性が加味された分類となっている（表1）．

　肉眼型分類は取扱い規約では6型に分類されており，内視鏡的所見で判定される．0型（表在型）は早期癌と推定されるものに対する分類であり，早期胃癌分類に準じている．また複数の要素を有する腫瘍では複合型として表現する（表2）．なお，組織学的に腺腫や非腫瘍性病変であってもそれを考慮せずに内視鏡的な病変の形を全体像として判断する．今日，早期癌の肉眼型においてlaterally spreading tumor（LST：側方発育型腫瘍）の概念が発育進展も加味した分類として定着している．工藤らが提唱した，側方に拡がる発育進展形式をとり，大

表1 ● 生検組織診断の分類

大腸癌取扱い規約による分類	Vienna classification
グループX：生検組織診断ができない不適材料 グループ1：正常組織および非腫瘍性病変 グループ2：腫瘍性か非腫瘍性か判断の困難な病変 グループ3：腺腫（良性腫瘍） グループ4：腫瘍と判定された病変のうち癌が疑われる病変 グループ5：癌	カテゴリー1：Negative for neoplasia/dysplasia カテゴリー2：Indefinite for neoplasia/dysplasia カテゴリー3：Non-invasive low grade neoplasia 　　　　　　　（low grade adenoma/dysplasia） カテゴリー4：Non-invasive high grade neoplasia 　　　　　　4.1 High grade adenoma/dysplasia 　　　　　　4.2 Non-invasive carcinoma（carcinoma in situ） 　　　　　　4.3 Suspicion of invasive carcinoma カテゴリー5：Invasive neoplasia（carcinoma） 　　　　　　5.1 Intramucosal carcinoma 　　　　　　5.2 Submucosal carcinoma or beyond

表2 ● 肉眼型分類

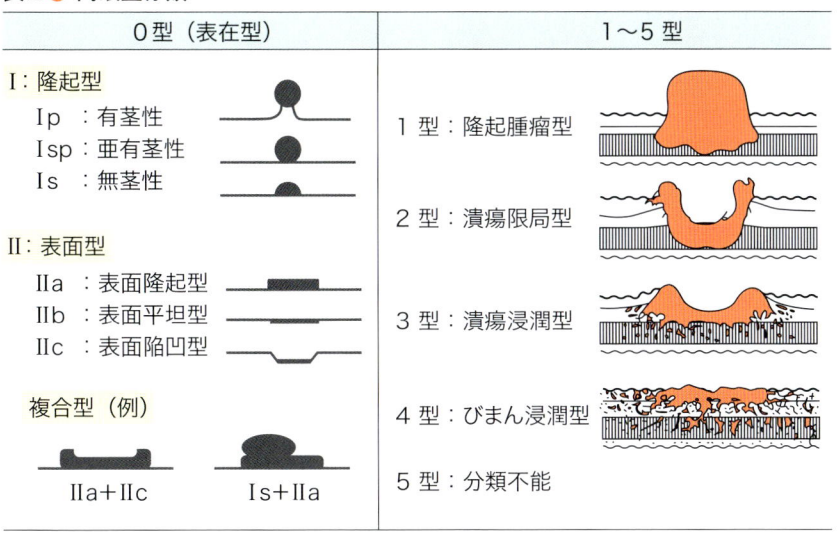

0型（表在型）	1〜5型
Ⅰ：隆起型 　Ip　：有茎性 　Isp：亜有茎性 　Is　：無茎性 Ⅱ：表面型 　Ⅱa：表面隆起型 　Ⅱb：表面平坦型 　Ⅱc：表面陥凹型 複合型（例） 　　Ⅱa+Ⅱc　　Is+Ⅱa	1型：隆起腫瘤型 2型：潰瘍限局型 3型：潰瘍浸潤型 4型：びまん浸潤型 5型：分類不能

文献13より引用

表3 ● LSTの肉眼型分類

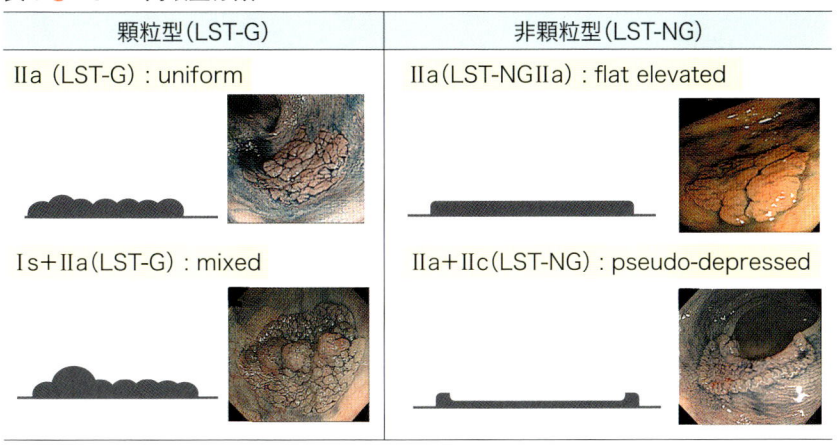

顆粒型（LST-G）	非顆粒型（LST-NG）
Ⅱa（LST-G）：uniform	Ⅱa（LST-NGⅡa）：flat elevated
Is+Ⅱa（LST-G）：mixed	Ⅱa+Ⅱc（LST-NG）：pseudo-depressed

きな腫瘍径のわりに浸潤傾向に比較的乏しい病変群の総称である．現在LSTの亜分類別の浸潤頻度や浸潤形式および治療法選択が報告されている（**表3**）[9]．LSTは大きいながらも内視鏡治療の適応病変になりうること，それに関連して治療前の正確な深達度診断が求められる点で臨床的に重要である．現在の取扱い規約では用いられてはいないものの臨床的重要性は無視できず，その概念はすでに世界に広く知られている．取扱い規約上の肉眼分類に続いて括弧付でニックネーム的に付記されるのが現状である．

　LSTを含めた早期大腸癌は治療方針（内視鏡的切除か外科切除か）を決定するにあたって術前深達度診断が重要である．従来の通常観察および色素散布による観察に加えて，腫瘍表面の腺管開口部を80倍から100倍に倍率を上げて観察し，その形態や配列から質的診断（腫瘍か非腫瘍か）および深達度診断を行う拡大内視鏡が普及している．分類としては工藤らの**pit pattern分類**が広く認知されている[10,11]．Ⅰ型およびⅡ型は非腫瘍pit，Ⅲ型，Ⅳ型は腺腫

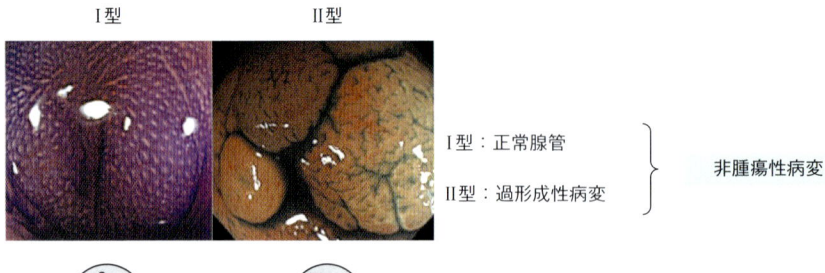

I型	II型
I型：正常腺管	II型：過形成性病変

非腫瘍性病変

類円形pit（正常pit）　　星芒状pit

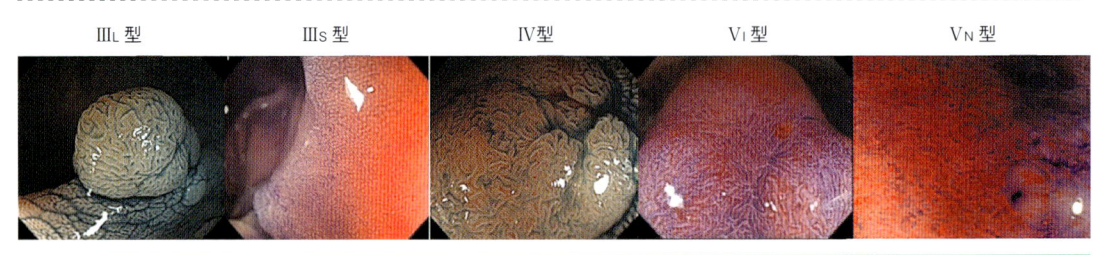

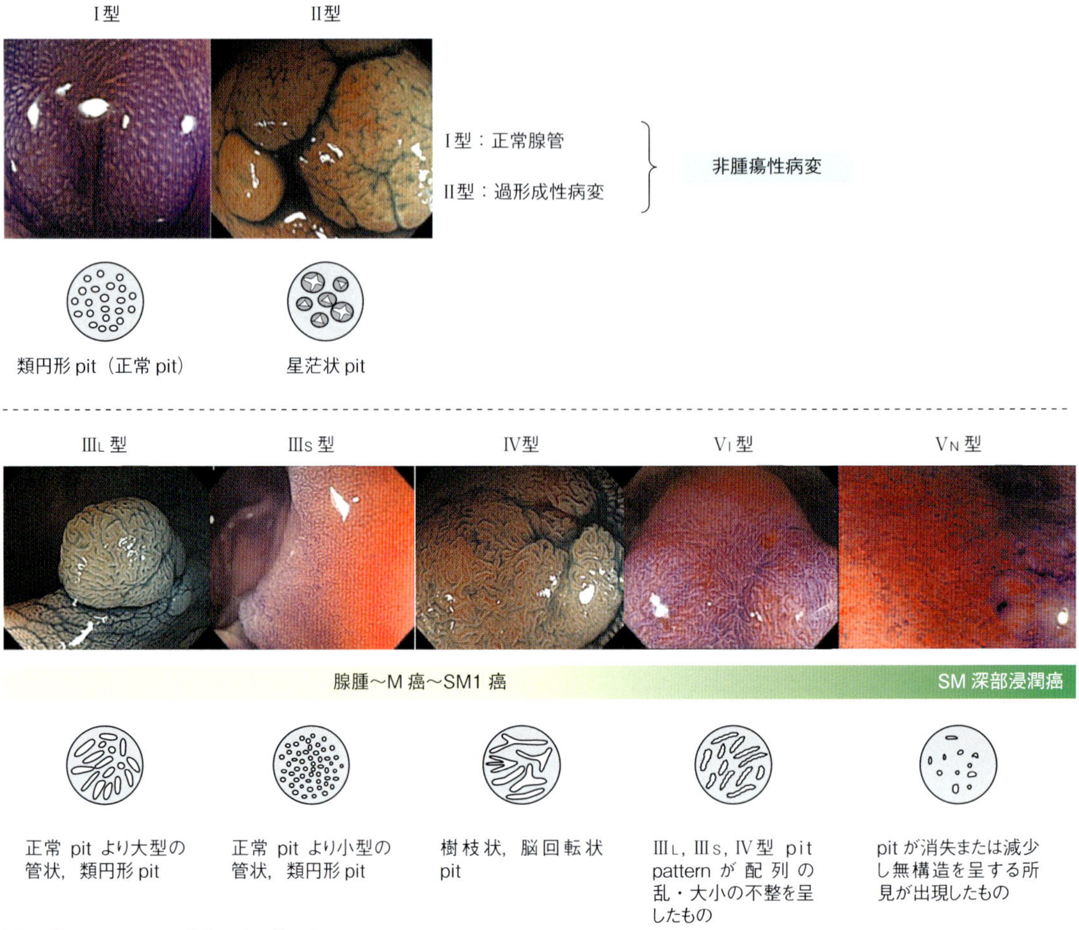

IIIL型　　IIIs型　　IV型　　VI型　　VN型

腺腫〜M癌〜SM1癌　　　　　　　　　　　　　SM深部浸潤癌

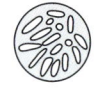

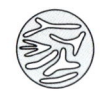

| 正常pitより大型の管状，類円形pit | 正常pitより小型の管状，類円形pit | 樹枝状，脳回転状pit | IIIL, IIIs, IV型pit patternが配列の乱・大小の不整を呈したもの | pitが消失または減少し無構造を呈する所見が出現したもの |

図1　pit pattern分類（工藤ら）

あるいは粘膜内癌を反映するpitである．V型のうちVN型は無構造であり，浸潤した癌の表面への露出を示唆する（図1）．またVI型は配列および開口部辺縁の不整なpitで，粘膜内癌からSM浸潤癌までに相当し，不整の程度や不整領域の大きさ等により詳細な深達度予測が可能である．藤井らは工藤らの分類を基にして治療方針を重視し，より簡便に3つに分類している．すなわち治療不要なnon-neoplastic（非腫瘍），内視鏡治療を選択するnon-invasive，外科切除を選択するinvasiveの3群である[12]．

2）病期

大腸癌に用いられる病期分類（進行度分類）は癌の広がりを分類し，治療方針の指標となるものであり，世界的にはDukes分類が用いられてきたがTNM分類がそれに代わって広く普及している（表4）．一方日本では取扱い規約の進行度分類が用いられている（表5）．検討すべき項目は腫瘍深達度，リンパ節転移，腹膜転移，肝転移，肝以外の他臓器転移であり，国際間の病期分類の相違を減少させるべく改訂がなされている．最近の改訂版は2006年3月の第7版（その後補訂版が追加）で，TNM分類に準じ変更された主な点としてリンパ節転移の程度に個数を考慮した点や，外膜浸潤の程度を表すA1，A2がAとしてまとめられた点などが挙げられる[13]．

表4 ● TNM分類

Primary Tumor（T）
- TX：Primary tumour cannot be assessed
- T0：No evidence of primary tumour
- Tis：Carcinoma in situ：intraepithelial or invasion of lamina propria
- T1：Tumour invades submucosa
- T2：Tumour invades muscuralis propria
- T3：Tumour invades through muscularis propria into subserosa or into non-peritonealized periocolic or perirectal tissues
- T4：Tumour direct invades other organs or structures and/or perforates visceral peritoneum

Regional Lymph Nodes（N）
- NX：Regional lymph nodes cannot be assessed
- N0：No regional lymph node metastasis
- N1：Metastasis in 1 to 3 regional lymph nodes
- N2：Metastasis in 4 or more regional lymph nodes

Distant Metastasis（M）
- MX：Distant metastasis cannot be assessed
- M0：No distant metastasis
- M1：Distant metastasis

	M0			M1
	N0	N1	N2	AnyN
Tis	0			
T1, T2	I	ⅢA	ⅢC	Ⅳ
T3	ⅡA	ⅢB		Ⅳ
T4	ⅡB			Ⅳ

表5 ● 大腸癌取扱い規約による進行度（Stage）

	H0, M0, P0			H1, H2, H3, M1, P1, P2, P3
壁深達度	N0	N1	N2, N3	M1（リンパ節）
M	0			
SM, MP	I	ⅢA	ⅢB	Ⅳ
SS, A, SE, SI, AI	Ⅱ			Ⅳ

壁深達度
- M ：癌が粘膜内にとどまり，粘膜下層に及んでいない
- SM：癌が粘膜下層までにとどまり，固有筋層に及んでいない
- MP：癌が固有筋層までにとどまり，これを越えていない

漿膜を有する部位
- SS ：癌が固有筋層を越えて浸潤しているが，漿膜表面に露出していない
- SE ：癌が漿膜表面に露出している
- SI ：癌が直接他臓器に浸潤している

漿膜を有しない部位
- A ：癌が固有筋層を越えて浸潤している
- AI ：癌が直接他臓器に浸潤している

リンパ節転移
- NX ：リンパ節転移の程度が不明である
- N0 ：リンパ節転移を認めない
- N1 ：腸管傍リンパ節と中間リンパ節の転移総数が3個以下
- N2 ：腸管傍リンパ節と中間リンパ節の転移総数が4個以上
- N3 ：主リンパ節または側方リンパ節に転移を認める

※肝転移（H），腹膜転移（P），肝以外の遠隔転移（M）についての詳細は原著を参照
文献13より引用

症例画像①　2型進行癌

❖ 通常内視鏡検査像，インジゴカルミン撒布像（画像1）

下部直腸（Rb）の後壁を主座とする4cm大の，立ち上がりが明瞭な周堤隆起を伴う潰瘍性病変（A）．

着目すべきポイント

病変の周囲から周堤の頂部まで非腫瘍粘膜が連続している（B，矢印）．確実な生検材料を得るには腫瘍が表面に露出している周堤の内側から採取する．

検査／読影のコツ

スコープの接触による出血に注意し，遠景から近景へと撮影する．盲腸まで挿入後に観察すると，出血により詳細な観察が不可能となるため挿入前に観察する．インジゴカルミンは潰瘍底に溜まらないよう適宜吸引する．
手術を念頭に，必要な情報を漏れなく得るよう心がける．確実な生検や深達度予想の他にもスコープ通過の可否や近傍のポリープ等の副病変の有無は重要である．下部直腸であれば壁在性や歯状線からの距離計測も忘れてはならない．

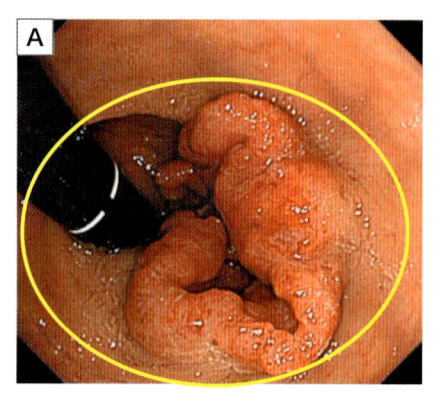

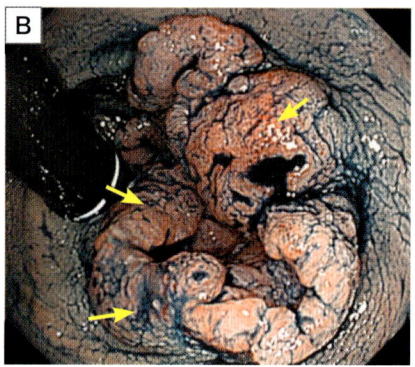

画像1

症例画像②　Ⅰs型早期癌

❖ 通常内視鏡検査像，インジゴカルミン撒布像，クリスタルバイオレット染色下拡大観察（画像2）

S状結腸の立ち上がりが明瞭な15mm大の隆起性病変（A）．

着目すべきポイント

明らかな陥凹面はないが表面に結節状隆起と緊満感がみられSM深部浸潤を疑う（B，矢印）．拡大観察（C）では表面全体に配列および辺縁の不整なpit構造（Ⅴ」）がみられ，やはりSM深部浸潤を疑う．腫瘍，非腫瘍の境界はCの黄色線の通りであり，隆起の立ち上がりは非腫瘍粘膜である．

検査／読影のコツ

まず通常観察で病変の全体および周囲（硬さ，緊満感，ひだのひきつれ等）をみる．空気量を変えての観察が一助となる．色素撒布像では陥凹面や二段隆起の有無や分葉溝の状態を観察し，拡大観察では色素撒布で指摘した注目すべき領域のpit構造をみる．

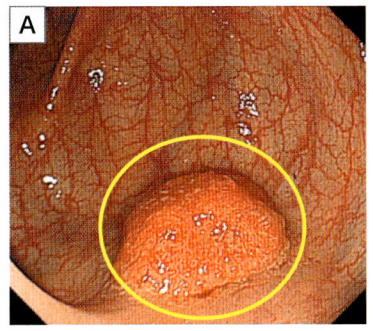

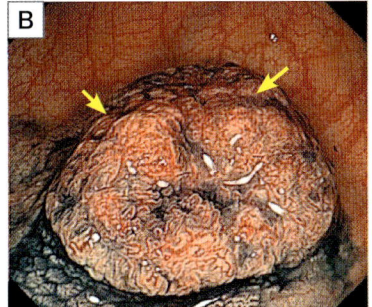

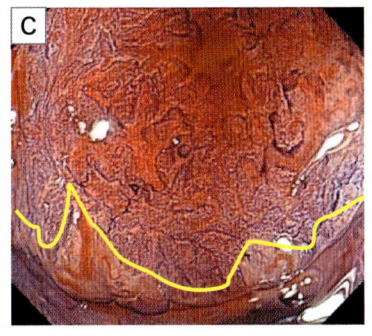

画像2

症例画像③　Ⅱa型早期癌

❖ インジゴカルミン撒布像，専用機を用いた超音波内視鏡画像（画像3）

S状結腸の15mm大の丈の低い隆起性病変（A）．

着目すべきポイント

特に第2層（粘膜固有層に相当）から第4層（固有筋層に相当）までの変化をみる．写真では第3層は途絶し，第4層は軽度肥厚している（B，矢印）．SM深部浸潤を示唆する所見である．

検査／読影のコツ

キーボード操作が煩雑なため，可能であれば数人の検査医で協力しながら観察する．病変の高さや予想深達度に応じた適切な周波数のプローブを選択する．決定的な画像が得られても数回反復して走査し再現性を確認する．

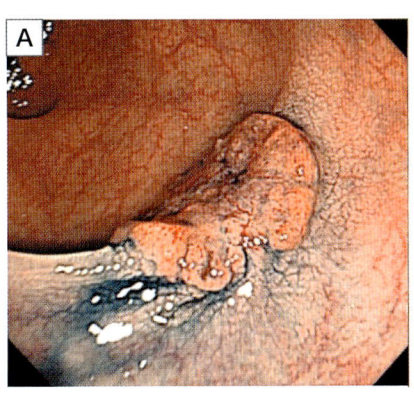

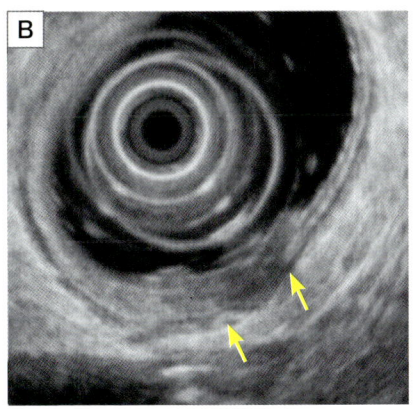

画像3

症例画像④　2型進行癌

❖ 注腸検査（画像4）

下部直腸（Rb）前壁を主座とする，4cm大の周堤隆起と陥凹として描出される（A）．周在としては1/4周程度．Bは側面像．

着目すべきポイント

周堤隆起の立ち上がりは明瞭で，陥凹の辺縁は不整である．側面像にて壁は台状の変形を呈しており，深達度MP以深（進行癌）の所見である．

検査／読影のコツ

病変周囲のバリウム量を微妙な透視台の傾倒や体位変換によって調節し，隆起の高さや陥凹面の状態を描出する．体外から観察する客観的な検査であり，内視鏡では見落としがちな，ひだ裏の副病変も視認可能である．

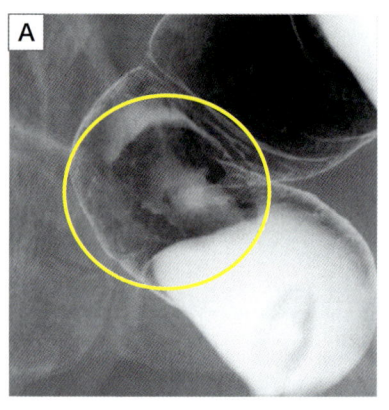

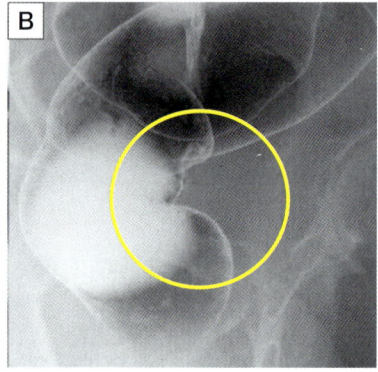

画像4

症例画像⑤　進行癌

❖ CT colonography像（画像5）

S状結腸の4cm大の2型病変．A：fry through法（仮想内視鏡像），B：virtual gross pathology法（仮想切除標本展開像）．

着目すべきポイント

進行癌のように，正常粘膜との高低差が十分あり，壁やひだの変形を伴うものは内視鏡像とほぼ同様に描出可能である．

検査／読影のコツ

内視鏡では認識可能な微妙な色調の変化は検出不可能であり，病変の検出は原則的には病変の高低差の視認による．スクリーニングとしては今後LSTなどの丈の低い病変をいかに検出できるかが課題となる．

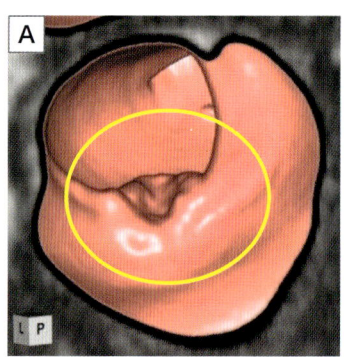

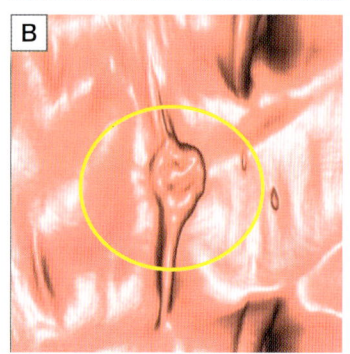

画像5

症例画像⑥　転移性肝腫瘍

❖ CT画像（画像6）

原発は上行結腸の2型進行癌．腹部造影CTで肝S3〜4領域に辺縁不整な4cm大の腫瘤とS7領域に1.5cm大の腫瘤を認める．

着目すべきポイント

S3〜4領域の腫瘍において辺縁にわずかながら造影効果がみられる．典型的な転移性腫瘍の所見である．

画像6

検査／読影のコツ

肝転移の個数および大きさはstagingの要素であり，ガイドラインではこれを外科的に切除するか否かを決定する目安となっている[14]．CT上で肝実質内の腫瘤性病変があり，転移性腫瘍か別病変かの鑑別が困難な場合，造影MRIやPET-CTの併用も検討する．

症例画像⑦　進行直腸癌

❖ MRI画像（画像7）

上部直腸右壁を主座とする進行癌．内腔側は周堤様の隆起と陥凹からなり2型を疑う．病変部において壁の層構造は消失し，固有筋層に相当する低信号層が途絶している．

着目すべきポイント

病変部において直腸周囲の脂肪組織と思われる高信号域と腫瘍の最外層との境界にけばだちがみられ，漿膜外への浸潤を疑うが近接臓器への浸潤はみられない．

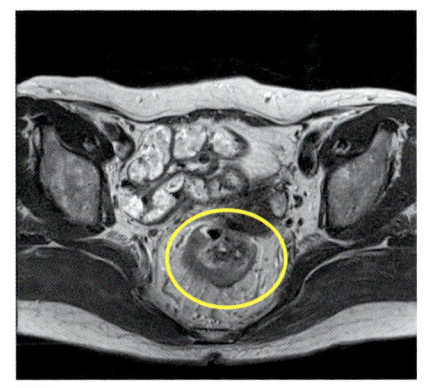

画像7

検査／読影のコツ

MRIは原発病変の腸管外への浸潤の程度をみるのに適しており，とりわけ腸管周囲に臓器が隣接する直腸において有用である．あらゆる断面の画像を活用し，子宮，膀胱，前立腺，精嚢，仙骨などへの浸潤を評価する．

症例画像⑧　早期大腸癌

❖ 内視鏡的切除（ESD）後病理標本（画像8）

上部直腸（Ra）の5cm大の0-Ⅰs+Ⅱa病変（結節混在型LST）のESD後切除標本（A）．B：粗大結節部を含んだ最大割面のルーペ像．粗大結節部で粘膜下層に浸潤した高分化腺癌の像である．最深浸潤距離は5,000μmであり，後日追加外科切除を行った．

着目すべきポイント

内視鏡的切除標本の組織学的所見は追加外科切除が必要か，経過観察でよいかを決定する上で非常に重要である．結節混在型の病変では拡大観察でinvasive patternを呈さない場合でも粗大結節部で浸潤する場合があり，同部位の観察を慎重に行う．

検査／読影のコツ

切片作成にあたっては，粗大結節部の中心を通るような割面を得られるように心がける．ガイドライン上，SM癌で内視鏡切除後に経過観察可とされる条件は，①高・中分化腺癌，②浸潤距離1,000μm未満，③脈管侵襲陰性，④簇出軽度であり，特にこれらの項目について漏れなく観察する[14]．

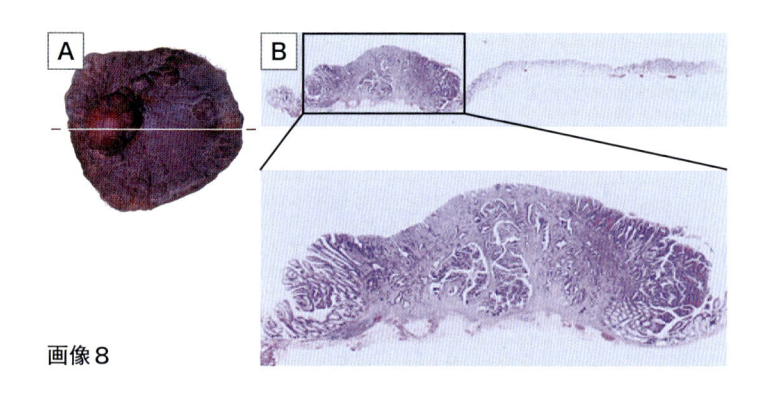

画像8

見逃し・誤りを防ぐための検査と診断のコツ

❖ 画像診断のポイント

- 盲点（バウヒン弁やヒューストン弁の裏，ひだの高い上行結腸，生理的屈曲部，肛門周囲など）を理解し入念に観察する
- 治療前検査にあたっては他の検査の結果をすべて把握しておく．注腸で指摘された副病変は必ず観察し，多発転移を伴う進行癌症例では閉塞の有無が化学療法前の原発切除や人工肛門造設の適否を決める要素となるので重要である
- 以前の検査での見逃しも考慮し，時には反転操作も併用しつつ慎重に観察する

❖ 画像検査の選択

- 発見したポリープの質的診断が可能な点，同時に摘除可能な点で内視鏡検査の方が注腸

検査よりも優れているが，エキスパートによっても盲腸到達困難な場合は無理せず注腸検査への切り替えを勧めるべきである
- CT colonographyは1回のスキャンで原発病変の局在診断と他臓器への転移診断が可能なため，術前検査としては注腸とCTの役割を同時に行える点で有用である

❖ 鑑別すべき疾患とそのポイント

- **転移性大腸癌**：まず他臓器癌の有無や治療歴を把握する．腫瘍露出部よりも周囲の粘膜下浸潤部の方が広いことが多く，立ち上がりが粘膜下腫瘍様となることが多い（p.285）
- **悪性リンパ腫**：隆起型では粘膜下腫瘍様の形態や丈の低いLST様の形態を呈する．潰瘍を形成するものは2型進行癌様であるが，腫瘍径に比し硬さに乏しく，潰瘍辺縁が整な耳介様所見が特徴的ある（p.282）
- **カルチノイド腫瘍**：回盲部および下部直腸に多く発生する，やや黄色調の粘膜下腫瘍様の隆起で，上皮性腫瘍ではないため拡大観察では1型pitを呈する（p.288）
- **感染症**：特に潰瘍を形成するものとして，腸結核やアメーバ腸炎などがあげられるが，辺縁整な地図状潰瘍を呈することが多く，また辺縁の反応性隆起は進行癌の周堤ほど高くはない．なお，感染症を疑い組織培養する場合は潰瘍の中心から行い，進行癌を疑っての生検とは適切な採取部位が異なる

文献

1) 『がんの統計'09』（がんの統計編集委員会），財団法人がん研究振興財団，2009
2) Winawer SJ, Zauber AG, Ho MN, et al：Prevention of colorectal cancer by colonoscopic polypectomy. N Engl J Med 329：1977-1981, 1993
3) Shimoda T, Ikegami M, Fujisaki J, et al：Early colorectal carcinoma with special reference to its development de novo. Cancer 64：1138-1146, 1989
4) Vogelstein B, Fearon ER, Hamilton SR, et al：Genetic alterations during colorectal-tumor development. N Engl J Med 319：525-532, 1988
5) Fujimori T, Satonaka K, Yamamura-Idei Y, et al：Non-involvement of ras mutations in flat colorectal adenomas and carcinomas. Int J Cancer 57：51-55, 1994
6) 古川洋一，森谷宜皓：(1) 本邦におけるHNPCCの現状と臨床遺伝学的特徴-「HNPCCの登録と遺伝子解析プロジェクト」の成果から．『大腸疾患NOW2009』，pp55-62，日本メディカルセンター，2009
7) 味岡洋一，岩永明人，渡辺順，他：炎症性腸疾患における癌化・発育進展 潰瘍性大腸炎における大腸癌の組織発生．胃と腸，43：1935-1946, 2008
8) Schlemper RJ, Riddell RH, Kato Y, et al：The Vienna classification of gastrointestinal epithelial neoplasia. Gut 47 (2)：251-255, 2000
9) 斎藤豊，坂本琢，福永周生，他：治療法選択からみた側方発育型大腸腫瘍（LST）の分類と意義 ESDの立場から．胃と腸，45：1001-1010, 2010
10) Kudo S, Hirota S, Nakajima T, et al：Colorectal tumours and pit pattern. J Clin Pathol 47：880-885, 1994
11) 山野泰穂，工藤進英，今井靖，他：拡大内視鏡による早期大腸癌の深達度診断．胃と腸，36：759-768, 2001
12) 藤井隆広，松田尚久，神津隆弘，他：V型pit patternの診断とその臨床的意義 (4) 拡大内視鏡による臨床分類—invasive patternの診断基準．早期大腸癌，5：541-548, 2001
13) 『大腸癌取扱い規約 第7版補訂版』（大腸癌研究会），金原出版，2009
14) 『大腸癌治療ガイドライン 医師用2009年版』（大腸癌研究会），金原出版，2009

応用編　消化管癌の画像診断のポイント

6. 大腸癌の画像所見と鑑別診断　B. 画像診断のポイント

1）小さなSM癌

池松弘朗

疾患の基本知識

❖ 病態・病理

　大腸SM massive癌（大腸の粘膜下層に深く浸潤する癌）は，リンパ節転移率が約10％あるとされており，手術による治療が必要とされている．一方，M癌，SM1癌（筋板から1,000μm未満）であればリンパ節転移率は極めて低く内視鏡的に治療できる．従って，術前の内視鏡検査での深達度診断は治療選択をする意味で重要である．大腸では，側方発育型腫瘍（LST）のように20 mmを超えてもadenomaである病変もあれば，5 mm程度のSM massive癌もある．特に陥凹型由来とされている腫瘍に小さなSM massive癌の存在が多く，注意が必要である．

❖ 診断の方法

　10 mm以下の病変を見つけた場合，まずは通常観察で緊満感，襞のひきつれ等，SM massive癌を疑う所見がないか観察する．次に病変内に陥凹面がないか，通常，NBI，インジゴカルミン等で確認する．もし，それらの所見が存在した場合は，微小病変であってもSM massive癌を疑い，クリスタルバイオレット下のpit pattern観察を行い十分な深達度診断が望まれる．

症例画像　大腸SM massive癌

❖ 通常内視鏡検査像（画像1）

上行結腸／盲腸に大きさ7 mm大の隆起性病変を認める．中心部に発赤調でやや陥凹した部位を認め，さらに陥凹の中心部に隆起した部位を認める．

見逃しやすい／誤りやすいポイント

病変は6 mmの隆起性の微小病変であり，遠景像で見ると一見adenomaの病変と診断してしまう可能性がある．

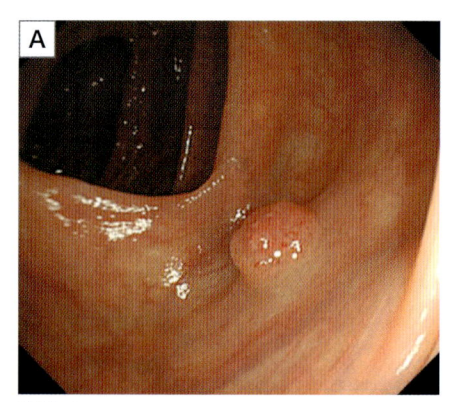

画像1

> **検査／読影のコツ**

中心の発赤，そして中心部の陥凹に気づくことが大切である．またよく見ると微小病変ながら，わずかな襞のひきつれを認める．また陥凹内に隆起を認め，この段階でSM massive癌を疑わなければならない．

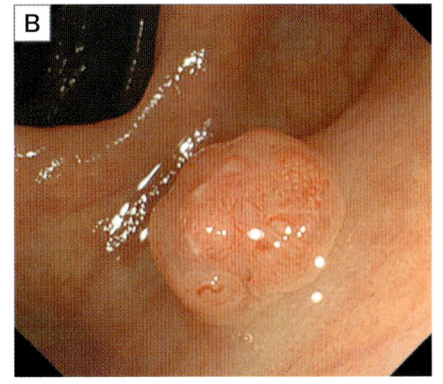

画像1

❖ NBI拡大観察画像（画像2）

陥凹内領域に不整な血管を認める．

> **見逃しやすい／誤りやすいポイント**

病変の辺縁部には血管を認めないが，これは正常粘膜で腫瘍ではない．陥凹内の血管は，隆起部では血管が密に存在するが，その周囲は疎になっており，陥凹内全体を見ることが大切である．

> **検査／読影のコツ**

NBI画像でも**陥凹面の存在**が認識できる．陥凹内の血管は大小不同で，途絶様所見を認め，また**血管が疎の部位**を認めることから，NBIではcapillary pattern ⅢB[1]（p.92参照）と診断しSM massiveを強く疑う所見である．

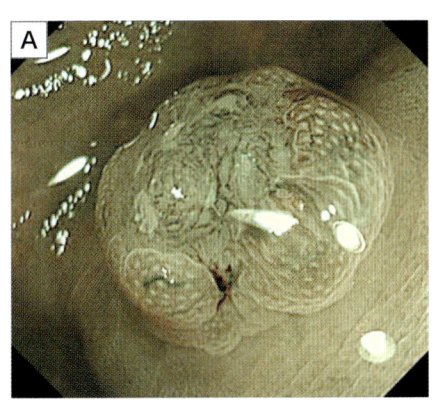

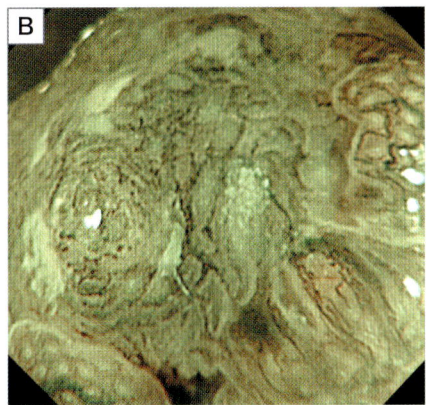

画像2

❖ 色素拡大内視鏡検査像（画像3）

インジゴカルミンを撒布すると陥凹面，陥凹内隆起の部分がより鮮明となる（A）．またクリスタルバイオレット撒布像では，高度不整なpit patternを認識できる（B）．

見逃しやすい／誤りやすいポイント

通常・NBIでSM massive癌を疑うが，微小病変であるため，色素拡大内視鏡検査をすることが必要である．

検査／読影のコツ

インジゴカルミン撒布像では，明らかな陥凹面を認識でき，また陥凹内結節もはっきりする．その領域に対しクリスタルバイオレット撒布にてpit patternを観察すると，染色不良部位も認めるが，認識できるpitは，辺縁不正，内腔狭小を認める高度不整のⅤⅠ pit patternであり，invasive pattern[2]（p.77，260参照）と診断できる．

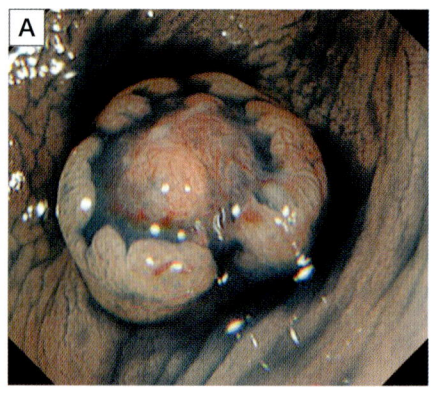

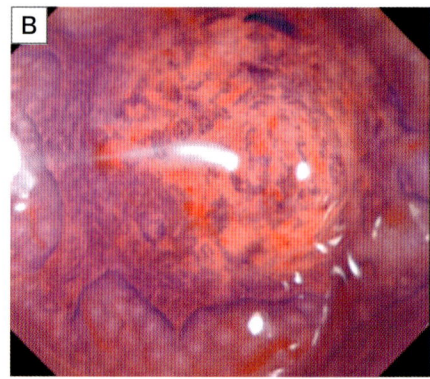

画像3

❖ 病理画像（画像4）

すべての画像所見でSM massive癌と診断し，本来は手術されるべき病変であるが，患者様の強い希望でEMRを施行された．病変は癒合腺管からなる中分化型腺癌で，粘膜筋板は完全に消失し，粘膜下層が完全に露出した病変であった．またリンパ管侵潤，静脈侵潤を認めた．その後追加切除されたが，病変の残存，リンパ節転移は認めなかった．

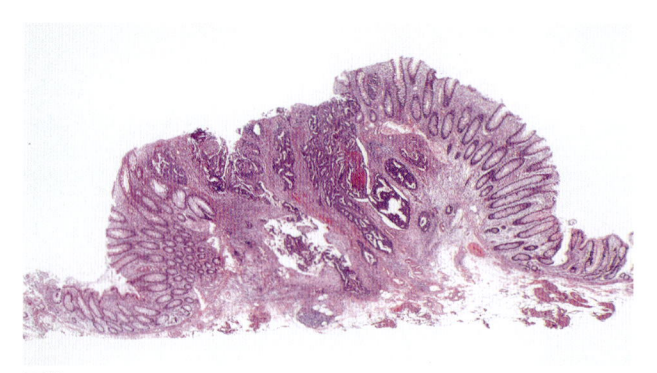

画像4

見逃し・誤りを防ぐための検査と診断のコツ

❖ 診断のポイント

- 隆起性の病変を認め，微小病変であっても，発赤・陥凹・襞のひきつれ等，通常観察をまずは丁寧に施行することが大切である
- 大腸癌は10 mm以下の病変でも，リンパ節転移を来すような病変があることを認識しておくことが大切である[3]

❖ 画像検査の選択

- 通常観察で病変の全体像をとらえ，発赤，陥凹等を認めた場合，その部位に対してNBI，色素拡大の評価をしていくようにすることが大切である
- NBIでの血管の大小不同，途絶様所見，血管密度の疎の部位により，また色素観察で辺縁不整，内腔狭小，無構造のpit patternを観察することで，生検することなくSM massive癌を診断することができる

❖ 鑑別のポイント

- 通常観察で上皮性の腫瘍であることを疑うことはないが，鑑別としては治療方針の決定となる深達度診断をしなければならない
- 微小病変であっても，全体像をきちんととらえることが重要である．その際，発赤，陥凹等の所見があれば，拡大内視鏡を使用し，NBIによる血管所見，pit pattern観察を詳細に行うことで深達度診断ができる

文　献

1) Ikematsu H, Matsuda T, Emura F, et al：Efficacy of capillary pattern type IIIA/IIIB by magnifying narrow band imaging for estimating depth of invasion of early colorectal neoplasms. BMC Gastroenterol Mar 27; 10：33, 2010
2) Matsuda T, Fujii T, Saito Y, et al：Efficacy of the invasive/non-invasive pattern by magnifying chromoendoscopy to estimate the depth of invasion of early colorectal neoplasms. Am J Gastroenterol, 103：2700-2706, 2008
3) Matsuda T, Saito Y, Fujii T, et al：Size does not determine the grade of malignancy of early invasive colorectal cancer. World J Gastroenterol. Jun 14;15：2708-2013, 2009

6. 大腸癌の画像所見と鑑別診断　B. 画像診断のポイント

2）肛門管癌

豊嶋直也，坂本 琢，斎藤 豊

疾患の基本知識

❖ 病態・病理

　本邦における肛門管癌は大腸癌の1％前後といわれている．発生学的には，主に肛門管の扁平上皮細胞か直腸粘膜の腺細胞から発生し，腺癌か扁平上皮癌が大半を占める．報告は様々だが，腺癌，粘液癌が6割，扁平上皮癌が2割を占めるといわれている．肛門管は，外胚葉由来の重層扁平上皮からなる肛門上皮，中胚葉由来の重層立方ないし重層円柱上皮からなる移行上皮帯，内胚葉由来の直腸粘膜で構成される（図1）．従って解剖学的構造の特殊性から腫瘍は多様性に富み，進展様式も複雑である．

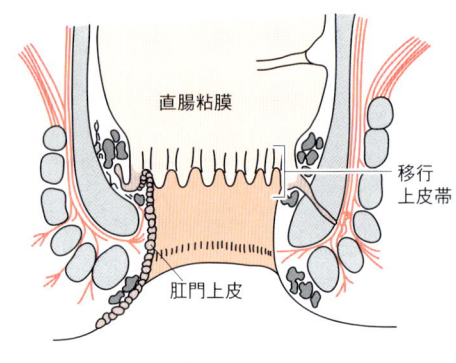

図1 ● 肛門管の解剖

❖ 診断の方法

　以前は肛門鏡が施行されていたが，現在は大腸内視鏡が主である．機器の改良により微細な粘膜変化や小病変の観察が可能となり，さらに画像強調観察が病変検出の一助となりえる．

症例画像　肛門管癌

❖ 通常光内視鏡画像（画像1）

歯状線（白線）より口側に軽度発赤調で非腫瘍粘膜と模様の異なる平坦隆起性変化が認識できる（黄色の枠内）．

見逃しやすい／誤りやすいポイント

観察不十分が見逃しの主たる原因として考えられ，体位変換，反転観察と十分な送気下での観察が不可欠である．

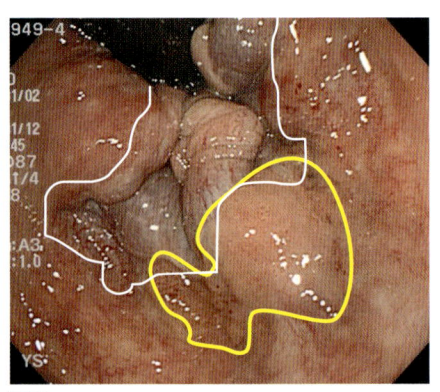

画像1

検査／読影のコツ

進行期ならば病変検出は容易であるが，早期となると本例のように視認し難いことがある．色調の変化やわずかな凹凸に注意し観察することが重要である．

❖ 画像強調観察（自家蛍光内視鏡（autofluorescence imaging：AFI））（画像2）

平坦隆起に一致しマゼンダ色を呈している．

見逃しやすい／誤りやすいポイント

通常観察では認識が困難であったが，AFIを使用することで色調コントラストが強調され同定が容易になった．

検査／読影のコツ

現在のAFI搭載スコープでは直腸内反転は困難であるが，上部用スコープに変更することで容易になる．本症例は扁平上皮癌であり，食道や咽頭の扁平上皮癌と同様，AFIで視認性が向上した．

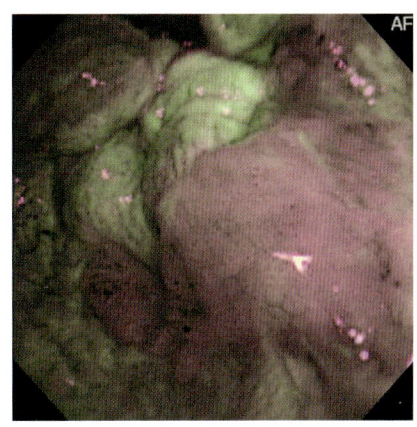

画像2

❖ 画像強調観察（狭帯域分光内視鏡（narrow band imaging：NBI））（画像3）

淡い褐色調領域（brownish area）として認識できる（A，黄色枠内）．拡大内視鏡観察では不規則（口径不同，蛇行）な微細血管模様を認める（B）．

見逃しやすい／誤りやすいポイント

通常観察では，病変の認識および範囲診断が困難であるが，NBIおよびNBI拡大観察を使用することで，褐色調領域や異常血管が明瞭となり，病変の存在診断・範囲診断ともに容易になった．

検査／読影のコツ

NBI拡大内視鏡観察を併用することにより，不整な血管像を観察することができる．本症例は扁平上皮癌であり，食道や咽頭の扁平上皮癌と同様，NBIにて視認性が向上し，IPCL様な異常血管を観察することができた．しかしながら現時点では肛門管癌に対する診断学として確立されていない．

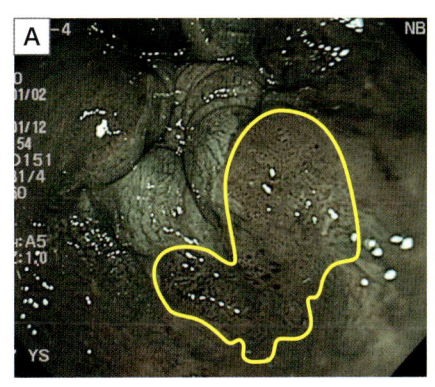

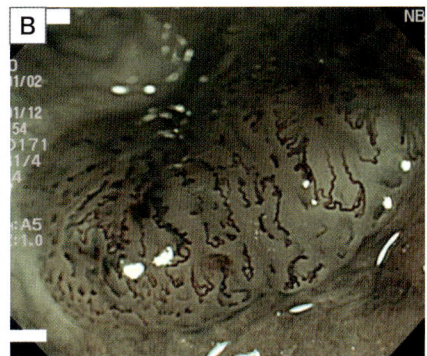

画像3

❖ 色素内視鏡画像（ルゴール）（画像4）

ルゴール不染帯として認識でき，周囲との境界は明瞭となる

見逃しやすい／誤りやすいポイント

肛門管癌を疑った場合は，ルゴール撒布で病変の同定は容易となりうる．

検査／読影のコツ

扁平上皮癌であればルゴール不染帯となり境界は明瞭に認識できるが，ポイントは，肛門管癌の存在を指摘できるかどうかにかかっている．

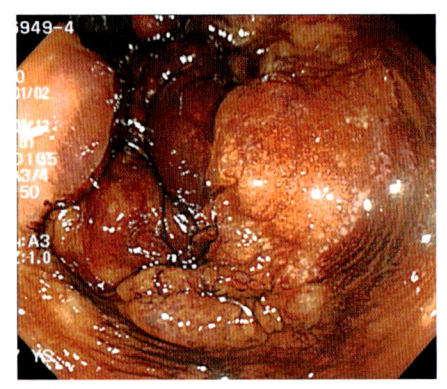

画像4

❖ 内視鏡切除標本と病理組織所見（画像5）

診断名：Squamous cell carcinoma, anal canal. 扁平上皮癌が上皮内からdownward growth，あるいは充実性胞巣形成を示して上皮下へ浸潤増殖している．Cに示した部位において約2mmの幅で粘膜下層へ浸潤している（sm1,400μm）．

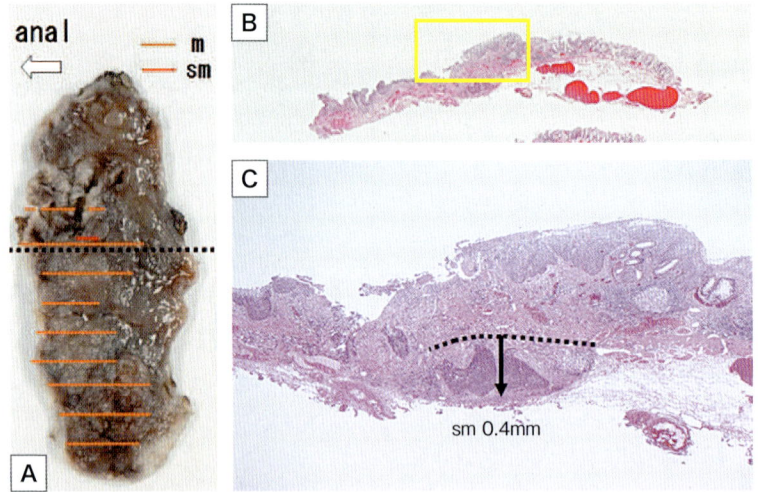

画像5

見逃し・誤りを防ぐための検査と診断のコツ

❖ 画像診断のポイント

　歯状線口側の肛門管に発生した直腸癌を除き，初期の肛門管癌に遭遇することは比較的稀であることから，見逃す可能性がある．まずは見落としのない観察を心がけることが重要である．

❖ 画像検査の選択

　腺癌は大腸腫瘍の診断学，扁平上皮癌はNBIやルゴール染色が診断に有用と思われる．様々な組織型腫瘍があることを念頭に入れる必要がある．

❖ 鑑別診断のポイント

　肛門管に発生する病変は，上皮性腫瘍，悪性黒色腫，リンパ腫，痔核，クローン病，粘膜脱症候群，腸管子宮内膜症など様々な疾患が挙げられる．病歴により鑑別が可能な場合もあるが，肉眼所見だけで鑑別が困難である病変も多い．色素内視鏡，NBI拡大観察で，かなりの病変が鑑別可能であるが，この部位では，生検は診断と組織型を確定するために必要である．

文　献

- 黒川彰夫：肛門癌の初期像，消化器内視鏡，16：209-214，2004
- Chou YP, Saito Y, Matsuda T, et al：Novel diagnostic methods for early-stage squamous cell carcinoma of the anal canal successfully resected by endoscopic submucosal dissection. Endoscopy 41（Suppl 2）：E283-285, Epub 2009
- Yamaguchi T, Moriya Y, Fujii T, et al：Anal canal squamous-cell carcinoma in situ, clearly demonstrated by indigo carmine dye spraying: report of a case. Dis Colon Rectum 43：1161-1163, 2003

応用編　消化管癌の画像診断のポイント

6. 大腸癌の画像所見と鑑別診断　B. 画像診断のポイント

3）潰瘍性大腸炎に合併する大腸癌

松本主之

疾患の基本知識

❖ 病態・病理

　家族性大腸癌家系とともに，潰瘍性大腸炎（ulcerative colitis 以下UC）は大腸悪性腫瘍の高危険群と考えられている．本邦UCの長期例における大腸腫瘍発生率は30年で約20％程度と算出されており，この値は欧米とほぼ同様である．組織学的には低分化腺癌や粘液癌など特殊な組織像の頻度が比較的高く，p53タンパクの過剰発現が認められる．また，癌周囲に異型腺管（dysplasia）を伴うことが多い．発癌機序として，慢性炎症を背景とした癌抑制遺伝子の染色体不安定性，活性酸素による酸化DNAとその修復障害，遺伝子プロモーター領域のメチル化などの複雑なメカニズムが関与する．

❖ 診断のポイント

　明らかな隆起性病変（DALM）のみならず，境界が不明瞭で高低差のない平坦病変を発見しなければならない．これに対し，炎症を伴う背景粘膜から平坦な腫瘍性病変をX線・内視鏡検査で指摘することは困難であったため，盲目的に多数の生検組織を採取する方法が推奨されてきた．しかし，近年では色素内視鏡，拡大内視鏡，NBI内視鏡，さらには生体内視鏡等の画像強調内視鏡で狙撃生検部位を同定し，平坦病変を診断することも可能と考えられている．すなわち，UCにおける腫瘍性病変診断のポイントは，まず隆起性病変に注目すること，次に平坦病変の存在を念頭において詳細に観察し積極的に生検を施行することである．

症例画像　UCに合併した平坦な大腸癌

❖ 通常大腸内視鏡所見（画像1）

S状結腸に血管透見像の消失した粘膜が連続性に認められ，その中に発赤調でやや凹凸の目立つ粘膜面がみられる．

見逃しやすい／誤りやすいポイント

寛解期UCにおける島状の軽度活動期粘膜との鑑別は容易ではない．次項以下の所見を総合的に判断する必要がある．

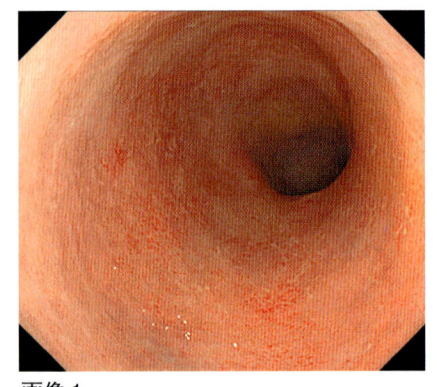

画像1

❖ NBI内視鏡所見（画像2）

通常観察でみられた発赤面が，より明瞭に褐色領域として観察できる．その領域はほぼ全周に及んでおり，口側と肛門側の範囲は比較的明瞭である．

見逃しやすい／誤りやすいポイント

通常観察と同様に，活動期粘膜との鑑別は容易ではない．

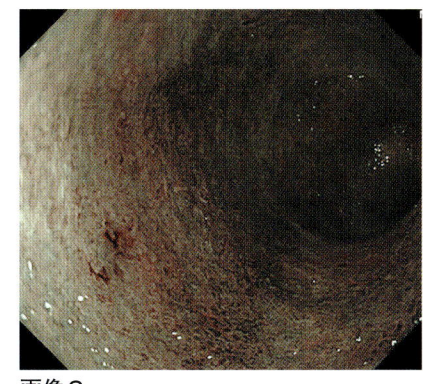

画像2

❖ NBI拡大内視鏡所見（画像3）

NBIで明瞭となった褐色域を拡大観察すると，大小不同で円形ないし脳回様の構造が観察され，血管のみが認められる領域とは明瞭に区別できる．

見逃しやすい／誤りやすいポイント

脳回様ピットは腫瘍性病変を示唆する所見ではあるが，特異度は高くない．このパターンはあくまでも狙撃部位とすべきであることに留意する．

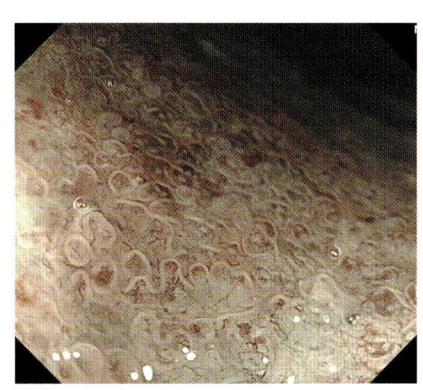

画像3

❖ 色素内視鏡所見（画像4）

インジゴカルミン撒布像では領域性を持った顆粒状粘膜が明瞭となる．NBI拡大内視鏡を施行せずとも領域性を確認することができる．

見逃しやすい／誤りやすいポイント

NBI拡大内視鏡と同様に，色素内視鏡でも活動期粘膜と腫瘍性病変を鑑別することは容易ではない．

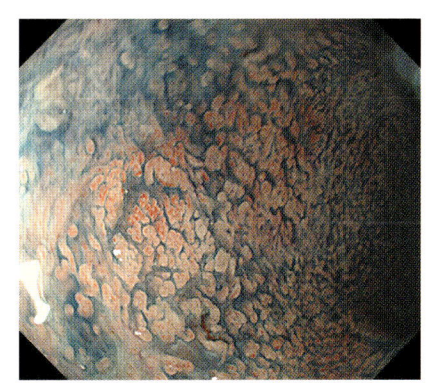

画像4

❖ 生検組織所見と切除標本（画像5）

核異型と構造異型がみられ，高度異型（high grade dysplasia）と診断される（A）．切除標本では範囲の不明瞭な全周性の腫瘍が認められ，一部は粘膜下層に浸潤していた（B）．

見逃しやすい／誤りやすいポイント

ヘマトキシリン・エオジン染色のみでは判定が困難な場合，p53タンパクの免疫染色を行うべきである．

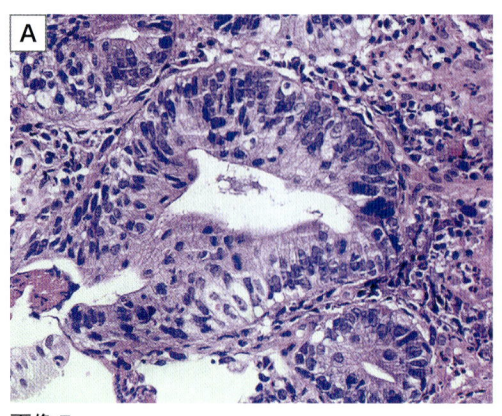

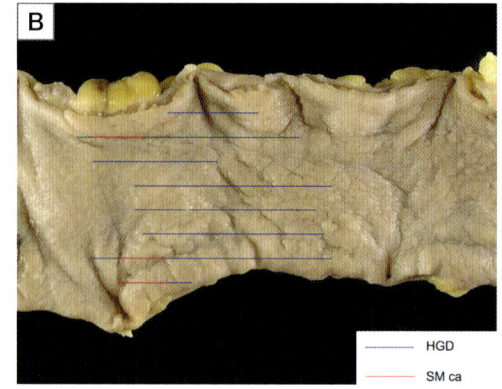

画像5

見逃し・誤りを防ぐための検査と診断のコツ

❖ 画像診断のポイント

- UCに発生する腫瘍性病変を診断するためには，高危険群を抽出することが重要であり，長期経過例（10年以上），慢性持続型，全大腸・左側大腸炎型などが危険因子とされる
- 明らかな隆起性病変は比較的認識が容易で，通常広基性隆起や結節集簇様病変として観察される
- 平坦病変の存在診断は困難と考えられてきたが，寛解期であれば明瞭な範囲をもった領域として確認できることがある

❖ 画像検査の選択

- 大腸内視鏡検査が診断法の第一選択であり，さらに盲目的生検よりも狙撃生検で効率よく腫瘍性病変が診断できると考えられている
- 隆起性病変に対しては，通常内視鏡で確認後に色素撒布を行い，周囲の平坦病変の有無を確認する．腫瘍性病変はⅣ型ピットを呈することが多いので，拡大内視鏡検査も有用である
- 平坦病変を診断するためには，色素内視鏡を用いて明瞭な範囲を有する粗大ないし微細顆粒状粘膜を検索する．NBIはより簡便に領域性をもった病変を検出できる．この領域から生検を施行するが，腫瘍性病変は拡大内視鏡で脳回状の構造を呈することが多いので，色素拡大内視鏡あるいはNBI拡大内視鏡所見も一助となりうる

❖ 鑑別すべき疾患とそのポイント

- 隆起性の腫瘍性病変では，炎症性ポリープおよび通常の大腸腺腫が鑑別すべき病変である．特に通常腺腫との鑑別が問題となる場合はp53免疫染色が有用である
- 平坦病変と鑑別すべきは，活動期UC粘膜であるが，容易には鑑別できない．拡大内視鏡所見もあくまでも参考所見と考えるべきであり，生検を含めた慎重な態度が望まれる

応用編　消化管癌の画像診断のポイント

6. 大腸癌の画像所見と鑑別診断　B. 画像診断のポイント

4）感染症との鑑別が必要な大腸癌

平川克哉，松本主之

疾患の基本知識

❖ 病態・病理

　4型大腸癌はびまん浸潤型大腸癌とも呼称され，大腸癌の約1％を占める稀な肉眼型である．癌の組織学的浸潤様式から①lymphangiosis型，②scirrhous型，③muconodular型，④inflammatory型に分類されるが，病変部の腸壁は肥厚し，長軸方向に長い管腔狭小を伴い，粘膜面に癌の露出が少ないという特徴が共通して認められる[1]．これら4つの病型のうち，lymphangiosis型は癌のリンパ管侵襲による循環障害により浮腫を伴うため，画像診断においては感染症を含めた炎症性疾患，リンパ増殖性疾患，あるいは直腸粘膜脱症候群との鑑別が重要となる．

❖ 診断の方法

　臨床症状としては血便が比較的少なく，むしろ腹痛，下痢，テネスムスなど感染性腸炎に類似した症状を呈する．診断に際しては，注腸X線所見と内視鏡所見を総合的に判定する必要がある．中でも，狭窄部とその口側を内視鏡で観察することが困難な場合が多いので，X線検査が重要といえる．内視鏡で癌の粘膜露出部が認識できる場合は，生検により診断が確定する．しかし，生検陽性率は70〜80％程度と比較的低いので，診断には慎重な態度が必要である．感染症の除外には，腸粘膜の生検による細菌学的検査や病理組織学的検査が一助となる．

症例画像　lymphangiosis型4型大腸癌

❖ 注腸X線検査（全体像と拡大像）（画像1）

　直腸RsからS状結腸にかけて壁肥厚と伸展不良があり，全周性に管腔狭小化を認める（A）．病変と正常部の境界には周提を示唆する欠損像が欠如し，正常部にゆるやかに移行する（B）．境界は不明瞭である．

見逃しやすい／誤りやすいポイント

急性活動期のアメーバ性大腸炎や病原性大腸菌腸炎でも，本症例と同様に壁肥厚や全周性の管腔狭小化が認められることがある．

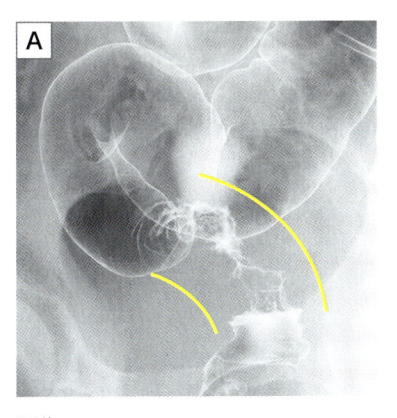

画像1

検査／読影のコツ

注腸X線検査は，壁の伸展不良の程度が客観的に評価できるので，空気量を少量から大量まで条件を変えて，各方向から撮影を行う．高度な硬化所見は癌を示唆する所見である．

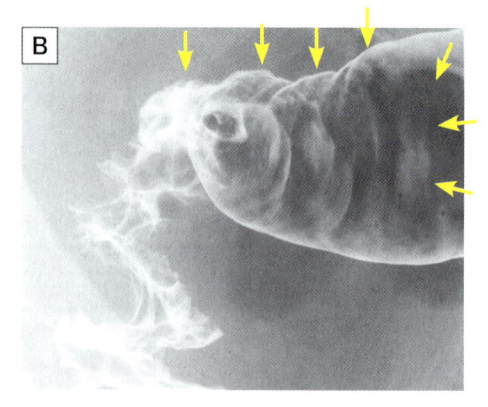

画像1

❖ 内視鏡検査（通常観察とインジゴカルミン撒布像）(画像2)

狭窄部に粘膜の発赤と襞の肥厚が観察される（A）．インジゴカルミン撒布により，肥厚した襞に一致した粘膜面の異常が明瞭となり，不整形陥凹部（矢印）が腫瘍の露出部と考えられる（B）．

見逃しやすい／誤りやすいポイント

病変の範囲は広いが，癌の粘膜露出は小さいため診断が困難な場合がある．また，高度な管腔狭小化のため不十分な内視鏡観察となりやすい．

検査／読影のコツ

感染性腸炎は，白苔を有する浅い潰瘍やびらんが多発し，特にアメーバ性大腸炎では膿性分泌物が付着する[2)]．本症例の内視鏡検査では，このような粘膜の所見に乏しい．

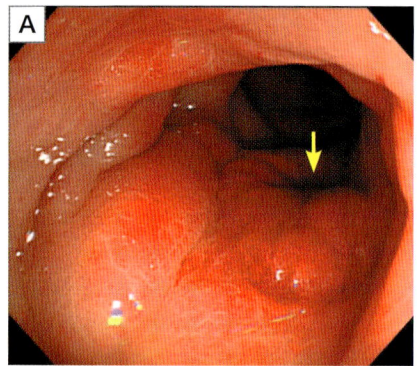

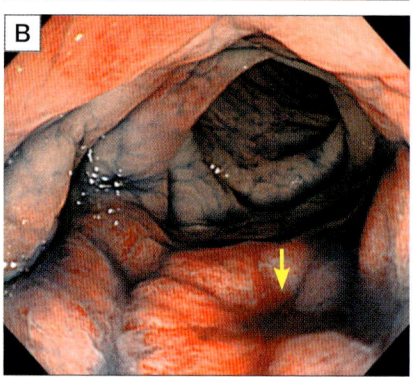

画像2

❖ 手術標本と病理組織所見 (画像3)

X線・内視鏡検査で指摘した狭窄部（d）に一致して，脳回状に肥厚した粘膜所見がみられる（A）．赤線に沿って切り出しを行ったところ，aからcにかけて約20cmにわたる癌の発育を認めた．粘膜下層以深を主体に低分化腺癌が浸潤し，間質の線維化と高度のリンパ管侵襲を認め，lymphangiosis型4

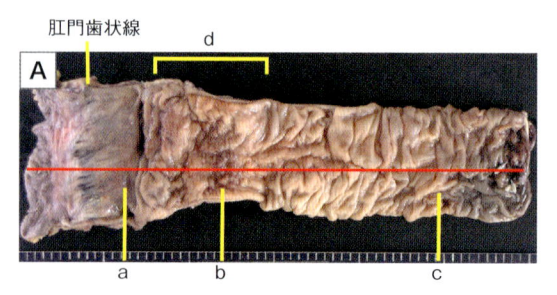

画像3

型大腸癌と診断された．癌の露出はｂのみであり，その最大径は約5 mmであった（B）．

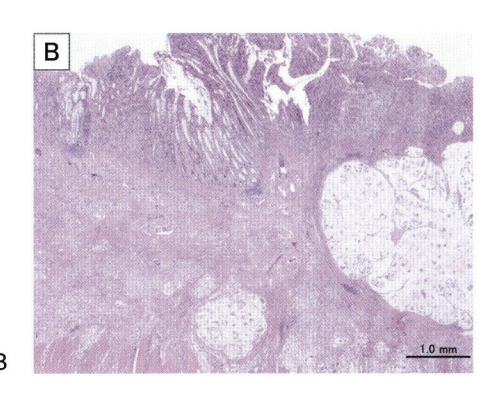

画像3

見逃し・誤りを防ぐための検査と診断のコツ

❖ 画像診断のポイント

- 硬化の程度，狭窄の形態，病変分布，連続性，粘膜面の性状に注目する
- 粘膜面への癌の露出部を探す

❖ 画像検査の選択

- X線検査により病変の分布と壁硬化の程度を客観的に評価できる．硬化所見は，空気量を変化させた複数の二重造影像で評価できる
- 内視鏡検査は粘膜面の観察に優れている．特に癌の露出部を確認できれば適切な狙撃生検が可能である
- 高度狭窄例では内視鏡の挿入と観察が困難であることが少なくない．X線検査で病変の全体像を評価することが重要である

❖ 鑑別のポイント

- 4型大腸癌は腫瘍増殖と間質の線維化により伸展不良を来すのに対し，感染性腸炎における管腔狭小化の原因は炎症性細胞浸潤と浮腫である．従って，硬化所見は4型大腸癌でより高度となる
- 4型大腸癌では，癌の粘膜露出部が比較的明瞭な陥凹として認識され，同部に腫瘍性ピットがみられる．感染症ではびらんや潰瘍などの粘膜欠損が多発し，膿性分泌物や汚い白苔が認められる

文　献

1) 平川克哉, 他：4型大腸癌の臨床病理学的特徴とX線・内視鏡診断　浸潤様式との関係を中心に．胃と腸, 37 (2)：152-164, 2002
2) 牛尾恭輔, 他：消化管感染症2002　4. 寄生虫性疾患　3) アメーバ性大腸炎　X線・内視鏡診断を主体に．胃と腸, 37 (3)：415-427, 2002

応用編　消化管癌の画像診断のポイント

6. 大腸癌の画像所見と鑑別診断　B. 画像診断のポイント
5) 悪性リンパ腫

中村昌太郎，松本主之

疾患の基本知識

❖ 病態・病理

　大腸悪性リンパ腫は，大腸悪性腫瘍の0.1〜0.7%，消化管原発悪性リンパ腫の3〜10%を占める比較的稀な腫瘍である．肉眼形態は多彩であり，隆起型，潰瘍型，MLP（multiple lymphomatous polyposis）型，びまん型，混合型に分けられる．組織型はWHO分類に従って分類される（表1）．

❖ 診断の方法

　通常，内視鏡検査および生検で診断される．腫瘍細胞が小型の場合，しばしば非腫瘍性リンパ球として看過されるので，免疫染色を含む詳細な検査を病理医に依頼することが望ましい．
　肉眼型と組織型には相関があり，MALTリンパ腫は隆起型，びまん大細胞型B細胞性リンパ腫（diffuse large B-cell lymphoma：DLBCL）は潰瘍型，濾胞性リンパ腫やマントル細胞リンパ腫はMLP型を呈することが多い．T細胞性リンパ腫はびまん型か混合型を呈する（表1）．

表1 ● 大腸悪性リンパ腫の組織分類と肉眼形態の特徴

組織型	免疫染色の特徴	特異的遺伝子異常	主な肉眼型
B細胞性腫瘍	CD20＋，CD79a＋		
MALTリンパ腫	CD5−，CD10−，CD21−	t(11;18)/*API2-MALT1*	隆起＞びまん＞MLP
びまん大細胞型リンパ腫（DLBCL）		t(3;14)/*BCL6-IGH*	潰瘍＞隆起
マントル細胞リンパ腫	Cyclin D1＋，CD5＋	t(11;14)/*CCND1-IGH*	MLP＞隆起
Burkittリンパ腫	CD10＋，CD43＋，BCL2−	t(8;14)/*c-MYC-IGH*	潰瘍＝隆起
濾胞性リンパ腫	CD10＋，BCL2＋	t(14;18)/*IGH-BCL2*	MLP＞隆起
NK/T細胞性腫瘍	CD3＋またはCD2＋/CD56＋		
Enteropathy関連T細胞リンパ腫	CD7＋，CD103＋		びまん
成人T細胞白血病リンパ腫	CD4＋（またはCD8＋）	HTLV-1 proviral DNA	びまん
その他			びまん＞潰瘍

MALT: mucosa-associated lymphoid tissue, DLBCL: diffuse large B-cell lymphoma, MLP: multiple lymphomatous polyposis

症例画像① 大腸MALTリンパ腫

❖ 内視鏡検査所見（画像1）

A：隆起型．上行結腸に粘膜下腫瘍様の隆起性病変を認める．
B：びまん型．S状結腸に連珠状の粘膜下腫瘍様結節ないし顆粒状隆起が連続性・びまん性にみられる．

診断のポイント

大腸MALTリンパ腫は隆起型が多い．表面が平滑ないし結節状の褪色～同色調の無茎性ないし亜有茎性の粘膜下腫瘍様隆起で，しばしば頂部に発赤を伴い，イクラ状・顆粒状の粘膜や拡張した毛細血管が観察される．上皮性変化に乏しく，GISTのような硬さはない．襞が腫大した顆粒状隆起がびまん性にみられることもある．

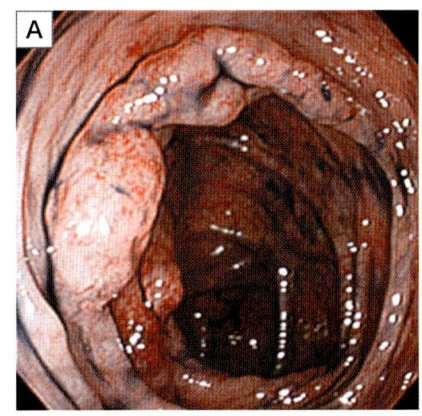

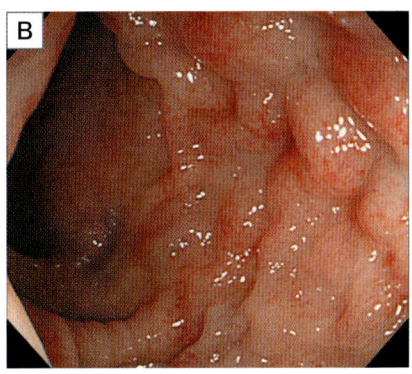

画像1

症例画像② 大腸濾胞性リンパ腫

❖ 内視鏡検査所見（画像2）

MLP型．直腸Raにリンパ濾胞様の多発小隆起を認める．

診断のポイント

濾胞性リンパ腫は十二指腸および空・回腸に好発し，大腸にもみられる．MLP型を呈することが多く，内視鏡所見では良性リンパ濾胞過形成との鑑別は不可能である．一方，潰瘍性腫瘤はDLBCLに典型的であり，濾胞性リンパ腫では比較的稀である．

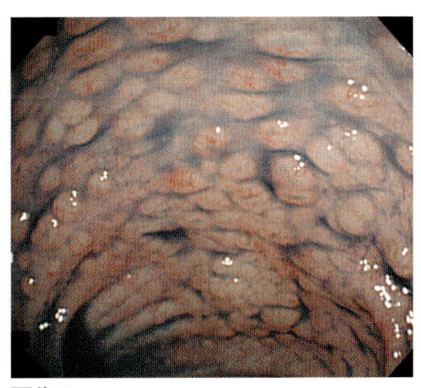

画像2

次ページへ続く

症例画像③　大腸DLBCL

❖ X線・内視鏡検査所見（画像3）

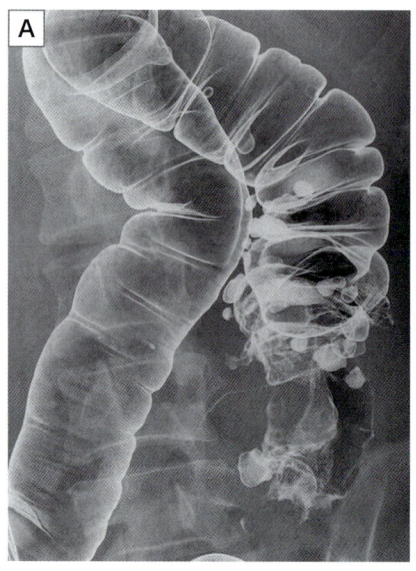

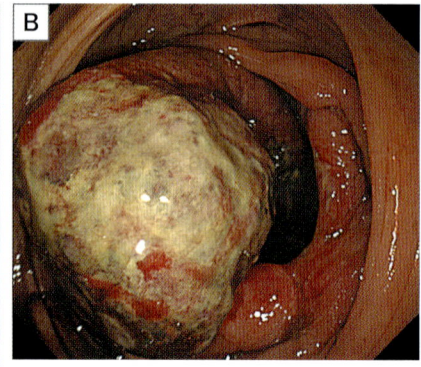

画像3

A：注腸X線所見．盲腸底から上行結腸に全周性の管腔狭小を伴う陰影欠損を認める．B：内視鏡所見．病変の内部は白苔に覆われ，潰瘍辺縁には正常粘膜に覆われた粘膜下腫瘍様の立ち上がりがみられる．

鑑別のポイント

DLBCLは潰瘍性腫瘤を呈することが多く，癌との鑑別が重要である．粘膜下腫瘍様の立ち上がりを伴い，大きさの割には比較的伸展性が良好なことが鑑別点となる．

症例画像④　大腸T細胞性リンパ腫

❖ 内視鏡検査所見（画像4）

びまん型．S状結腸に小潰瘍・びらんを伴う浮腫状粗造粘膜をびまん性に認める．

診断のポイント

T細胞性リンパ腫は，びまん型，または一部に隆起や潰瘍を混じた混合型を呈することが多い．画像のみではアミロイドーシスや炎症性腸疾患との鑑別が困難なことがある．腸管のびまん性病変の鑑別疾患としてリンパ腫を常に念頭におくことが重要である．

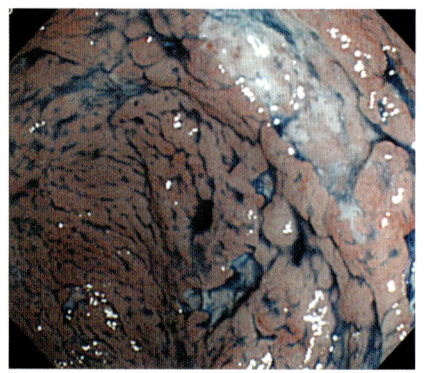

画像4

文　献

- Swerdlow SH, Campo E, Harris NL, et al (eds)．"WHO Classification of Tumours of Haematopoietic and Lymphoid Tissues, 4th ed", IARC, Lyon, 2008
- Matsumoto T, Shimizu M, Iida M, et al : Primary low-grade, B-cell, mucosa-associated lymphoid tissue lymphoma of the colorectum: Clinical and colonoscopic features in six cases．Gastrointest Endosc 48 : 501-508, 1998
- 中村昌太郎，松本主之，飯田三雄：大腸悪性リンパ腫の画像診断．早期大腸癌，8：391-398, 2004
- 中村昌太郎，松本主之，飯田三雄：小腸・大腸悪性リンパ腫の内視鏡診断．Gastroenterol Endosc 51 : 3-9, 2009

応用編　消化管癌の画像診断のポイント

6. 大腸癌の画像所見と鑑別診断　B. 画像診断のポイント

6）転移性大腸癌

山田真善，坂本 琢，斎藤 豊

疾患の基本知識

❖ 病態・病理

転移性大腸癌は大腸癌全体の0.1～1％を占めると報告されている[1]．転移形式は直接浸潤，腹腔内播種性および脈管性に分けられ，その中でも，直接および播種性が多い．転移性大腸癌の原発巣としては胃が最も一般的で，次いで卵巣・膵臓が多いと報告されている[2]．

❖ 診断の方法

Systematic diseaseであり内視鏡検査のみならず血液検査，放射線検査を含めた集学的検査計画が必要である．生検による病理診断で確定診断がなされるが，通常の生検では診断がつかず，ボーリング生検やEUS-FNAなどによる検体採取が必要となることもある．

症例画像　転移性大腸癌

❖ 内視鏡検査像（画像1 A），インジゴカルミン撒布像（画像1 B）

下部直腸（Rb）に隆起性病変が存在する．立ち上がりは非腫瘍から腫瘍になだらかに移行する．また周囲には非腫瘍粘膜に覆われた大小不同の隆起病変が多発しており，転移性病変として矛盾しない所見である．

見逃しやすい／誤りやすいポイント

転移性大腸癌は腫瘍が粘膜表層に露出しない限り，表面は非腫瘍粘膜で覆われている．従って単発病変の場合には後述する他の粘膜下腫瘍様形態を呈する疾患との鑑別を要する．

検査／読影のコツ

多発性であることが多い．典型的内視鏡像は転移形式によって異なり，直接浸潤と播種性転移の場合は病巣の主座は漿膜側となる．腫瘍が腸管壁で連続性に増殖し線維性間質の増生を伴うことが多いため，粘膜ひだの集合を伴う限局性の壁硬化・肥厚像あるいは管外性

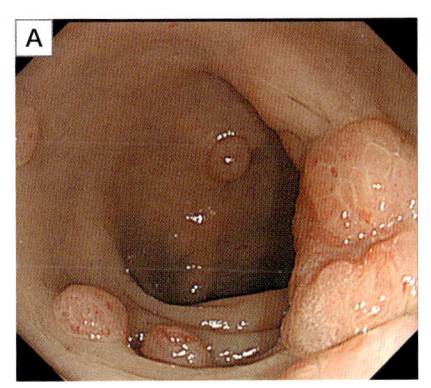

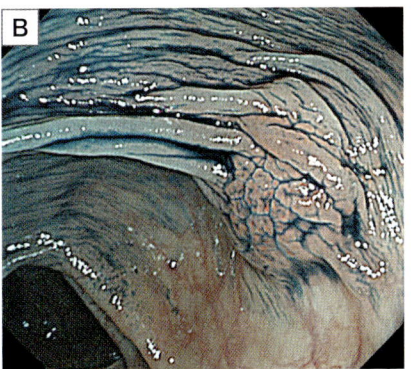

画像1

の圧排像として観察される．一方，脈管性転移の場合は，転移巣が粘膜下層もしくは固有筋層となるため，内視鏡像は粘膜下腫瘍様の形態となる．粘膜表層まで発育した場合は粘膜面に潰瘍を形成する．

❖ 放射線画像（画像2）

本症例では，CT colonographyが施行された．CT colonographyの利点は，CT画像であるため大腸病変と周囲臓器との関係（直接浸潤なのか播種性転移なのか）に関する情報が得られる点にある．
CT colonographyで得られたデータの再構成画像の一つであるvirtual gross pathology像では立ち上がりがなだらかな隆起性病変として認識される（青矢印）．内部にbridging foldと考えられる像もみられる（黄矢印）（A）．

見逃しやすい／誤りやすいポイント

粘膜面を直接観察し「発赤」や「軽度の隆起変化」を認識できる内視鏡と異なり，腫瘍量が少ない場合や，壁の硬さ・ひだの集中などの間接所見に乏しい場合は検出が難しいことがある．

検査／読影のコツ

造影後のvirtual endoscopyと多断層再構成像（multi planner reconstruction：MPR）の合成像では，病変全体が全層性肥厚を示し，中心（陥凹）部においても層構造が保たれており，全層にわたりびまん性に浸潤する病変であることが示唆される（B，C）．層構造を破壊しながら浸潤増殖する一般的な進行大腸癌のパターンと異なることが鑑別のコツである．

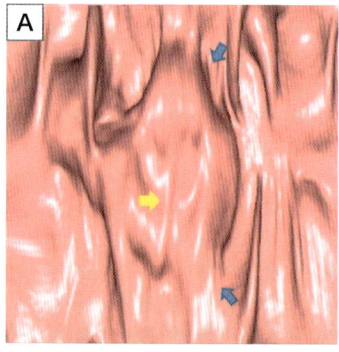

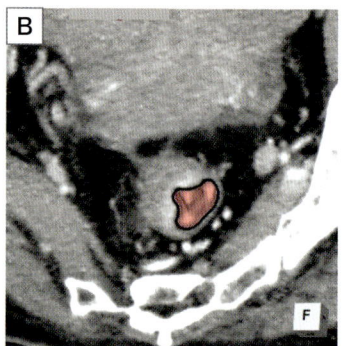

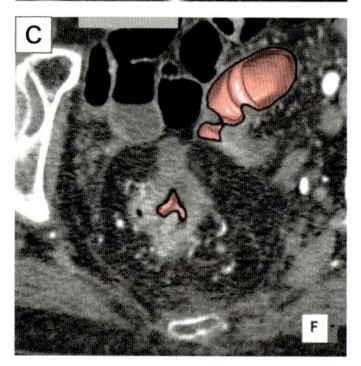

画像2

❖ 病理組織像（画像3）

〔A：HE，B：MAC2，C：CDX2，D：MAC5AC，E：CD10〕
生検所見では腫大核を有する腫瘍細胞が索状，個細胞性に蜜に増生する低分化型腺癌が認められ，特殊免疫組織染色所見と内視鏡像から総合的に既往の胃癌からの転移と診断された．

画像3

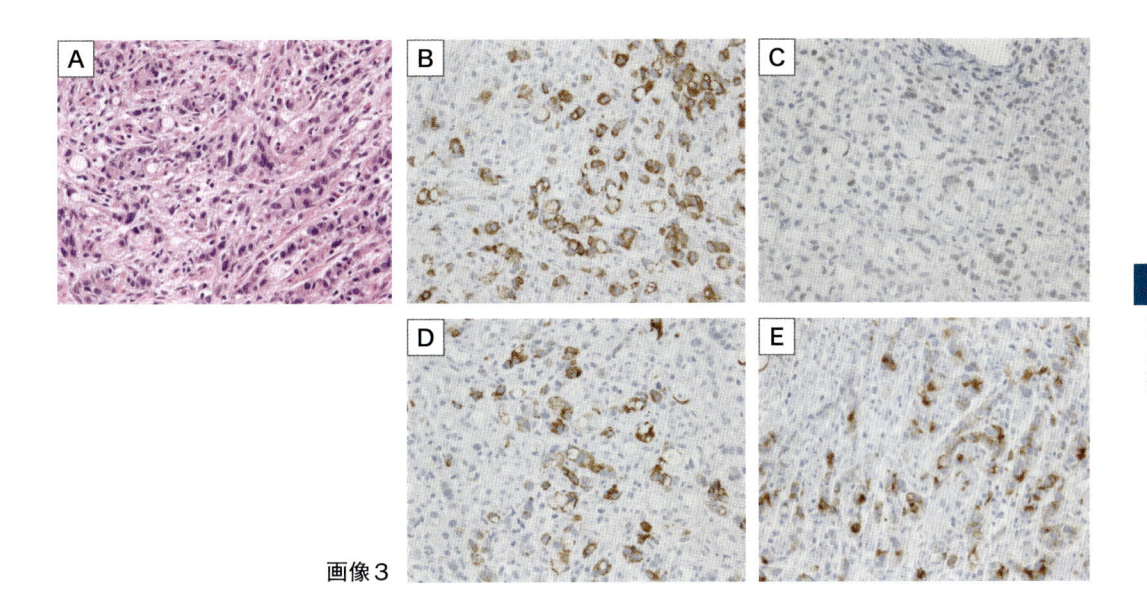

見逃し・誤りを防ぐための検査と診断のコツ

❖ 画像診断のポイント

　内視鏡検査では，**非腫瘍粘膜で覆われる境界不鮮明な狭窄像**，あるいは**多発する粘膜下腫瘍様の病変**などがあげられる．隆起頂部の粘膜面に陥凹や潰瘍を形成することがある．通常内視鏡観察で病変の全体像をとらえ，インジゴカルミン撒布により表面構造を詳細に観察し，上皮性腫瘍との鑑別をすることが重要である．

❖ 画像検査の選択

　病態を考慮すれば，内視鏡検査のほかにCTや核医学検査，PETを含めた検査を，臨床情報をもとに選択しなければならない．また，転移性大腸癌を有する状況では，すでに全身のperformance statusが低下している場合もあり，患者負担も考慮し，状態把握するために最も効率的な方法を常に検討する必要がある．

❖ 鑑別すべき疾患とそのポイント

　鑑別すべき疾患としては粘膜下腫瘍様の形態をとる疾患，すなわち上皮性腫瘍では未分化腺癌もしくは低分化腺癌からなる大腸癌，内分泌細胞癌，カルチノイドなど，非上皮性腫瘍ではGISTなどの間葉系腫瘍，血管腫などの血管原性腫瘍，脂肪腫，悪性リンパ腫など，非腫瘍性病変では炎症性線維性ポリープなどがあげられる．

文　献

1) Balthazar EJ, Rosenberg HD, Davidian MM : Primary and metastatic scirrrhous carcinoma of the rectum. Am J Roentgenol 132 : 711-715, 1979
2) 小林広幸，渕上忠彦，堺勇二，他：転移性大腸癌の形態学的特徴　X線像を中心として．胃と腸，38：1815-1830，2003

6. 大腸癌の画像所見と鑑別診断　B. 画像診断のポイント
7）カルチノイド

池松弘朗

疾患の基本知識

❖ 病態・病理

カルチノイドは粘膜深層の内分泌性細胞の原基細胞が腫瘍化した内分泌細胞腫であり，上皮性腫瘍でありながら早期に粘膜筋板を破り粘膜下層主体に膨張性に発育し，ほとんどが粘膜下腫瘍の形態を呈す[1]．①10 mmを超えるとリンパ節転移の確率が増大する．②好発部位は下位直腸（Rb）であり，症状を伴わないものが大半である．

なお，カルチノイドと名付けられてきた腫瘍は，転移を来す症例が多く存在することから現在では神経内分泌腫瘍（neuroendocrine tumor：NET）といわれ，大きさ，分化度，MIB-1 index等から高分化型神経内分泌腫瘍，高分化型神経内分泌癌，低分化型神経内分泌癌に分類されている．

表1 ● 神経内分泌腫瘍（neuroendocrine tumor：NET）

WHO分類	高分化型神経内分泌腫瘍 (well-differentiated neuroendocrine tumor)	高分化型神経内分泌癌 (well-differentiated neuroendocrine carcinoma)	低分化型神経内分泌癌 (poorly-differentiated neuroendocrine carcinoma)
生物学的活性	Benign（良性）/Uncertain（低悪性度）	低悪性度	高悪性度
転移	（−）	（＋）	（＋）
Ki-67/MIB-1 指数	＜2％	2〜20％	＞20％
病理組織的分化度	高分化	高分化	低分化
腫瘍径	消化管：Benign（≦1 cm）/Uncertain（＞2 cm）	消化管：＞2 cm	消化管：すべての腫瘍径
	膵臓：Benign（≦1 cm）/Uncertain（＞2 cm）	膵臓：＞4 cm	膵臓：すべての腫瘍径
血管浸潤	Benign（−）/Uncertain（−/＋）	（＋）	（＋）
浸潤	（−）	（＋）	（＋）

文献2より引用

❖ 診断の方法

内視鏡所見は黄白色調で，正常粘膜で覆われた立ち上がりが滑らかな隆起性病変としてとらえられる．病変を見逃さないためにも内視鏡検査における**直腸観察では全例反転し観察する**ことが望まれる．病変を疑った場合は，診断のため生検が必要であるが，微小病変の場合，切除時病変の同定が困難になることもあるため，診断的にEMRをすることもある．

症例画像　直腸カルチノイド

❖ 通常内視鏡検査像（画像1）

直腸Rbに大きさ8mm大のSMT様隆起を認める．全体的にやや黄色調で，表面は平滑である．

見逃しやすい／誤りやすいポイント

大きさが10mmを超えると，びらん，潰瘍形成が出現する場合が多くなり早期大腸癌との鑑別が重要である．

検査／読影のコツ

黄白色調で，正常粘膜で覆われた立ち上がりが滑らかなSMT様隆起が特徴であり，見逃さないことが重要である．5mm以下の微小病変では隆起，色調変化も乏しい場合もあり，airの入っていない状態で観察すると見逃される可能性もある．従って好発部位である直腸Rbにおいてはairを入れて丁寧に観察し，わずかな隆起も見逃さないようにすることが重要である．

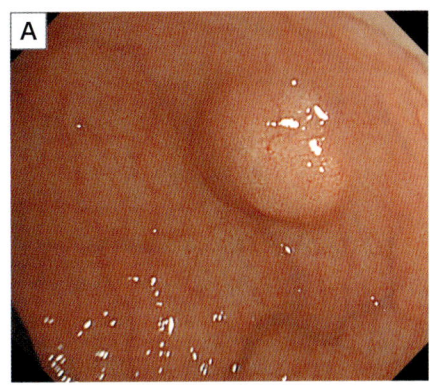

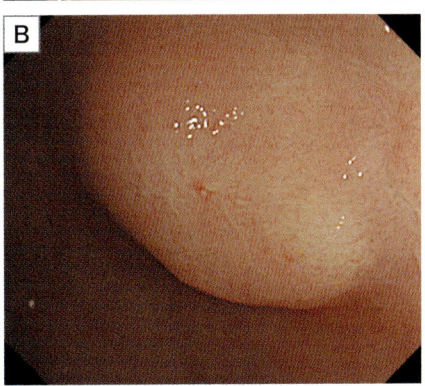

画像1

❖ NBI・色素拡大観察画像（画像2）

NBIでは，血管の認識ができず（A），色素拡大観察ではⅠ型pit patternを呈している（B）．

見逃しやすい／誤りやすいポイント

大きな病変では下からの腫瘍の押し上げによりpit構造が引き伸ばされ，あたかも腫瘍様のpit patternとして認識されることがある．しかし，この場合のⅠ型pitの伸展として判断するためには，pitの形態だけでの判定は困難であり，周囲の健常粘膜との連続性から判定する必要性がある．

検査／読影のコツ

通常は正常粘膜に覆われているため，NBI・色素拡大観察では通常観察と同様の所見となる．また表面血管の増殖・拡張を認めることもあるが，血管は放射線状に存在することが多く，腫瘍である腺管の周囲を取り巻く血管像とは異なることで鑑別できる．

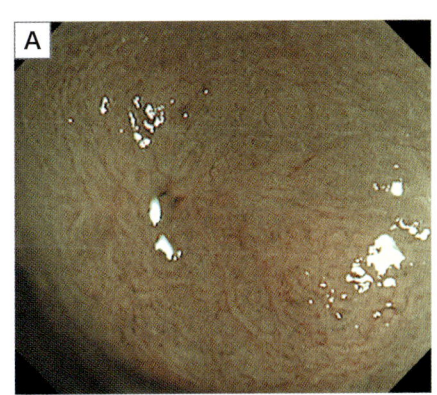

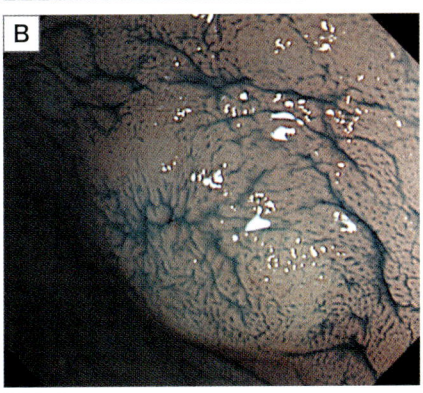

画像2

❖ 超音波内視鏡検査像（画像3）

20Mhzの細径高周波超音波プローブを使用．第3層の狭小化は認めるが保たれており，SMまでの病変と診断した．

見逃しやすい／誤りやすいポイント

第3層が圧排されていることからMP癌と診断してしまうとover diagnosisとなるため注意が必要である．筋板由来のSMであってもGIST，筋腫の可能性もあり，EUSのみで診断することは危険である．

検査／読影のコツ

USでは腫瘍により第3層が圧排され菲薄化を伴う境界明瞭な腫瘍として描出される．内部エコーは均一で内部構造を有し，第4層と同等かそれに近いエコーレベルを呈する．術前に正確な腫瘍径および筋層浸潤の有無を確認でき術式選択のよい指標となることもある．

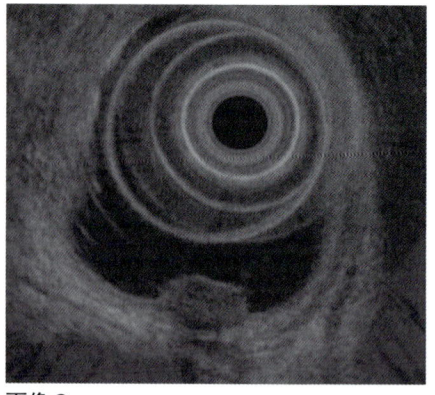

画像3

❖ 病理画像（画像4）

粘膜下層に小型円形細胞が索状からロゼット状に増殖しており，カルチノイドと診断された．脈管侵襲は認めなかった．またMIB-1は1％未満であった．

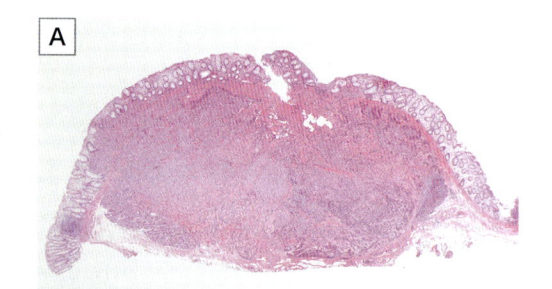

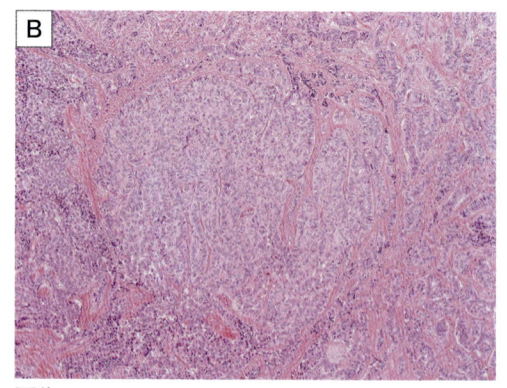

画像4

見逃し・誤りを防ぐための検査と診断のコツ

❖ 診断のポイント

- 直腸Rbで，黄色調で粘膜腫瘍様の病変を発見したらカルチノイドを疑うことが重要である
- 10 mm以下で表面にびらん，潰瘍などの陥凹の所見がない場合は内視鏡切除の適応である[3]

❖ 画像検査の選択

- 通常観察である程度診断可能である．NBI・色素拡大観察では表面が正常粘膜であることの確認が重要となる
- 深達度診断に迷う時は超音波内視鏡診断が有用なことがある

❖ 鑑別のポイント

- まずは粘膜下腫瘍との鑑別が必要となる．色調，表面の血管，固さ等から診断し，特に筋腫，MALTリンパ腫，脂肪腫等の鑑別が重要になる
- カルチノイド同様，直腸が大腸の好発部位であるGISTとの鑑別が困難な場合がある．その場合，色調あるいは超音波内視鏡を施行し，筋層，筋板由来かで鑑別できることもあるが，鑑別が困難なことも多い

文　献

1) 岩淵三哉，渡邊　徹，渡辺英伸，他：消化管内分泌細胞腫瘍の病理．早期大腸癌，6：191-200, 2002
2) Best Pract Res Clin Endocrinol Metab 21：15-31, 2007
3) Hotta K, Shimoda T, Nakanishi Y, Saito D. Usefulness of Ki-67 for predicting the metastatic potential of rectal carcinoids. Pathol Int 56：591-596, 2006

索引

数字

Ⅰ型 pit pattern ……………… 289
4型食道癌 ……………………… 160
4型大腸癌 ……………………… 279
Ⅴ型 pit …………………… 76, 270

欧文

A・B

adenoma-carcinoma sequence
　………………………………… 257
AFI（auto-fluorescence imaging）
　………………………… 85, 94, 95
air CT …………………………… 111
ALDH2 欠損者 …………… 14, 17
amelanotic melanoma ……… 173
apple core sign ……… 36, 38, 39
AVM …………………………… 255
bridging fold ………… 198, 222
brownish area ………………… 150
bull's eye sign ……… 219, 220

C・D

Cajal 介在細胞 ………………… 253
Capillary pattern 分類 ………… 92
c-kit …………………………… 253
corkscrew …………………… 155
CT ……………………………… 107
CT colonography ……… 34, 286
CTG（CT gastrography）109, 112
cushion sign ………………… 176
de novo 癌 …………………… 257
diffuse large B-cell リンパ腫 213
dirty fat sign ………………… 40
DLBCL ………………… 213, 284
dye-based image enhanced
　endoscopy ……………… 64, 73
dynamic enhancement study
　………………………………… 108
dysplasia ……………………… 276

E・F

endophytic type …………… 137
enteric phase ………………… 112
equipment-based image
　enhanced endoscopy … 78, 90
EUS ……………………… 175, 221
EUS-FNA ……………… 160, 221
exophytic type ……………… 137
FAP（familial adenomatous
　polyposis）…………………… 32
FDG-PET … 39, 41, 120, 252, 256
FICE（flexible spectral-imaging
　color enhancement）87, 96, 98
field cancerization 現象 …… 131
fine network ………………… 155
flank stripe sign ………… 40, 42
fluid filled ileus …… 37, 38, 40
follicular lymphoma ……… 235

G・H

gasless abdomen ………… 37, 38
Gd-EOB-DTPA ……………… 116
GERD ………………………… 154
GIST（gastrointestinal stromal
　tumor）………… 221, 243, 253
Helicobacter pylori（Hp）
　……………………… 21, 82, 180
Helicobacter pylori 除菌療法 213
high grade intraepithelial
　neoplasia …………………… 143
HMB-45（抗メラノソーム抗体）172
HNPCC（hereditary non-
　polyposis colorectal cancer）32

I〜L

IEE（image-enhanced
　endoscopy）………………… 34
IPCL（intra-epithelial papillary
　capillary loop）… 81, 143, 149
IPCL 様な異常血管 ………… 273
invasive pattern ……………… 77
junctional activity ………… 173
KIT ……………………… 223, 255
laterally spreading tumor … 258
Lauren 分類 ………………… 181
LBC（light blue crest）……… 83
leather bottle 状 ……… 202, 203
linitis plastica ……………… 202
long segment Barrett's
　esophagus ………………… 154
Los Angeles ………………… 149
low grade intraepithelial neoplasia
　………………………………… 143
LST …………………………… 258
LST-NG ……………………… 73

M・N

MALT リンパ腫
　………………… 213, 235, 238, 282
MPR（maximum intensity
　projection）法 ……………… 111
MRI 検査 ……………………… 114
mucosal break ……………… 149
napkin-ring sign …………… 242
NET（neuroendocrine tumor）288
NBI（narrow band imaging）
　…………… 78, 90, 91, 92, 94, 96, 250, 254
NBI 併用拡大内視鏡 ………… 230
non-traumatic tube ………… 75

O〜R

OGIB（obscure gastrointestinal
　bleeding）…………………… 103
p53 タンパク ………………… 276
PEG + mosapride …………… 44
PET …………………………… 120
pit pattern
　34, 76, 90, 92, 97, 259, 268, 289
pit 様模様 ……………………… 98
pseudo kidney sign ……… 41, 42
psoas sign ……………………… 37
RTA（regional transit
　abnormality）……………… 104

S・T

SCJ（squamo-columnar junction）
　………………………………… 152
SSBE（short segment Barrett's
　esophagus）………… 141, 154
SM massive 癌 ……………… 268
SMT … 160, 201, 221, 244, 251
spiked type ………………… 137
SPIO（superparamagnetic iron
　oxide）……………………… 116
SSA/P（sessile serrated
　adenoma/polyp）…………… 75
step down …………………… 183
SUV …………………………… 124
T1 強調画像 ………………… 117
T2 強調画像 ………………… 118
T 細胞性リンパ腫 …………… 282

target sign 40, 42, 220
TNM 分類
　—咽頭癌 127
　—小腸癌 240
　—大腸癌 261

V・X

vanishing tumor 209
Vienna classification 258

X 線検査 36, 44

和　文

あ

悪性潰瘍 197
悪性黒色腫 172, 220
悪性黒色腫の胃転移 220
悪性サイクル 71
悪性度診断 122
悪性リンパ腫
　...... 213, 235, 243, 249, 282
アタッチメント 80
新しい基準撮影法マニュアル ... 44
新しい注腸前処置法（PEG +
　mosapride) 44
アニサキス症 208
アミロイドーシス 284
アメーバ性大腸炎 279, 280
アルデヒド脱水素酵素 2 型（ALDH2）
　欠損者 14, 17

い・え

胃炎による限局性の小陥凹 ... 193
胃炎粘膜 83
胃癌 20
胃癌取扱い規約 181
胃型形質 187
異型腺管 276
萎縮 56
胃食道逆流 169
胃腸混合型 187
遺伝性非ポリポーシス大腸癌 ... 32
胃壁硬化 204, 209
胃壁の構造 110
インジゴカルミン 69, 74
飲酒歴 13, 17
咽頭癌 12
咽頭表在癌 131
咽頭扁平上皮癌 133
インフォームド・コンセント ... 60

鉛管状 203
嚥下機能障害 15
炎症性腸疾患 284

か

回腸 249
潰瘍性大腸炎 276
潰瘍瘢痕 194
下咽頭 13
下咽頭表在癌 127
拡散強調画像 114
拡大色素内視鏡 76
拡大内視鏡 94, 96
嗄声 14
画像強調観察 34
家族性大腸腺腫症 25, 32
カプセル内視鏡
　............... 100, 103, 239, 253
顆粒細胞腫 167
カルチノイド 244, 252, 288
カルチノイド症候群 244
陥凹型の小胃癌 84, 191
陥凹性病変 51, 216
陥凹性病変の生検 57
癌性腹膜炎 43
感染性腸炎 280
肝特異性造影剤 115
癌肉腫 164, 165, 173
癌発生の高危険群 53
顔面紅潮 13, 17

き・く

基準撮影法 45
喫煙歴 13, 17
逆流性食道炎 16, 149
狭窄像 287
狭帯域内視鏡 78, 90
巨大皺襞型 215
グアヤック法 33
クリスタルバイオレット染色 ... 74
グルカゴン 60
グルコース 120
クロモグラニン A 246

け・こ

経口腸管洗浄液 59
経口的内視鏡挿入 102
蛍光法 65
経肛門的内視鏡挿入 102
血行性転移 217

抗 H. pylori 抗体 22

高異型度癌 188
高分化腺癌 227
肛門管癌 272
コントラスト法 64

さ・し

柵状血管 157
佐野分類 92
三次元再構成 109
蚕食像 184, 200, 214
耳介様 214
耳介様周堤 252
自家蛍光内視鏡 85, 94
色素内視鏡 94, 96
軸保持短縮法 61
脂肪抑制画像 117
臭化ブチルスコポラミン ... 60
十二指腸癌 24, 225
十二指腸原発癌 232
重複がん 121
腫瘍 / 非腫瘍の鑑別 73
上咽頭 13
消化管間質腫瘍（GIST）
　........................ 221, 243, 253
小細胞型内分泌細胞癌 ... 141, 164
小腸癌 28, 239
小腸腫瘍 29, 100
小腸出血 243
小腸造影 241
小腸内視鏡検査 30, 100
皺壁の肥大 206, 208, 209
食道癌 16, 141
食道狭窄 160
食道転移 160
食道粘膜下腫瘍 175
食道表在癌 149
食道扁平上皮癌の深達度 ... 81
シングルバルーン内視鏡 ... 101
神経内分泌腫瘍 288
進行胃癌 110, 183
腎性全身性線維症 119
深達度診断 73, 107, 111, 114

す〜そ

膵頭部癌 232
スキルス胃癌 202, 208, 211
スキルス転移 160

生検 57, 67
生理的集積 123
繊維形成 202
腺窩開口部 82

腺窩辺縁上皮	82
染色法	64
前処置	49, 54, 60, 102
腺様嚢胞腺癌	165
造影CT	38, 41, 252
造影PET/CT	122
造影MRI	116
造影剤	113
早期胃癌	184, 187, 191, 196
狙撃生検	281
組織学的胃炎	179
組織分類	
—胃癌	181
—咽頭癌	132

た・ち

大腸悪性腫瘍の高危険群	276
大腸癌	31
大腸ポリープ	91, 94
滞留	105, 256
ダブルバルーン内視鏡検査	100, 241, 245
断崖状	183
中咽頭	13
注腸X線検査	39, 41, 49
超音波内視鏡ガイド下穿刺吸引細胞診／針生検（EUS-FNA/B）	160, 221
超音波内視鏡検査（EUS）	175, 221
腸型	187
腸上皮化生	84
腸閉塞	249
直接浸潤	285
直腸Rb	289
直腸内コイル	115
治療効果判定	122
鎮静薬	61, 102
鎮痛薬	61, 102

つ〜と

通常内視鏡検査	59
低異型度癌	188
低緊張十二指腸造影検査	227
低分化型腺癌	286
転移性胃癌	201, 217
転移性大腸癌	285
転移性病変	285
点墨	103
等張性腸管洗浄液	60
透亮像	50

特殊組織型食道癌	141, 164
ドット状の血管	150
取り残し粘膜（インゼル）	184

な〜ね

内視鏡検査	53, 59, 64, 73, 78, 90
内視鏡的乳頭切除術	43
肉眼分類	
—胃癌	182
—十二指腸癌	225
—食道癌	142
—大腸癌	259
—頭頸部癌	131
—乳頭部癌	26
乳癌の胃転移	160, 218
乳頭腫	137
乳頭部癌の組織学的深達度	25
乳頭部腺腫	229
粘液癌	117
粘液形質	187
粘膜下腫瘍	160, 201, 221, 244, 251
粘膜下腫瘍上のIIc食道癌	175
粘膜下腫瘍様	198, 218, 287
粘膜下腫瘍様胃癌	201
粘膜像	50

は

肺腫瘍	219
肺小細胞癌の胃転移	219
白色扁平隆起	130
バリウム検査	43, 44
バリウム斑	49
バルーン内視鏡	100, 239
バレット食道	141, 154, 169
バレット食道癌	141, 155
バレット腺癌	169
播種性転移	285
反応法	64

ひ

微小血管模様	97
ひだ集中	50
非乳頭部癌	24, 225
びまん浸潤型大腸癌	279
びまん大細胞型B細胞性リンパ腫	282
病原性大腸菌腸炎	279
表在性癌	127, 185
表層型	215
びらん	154

拾い上げ	53
ピンクカラーサイン	134, 144, 150

ふ

腹部CT	39, 42
腹部造影CT	240
腹部単純X線	36
腹部超音波検査	185, 241
腹膜播種	205
フラッシャー	56
フラッシング反応	13, 17
プロナーゼ	74

へ・ほ

平滑筋腫	160, 167
平坦発赤域	130
平坦病変	276
壁肥厚	185
ベセスダ基準	32
ペプシノゲン（PG）検査	22
辺縁像	50
便潜血検査	33
便潜血反応（FOBT）	59
扁平上皮癌	141, 164, 169
放射線被曝	124
ボーリングバイオプシー	160, 217
ボーリング生検	244
保険適用	122

ま〜め・よ

マルチスライス	30
マントル細胞リンパ腫	282
脈管性転移	286
メラニン色素欠乏性悪性黒色腫	173
メラノーシス	173
メラノサイト	172
免疫化学的検査	33
ヨード法	65

り〜ろ・わ

リカバリールーム	63
隆起性疱子の生検	57
良性潰瘍	197
良性陥凹	84
良性リンパ濾胞過形成	283
類基底細胞癌	142, 164, 165
ルゴール染色	67
濾胞性リンパ腫	235, 282
ワークステーション	104

● 編者紹介

武藤　学（むとう　まなぶ）　京都大学医学部消化器内科 准教授

平成3年	福島県立医科大学　卒業
平成3年	いわき市立総合磐城共立病院内科および消化器内科
平成7年	国立がんセンター東病院レジデント
平成11年	国立がんセンター東病院スタッフ
平成13年	国立がんセンター研究所支所がん治療開発部室長
平成17年	国立がんセンター東病院消化管内科医長
平成19年～	京都大学大学院医学研究科 消化器内科准教授
平成21年～	京都大学医学部附属病院がんセンター入院がん診療部部長

【所属学会】
日本消化器病学会（指導医），日本消化器内視鏡学会（指導医），日本癌学会，日本癌治療学会，日本胃癌学会，日本食道学会（評議員），日本臨床腫瘍学会（暫定指導医），日本消化管学会（代議員），日本レーザー医学会，日本頭頸部癌学会，米国消化器内視鏡学会

【研究会等】
日本がん治療認定医機構暫定教育医・認定専門医，Japan Clinical Oncology Group (JCOG)運営委員，拡大内視鏡研究会幹事，頭頸部表在癌研究会幹事

【研究班等】
厚生労働科学研究費補助金　（医療技術実用化総合研究事業）
　「医薬品や医療機器のうち，諸外国では標準的な治療法として用いられていながら我が国で実用化されていない治療法等のエビデンスの確立に係る臨床研究」　研究代表者
厚生労働科学研究費補助金　（がん臨床研究事業）
　「早期消化管がんに対する内視鏡的治療の安全性と有効性の評価に関する研究」　研究代表者
厚生労働省がん研究開発費
　「アルコール代謝酵素と食道多発がん・他臓器重複がんとの関連性および発症予防に関する研究」
　研究代表者

見逃し、誤りを防ぐ！
消化管癌画像診断アトラス

2010年11月1日　第1刷発行

編　集	武藤　学
発行人	一戸裕子
発行所	株式会社 羊 土 社
	〒101-0052
	東京都千代田区神田小川町2-5-1
	TEL　03（5282）1211
	FAX　03（5282）1212
	E-mail　eigyo@yodosha.co.jp
	URL　http://www.yodosha.co.jp/
装　幀	堀　直子（ホリディ デザイン事務所）
印刷所	株式会社 加藤文明社

ISBN978-4-7581-1043-3

本書の複写にかかる複製，上映，譲渡，公衆送信（送信可能化を含む）の各権利は（株）羊土社が管理の委託を受けています．
JCOPY <（社）出版者著作権管理機構 委託出版物>
本書の無断複写は著作権法上での例外を除き禁じられています．複写される場合は，そのつど事前に，（社）出版者著作権管理機構（TEL 03-3513-6969，FAX 03-3513-6979，e-mail：info@jcopy.or.jp）の許諾を得てください．

羊土社おすすめ書籍

本書の姉妹版
見逃し、誤りを防ぐ！
肝・胆・膵癌 画像診断アトラス

工藤正俊, 山雄健次／編

本書姉妹版は肝・胆・膵癌を取り上げています

超音波検査，CT，MRI，血管造影から病理所見まで，約470点の画像を掲載．画像ごとに「見逃しやすい/誤りやすいポイント」と「検査/読影のコツ」を示し解説しています．

- 定価（本体8,500円＋税）
- B5判　287頁　ISBN978-4-7581-1042-6

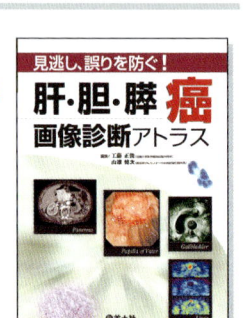

消化器Book 01
〔特集〕
胃癌を診る・治療する
早期発見から緩和ケアまで

大津 敦／企画

現場で活用できる実践的な一冊！

胃癌スクリーニングの手順から治療適応の判断，ESD，緩和ケアまで根拠を示しながら具体的かつ明確に解説．治療後のフォローアップや患者の精神サポートなども丁寧に記載されています．

- 定価（本体4,200円＋税）
- B5判　178頁　ISBN978-4-7581-1234-5

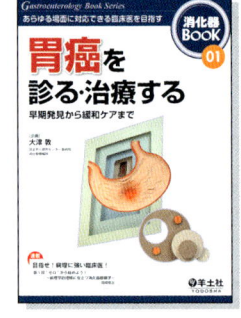

症例で身につける消化器内視鏡シリーズ
食道・胃・十二指腸診断

田尻久雄, 小山恒男／編

豊富な画像とCaseStudyで診断力が確実に身に付く！

内視鏡の挿入から観察の基礎，拡大内視鏡やNBIを駆使した診断手技まで丁寧に解説．Case Study では病変の着目点や治療選択のポイントがよくわかる！上部消化管内視鏡を確実に身につけたい方にオススメ．

- 定価（本体7,500円＋税）
- B5判　389頁　ISBN978-4-7581-1039-6

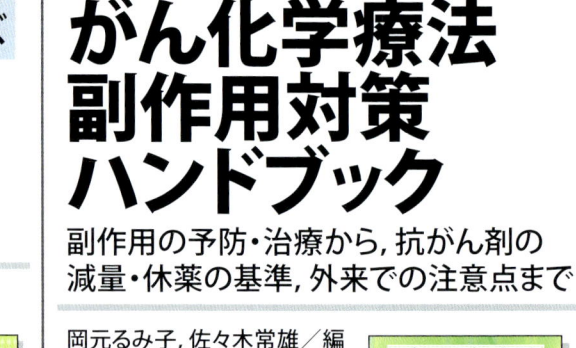

がん化学療法 副作用対策 ハンドブック
副作用の予防・治療から，抗がん剤の減量・休薬の基準，外来での注意点まで

岡元るみ子, 佐々木常雄／編

がん化学療法に携わるすべての医療スタッフ必携！

副作用症状の頻度・発現時期とともに予防・治療を解説．さらに抗がん剤の減量・中止の基準，外来での注意点，患者へのセルフケア指導まで網羅！

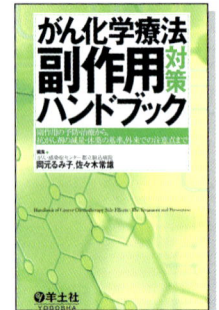

- 定価（本体4,200円＋税）
- B6変型判　375頁　ISBN978-4-7581-1700-5

発行　羊土社 YODOSHA
〒101-0052　東京都千代田区神田小川町2-5-1　TEL 03(5282)1211　FAX 03(5282)1212
E-mail：eigyo@yodosha.co.jp
URL：http://www.yodosha.co.jp/

ご注文は最寄りの書店，または小社営業部まで